Altern & Gesellschaft

Reihe herausgegeben von

Sektion Alter(n) und Gesellschaft, Frankfurt am Main, Deutschland

Im Mittelpunkt der Buchreihe der Sektion Altern und Gesellschaft stehen Alter und Altern als soziale und gesellschaftliche Phänomene. Die Autorinnen und Autoren setzen sich mit Fragen des wechselseitigen Zusammenhangs von Altern und Gesellschaftsentwicklung auseinander, mit den sozialen Bedingungen des Alterns und den Konsequenzen aus der zunehmenden Bedeutung des Alters für gesellschaftliche Entwicklung wie auch den Konsequenzen für soziologische Theorien und Forschungsansätze. Die Reihe steht darüber hinaus für das breite Feld der interdisziplinären Alternsforschung und pflegt ein offenes Themenspektrum, um aktuelle Schwerpunkte aufnehmen und setzen zu können.

Herausgeber/-innen der Reihe derzeit:

Miranda Leontowitsch, Claudia Vogel, Ludwig Amrhein, Harald Künemund, Helga Pelizäus, Klaus R. Schroeter und Anna Wanka.

Dr. Miranda Leontowitsch ist Wissenschaftliche Mitarbeiterin in der Arbeitsgruppe Interdisziplinäre Alterswissenschaft an der Goethe-Universität Frankfurt am Main.

Dr. Claudia Vogel ist Professorin für Soziologie und Methoden der quantitativen Sozialforschung an der Hochschule Neubrandenburg.

Dr. Ludwig Amrhein ist Vertretungsprofessor für Soziologie an der Fachhochschule Dortmund.

Dr. Harald Künemund ist Professor für Empirische Alternsforschung und Forschungsmethoden an der Universität Vechta.

Dr. Helga Pelizäus ist Privatdozentin an der Fakultät für Staats- und Sozialwissenschaften der Universität der Bundeswehr München.

Dr. Klaus R. Schroeter ist Professor für Soziale Arbeit und Alter an der Fachhochschule Nordwestschweiz in Olten.

Dr. Anna Wanka ist Leiterin der Emmy-Noether Gruppe "Linking Ages" sowie Konsortialmitglied im interdisziplinären Graduiertenkolleg "Doing Transitions" an der Goethe-Universität Frankfurt am Main

Zielgruppen:

Die Bände der Reihe richten sich an Lehrende und Studierende an Hochschulen sowie an Expertinnen und Experten in der Wissenschaft sowie in Politik, Verwaltungen und Verbänden.

Larissa Pfaller · Mark Schweda
(Hrsg.)

„Successful Aging"?

Leitbilder des Alterns in der Diskussion

Springer VS

Hrsg.
Larissa Pfaller
Institut für Soziologie,
Friedrich-Alexander-Universität
Erlangen-Nürnberg
Erlangen, Deutschland

Mark Schweda
Abteilung Ethik in der Medizin,
Carl von Ossietzky Universität Oldenburg
Oldenburg, Deutschland

ISSN 2569-2313 ISSN 2569-2321 (electronic)
Altern & Gesellschaft
ISBN 978-3-658-41464-1 ISBN 978-3-658-41465-8 (eBook)
https://doi.org/10.1007/978-3-658-41465-8

Die Deutsche Nationalbibliothek verzeichnet diese Publikation in der Deutschen Nationalbibliografie; detaillierte bibliografische Daten sind im Internet über http://dnb.d-nb.de abrufbar.

Planung/Lektorat: Katrin Emmerich
Springer VS ist ein Imprint der eingetragenen Gesellschaft Springer Fachmedien Wiesbaden GmbH und ist ein Teil von Springer Nature.
Die Anschrift der Gesellschaft ist: Abraham-Lincoln-Str. 46, 65189 Wiesbaden, Germany

Das Papier Dieses Produkts ist recycelbar.

Inhaltsverzeichnis

Einleitung: Gesund – erfolgreich – gut? Aktuelle Debatten um Leitbilder des Alter(n)s

Larissa Pfaller und Mark Schweda

In der „Gesellschaft des langen Lebens" (Stöckl et al. 2016) ist die Zeit nach dem Eintritt in den Ruhestand längst zu einem erwartbaren Lebensabschnitt und die Planung und Gestaltung der ‚späten Jahre' zu einer wichtigen individualbiographischen und sozialpolitischen Aufgabe geworden. Auf der Agenda stehen damit vielfältige Erwägungen und Entscheidungen mit Blick auf persönliche Lebensführung und gesellschaftliche Teilhabe, Ernährungs-, Sport- und Freizeitverhalten, gesundheitliche Vorsorge, finanzielle Absicherung und altersgerechtes Wohnen – bis hin zur vorausschauenden Regelung von Krankheit, Pflegebedürftigkeit, Sterben und Tod. Den Fluchtpunkt bildet letzten Endes die grundlegende Frage, wie das Alter(n) gelingen kann. In ihr verschränken sich evaluative Perspektiven guten, sowohl subjektiv erfüllten als auch objektiv sinnvollen Lebens mit allgemeinen normativen Ansprüchen, Erwartungen und Anforderungen an alternde Menschen. Wie wir alt werden *wollen* und wie wir alt werden *sollen* scheint unauflösbar miteinander verknüpft.

Vor diesem Hintergrund verwundert es nicht, dass auch Orientierungsangebote für das spätere Leben gegenwärtig Konjunktur haben (Pfaller & Schweda, 2017). „Wie ein gutes Altern gelingt" erkundet etwa der Arzt und Kabarettist Eckhart von Hirschhausen gleich in der ersten Folge seiner Fernsehreihe *Hirschhausens Check-up* (2017) im Westdeutschen Rundfunk (wdr.de). Und populäre Ratgeber

L. Pfaller (✉)
Institut für Soziologie, Friedrich-Alexander-Universität Erlangen-Nürnberg, Erlangen, Deutschland

M. Schweda (✉)
Abteilung Ethik in der Medizin, Carl von Ossietzky Universität Oldenburg, Oldenburg, Deutschland

L. Pfaller und M. Schweda (Hrsg.), *„Successful Aging"?*, Altern & Gesellschaft,
https://doi.org/10.1007/978-3-658-41465-8_1

geben Tipps, „[w]ie ein gutes, lustiges und bezahlbares Leben im Alter gelingen kann“ (Schumacher, 2014). Auch die human- und sozialwissenschaftliche Alternsforschung leistet ihren Beitrag zur Diskussion um das gelingende Altern: In dem von ihr entwickelten Konzept des *Successful Aging* – wie auch in verwandten Ansätzen wie dem *Active Aging, Productive Aging* oder *Healthy Aging* – kommt die Überwindung lange vorherrschender Defizitmodelle des Alters zu Gunsten einer an Ressourcen und Potenzialen orientierten Perspektive auf das spätere Leben zum Ausdruck. Damit spiegeln diese Begrifflichkeiten nicht nur veränderte Erfahrungen des Älterwerdens und Altseins wider, sondern bringen auch Leitbilder des Alterns zur Geltung, die Eingang in individuelle Verhaltensweisen, institutionelle Versorgungsangebote und sozialpolitische Programme finden (Pfaller & Schweda, 2017).

1 Das Konzept des *Successful Aging* in der Diskussion

Die Entwicklung des Konzepts des *Successful Aging* erscheint auf den ersten Blick als beeindruckende „Erfolgsgeschichte“ (Pfaller & Schweda, 2021, S. 178). In der Fachliteratur wird es als eines der am häufigsten referenzierten Modelle und bedeutendstes Paradigma zeitgenössischer Alternsforschung (Wahl et al., 2016) verhandelt. Zudem wird ihm ein nicht zu unterschätzender Einfluss auf Politik und öffentliche Forschungsagenden zugeschrieben (Bülow & Söderqvist, 2014; Holstein & Minkler, 2003). „Successful Aging“ – das gilt als „dominant construct“ (Martinson & Berridge, 2015, S. 703) und erscheint „almost ubiquitous“ (Dillaway & Byrnes, 2009, S. 703). Es steht für „one of the most vibrant intellectual traditions“ (Flatt et al., 2013, S. 944) oder gar „the single most recognized work“ (Holstein & Minkler, 2003, S. 787) in der Gerontologie (vgl. Pfaller & Schweda, 2021, S. 178). Für den Erfolg spricht auch die weiterhin steigende Zahl an Veröffentlichungen (Pfaller & Schweda, 2021, S. 174)[1].

Die moderne Beschäftigung mit Alter(n) unter dem Gesichtspunkt seines Gelingens lässt sich zumindest bis zu dem Erscheinen des Buches *Aging Successfully* des US-amerikanischen Psychologen George Lawton (1946) in den 1940er

[1] So können für „successful ag(e)ing“ in der IBSS für die Zeit bis 1999 insgesamt 49 Publikationen identifiziert werden, für die Jahre 2000 bis 2009 bereits 152 und allein von 2010 bis 2017 249 Publikationen. Quelle: International Bibliography of the Social Sciences (IBSS), Suche: keyword in title OR abstract (vgl. Pfaller & Schweda, 2021, S. 178).

Jahren zurückverfolgen. Allerdings war es Robert J. Havighurst (1961), dem die wissenschaftliche Etablierung des Konzeptes zugeschrieben wird. Der betreffende Aufsatz wurde als erster Beitrag in der ersten Ausgabe der für den Fachdiskurs maßgeblichen Zeitschrift *The Gerontologist* veröffentlicht. Der US-amerikanische Arzt John W. Rowe und der Psychologe und Sozialwissenschaftler Robert L. Kahn konnten ihren eigenen Ansatz 1987 sogar in *Science* platzieren und etablierten so einen bis heute zentralen Bezugspunkt in der Diskussion um *Successful Aging*. Schon 2014 lagen über 2000 Veröffentlichungen vor, die sich explizit auf Rowe und Kahn beziehen (Bülow & Söderqvist, 2014). Das Modell umfasst drei Komponenten: Vermeiden von Krankheit und Behinderung, Erhalt einer hohen kognitiven und körperlichen Leistungsfähigkeit und Aufrechterhaltung sozialer Teilhabe (Rowe & Kahn, 1997). Rowe und Kahn selbst identifizieren über einhundert Variationen ihres Models (2015, S. 593) und haben mit *Successful Aging 2.0* sogar ein ‚Update' vorgelegt (Rowe & Kahn, 2015). Einen anderen prominenten Vorschlag macht das Modell der selektiven Optimierung mit Kompensation (SOK) von Margret und Paul Baltes. Sie verstehen Altern als einen Prozess, der immer mit Gewinnen und Verlusten einhergeht. Dementsprechend gilt es, die Gewinne zu maximieren und die Verluste zu minimieren. ‚Erfolgreiches Altern' bedeutet für das SOK-Modell damit letztlich nicht das Erreichen bestimmter Zielgrößen, sondern eine stimmige Adaptation des Individuums im Alterungsprozess (Baltes & Baltes, 1990; Baltes & Carstensen, 1996).

Bei näherer Betrachtung erweist sich die Geschichte vom Erfolg des ‚erfolgreichen Alterns' freilich als durchaus vielschichtig. Tatsächlich wird nur in sehr wenigen Fällen affirmativ auf das Konzept des *Successful Aging* Bezug genommen. Auch als operativ verwendete Kategorie empirischer Forschung und praktischer Anwendung begegnet es uns eher selten (Pfaller & Schweda, 2021, S. 180). Häufig wird der Begriff einfach ganz pragmatisch als *Umbrella Term* verwendet, um die Anschlussfähigkeit und Relevanz der eigenen Forschung auszuweisen (Pfaller & Schweda, 2021, S.181). Vor allem aber bildet *Successful Aging* einen zentralen Ausgangs- und Bezugspunkt kritischer Auseinandersetzung (Pfaller & Schweda, 2021, S. 181). Von Anfang an wird die Idee des ‚erfolgreichen Alterns' von Kritik begleitet, seien es vorsichtige Vorschläge zu Ergänzungen und Modifikationen oder prinzipielle Einwände gegen das Konzept als solches (für eine Übersicht siehe Martinson & Berridge, 2015). Dabei werden sowohl die theoretischen und empirischen Grundlagen als auch die darin angelegte Reproduktion sozialer Ungleichheiten und Diskriminierungen problematisiert (Katz & Calasanti, 2015; Tesch-Römer et al., 2021). Die große Kontroverse gehört wesentlich mit zur Erfolgsgeschichte des *Successful Aging*. Das Konzept ist ungeachtet aller Kritik „still alive and kicking" (Wahl et al., 2016,

S. 1), weil es gerade durch sein Provokationspotenzial als „diskursiver Katalysator“ und „Kristallisationspunkt gerontologischer Selbstverständigung“ (Pfaller & Schweda, 2021, S. 173) fungieren kann. In der Auseinandersetzung mit der Idee erfolgreichen Alterns reflektiert die Alternsforschung ihre eigenen theoretischen Grundlagen und praktischen Zielsetzungen, mit ihr lassen sich zentrale Wissens- und Wertkategorien verhandeln und es werden (Selbst-)Verortungen und Abgrenzungen im vielstimmigen Konzert der beteiligten Disziplinen möglich (Pfaller & Schweda, 2021).

2 Zielsetzung, konzeptionelle Anlage und Beiträge

Der vorliegende Band versammelt zentrale Perspektiven der deutschsprachigen Alternsforschung auf *Successful Aging.* Ziel ist es, die wissenschaftliche Begründung und gesellschaftliche Bedeutung sowie die moralische Akzeptabilität und politische Legitimität zeitgenössischer Leitbilder des Alter(n)s kritisch unter die Lupe zu nehmen. Dabei beleuchten die Beiträge insbesondere, welche Verständnisse des Alter(n)s den verschiedenen Ansätzen und Spielarten des ‚erfolgreichen Alterns‘ zugrunde liegen, welche Leitbilder mit ihnen Einzug in wissenschaftliche Debatten und politische Auseinandersetzungen halten und in welcher Beziehung sie zu alltagsweltlichen Erfahrungen älterer Menschen sowie zu philosophisch-ethischen Theorien eines guten, gelingenden Lebens im Alter stehen.

Die Untersuchung dieser Fragestellungen erfordert eine systematische Verbindung human-, sozial- und kulturwissenschaftlicher sowie philosophischer und theologischer Ansätze und Methoden. Eine besondere Bedeutung kommt dabei vor allem dem wechselseitigen Verhältnis theoretisch-konzeptueller, empirischer sowie evaluativer bzw. normativer Perspektiven zu. Die kritische Auseinandersetzung mit den Prämissen und Konsequenzen zeitgenössischer wissenschaftlicher und gesellschaftlicher Alter(n)sdiskurse kann so letztlich zu einer umfassenderen und reflektierteren Verständigung darüber beitragen, wie wir heute alt werden wollen, können und sollen.

Der erste Abschnitt des Bandes nähert sich unter der Überschrift „Successful, Active, Productive Aging: Perspektiven und Grenzen“ zeitgenössischen Leitbildern des Alterns, ergründet, welche Konzepte in der Alternsforschung hierfür in Anschlag gebracht werden, und lotet ihre empirische Tragfähigkeit und ihre praktischen Grenzen aus.

Einen konzeptionellen Überblick geben *Harald Künemund und Claudia Vogel.* In ihrem Beitrag „‚Produktives‘, ‚aktives‘ und ‚erfolgreiches‘ ‚Alter(n)‘ – Begriffe und Szenarien“ stellen sie heraus, wie Altersgrenzen gesellschaftlich vor allem durch das Erreichen eines bestimmten kalendarischen Alters bestimmt werden. Demgegenüber diskutieren sie ein alternatives Lebenslaufszenario, das von einer mehrfach zu durchlaufenden Sequenz von Bildungs-, Arbeits- und Ruhestandsphasen ausgeht und eine nachhaltigere Gestaltung des demographischen Wandels ermöglichen soll.

Marina Plugge und Karsten Hank stellen in „Erfolgreich bis ins hohe Alter? Konzeptuelle Überlegungen und empirische Befunde" Ergebnisse der Hochaltrigenstudie NRW 80+ vor. Dabei prüfen sie, ob und inwieweit das Konzept des erfolgreichen Alterns auch auf die Gruppe der Hochaltrigen übertragen werden kann. Wie auch zahlreiche Kritiken konstatieren, ist Hochaltrigkeit mit Konzepten des *Successful Aging* bisher kaum adressierbar. Neben dem Ausloten von Potenzialen und Grenzen einer solchen Übertragung werden auf der Grundlage der empirischen Befunde daher auch notwendige Anpassungen des Konzeptes benannt.

Auch *Hans-Werner Wahl und Clemens Tesch-Römer* loten die Grenzen des Konzeptes des erfolgreichen Alterns aus. In „Erfolgreiches Altern und die dunklen Seiten des Älterwerdens" tun sie dies am Beispiel der Pflegebedürftigkeit, die sie als Prüfstein des Konzeptes des *Successful Aging* einführen. Auch hier wird letztlich deutlich, dass hohes Alter zwar vielfach mit Pflegebedürftigkeit verbunden ist, diese empirische Realität sich aber nicht im Konzept erfolgreichen Alterns wiederfindet, ja, von diesem kategorisch ausgeschlossen wird. Entsprechend verfolgen die Autoren das Ziel, mögliche Ansatzpunkte zur Integration dieses Aspektes zu formulieren.

Der zweite Abschnitt des Bandes „Ideal und Lebenswirklichkeit des Älterwerdens" widmet sich dem Verhältnis wissenschaftlicher und politischer Leitbilder zu der Empirie des gelebten Alltags des Alter(n)s.

Andreas Kruse deutet in „Erfolgreiches Altern: Entwicklungspsychologische Näherungen" das erfolgreiche Altern im Sinne von Potenzialen zur Selbst- und Weltgestaltung. Damit wird die Innenperspektive der alternden Person entscheidend. Was Alter und Altern bedeutet und wie das Gelingen des eigenen Lebens als sinnerfüllt bewertet wird, hängt nicht zuletzt ab vom Lebensrückblick der Person, der Qualität der inneren Verarbeitung von Grenzsituationen sowie der Erfahrung von Generativität.

In ihrem Beitrag „Gesundheit als höchstes Gut? Schlagworte des guten Alterns in subjektiven Perspektiven" widmen sich *Selma Kadi und Hans-Jörg Ehni* der Frage, inwieweit gerontologische Konzepte auch in der breiteren Bevölkerung verfangen. In ihrer Interviewstudie stellen sie fest, dass bei aller Vielfalt und Vielstimmigkeit der Konzepte guten Alterns vor allem die des gesunden und schönen Alterns als besonders erstrebenswert betrachtet werden.

Auch *Merle Weßel, Lena Stange, Niklas Ellerich-Groppe, Larissa Pfaller und Mark Schweda* untersuchen in „‚Zwischen Idealisierung und Schreckensszenarien' – Zu einer empirisch informierten ethischen Reflexion erfolgreichen Alterns", wie sich Konzepte erfolgreichen Alterns zu lebensweltlichen Vorstellungen verhalten. Anhand von Fokusgruppen zeigen sie, dass sich in alltagsweltlichen Vorstellungen ähnliche Maßgaben wie im Expertendiskurs wiederfinden. Diese werden allerdings im Horizont je eigener Wertvorstellungen und Lebensorientierungen diskutiert, abgewogen und mitunter relativiert oder zurückgewiesen.

In „Ars senescendi: Altern im Zeichen von Lebenskunst" diskutiert *Heinz Rüegger* die Relevanz der Frage nach der bewussten Lebensführung für die Gerontologie. Die *Ars Senescendi,* so Rüegger, ist eine Kunst des Lebens, die dessen Potenziale auch in der späten Lebensphase zur Entfaltung kommen lässt. Das traditionsreiche philosophische Thema der Lebenskunst, der Sorge um sich, gewinnt damit einmal mehr an aktueller Bedeutung. Dabei lotet der Autor gezielt die spezifischen Implikationen für alte Menschen und deren Beitrag zur Gesellschaft aus.

Der dritte Abschnitt wendet sich der Bedeutung von Leitbildern des Alterns im Kontext von Gesundheitsversorgung und Sozialpolitik zu, wobei insbesondere medizinische, pflegewissenschaftliche und sozialpolitische Perspektiven zum Tragen kommen.

In „Von Successful Aging zu Intrinsic Capacity. Was bedingt gutes Altern?" betrachtet *Cornel Christian Sieber* die Konzepte *Normal, Successful* und *Healthy Aging* aus einer geriatrischen Sicht. Anhand der Syndrome der *Frailty* und der Sarkopenie, die in der Geriatrie als zentrale Hindernisse eines erfolgreichen Alterns angesehen und zu verhindern gesucht werden, diskutiert der Autor die grundlegende Defizitorientierung solcher Konzepte. Demgegenüber führt er das Konzept der *Intrinsic Capacity* als Grundlage einer an Ressourcen orientierten Altersmedizin ein.

Hermann Brandenburg und Volker Fenchel widmen sich in „Erfolgreiches Altern – auch als ‚Pflegefall'?" einer Theorie der Pflege alter Menschen. Vor dem Hintergrund der Kritiken des erfolgreichen Alterns (Vulnerabilität, soziale Ungleichheit etc.) loten sie die Möglichkeiten aus, das Konzept auch auf die Phase der Pflegebedürftigkeit zu übertragen. Als zielführend erweist sich dabei das *Senses Framework* von Mike Nolan, anhand dessen die Autoren zeigen, wie erfolgreiches Altern auch unter dem Vorzeichen von Pflegebedürftigkeit möglich ist.

Frank Schulz-Nieswandt lotet in „Altern als Wagnis des Daseins der Person zwischen Gelingen und Scheitern als Thema der Sozialpolitik" die Schnittfläche der Erkenntnisinteressen von Sozialpolitik und Gerontologie im Hinblick auf das

Konzept des erfolgreichen Alterns aus. Hierzu macht er sich Ansätze der philosophischen Anthropologie zunutze und liest den menschlichen Lebenslauf als Bewältigung von Entwicklungsaufgaben. Erfolgreiches Altern wird damit zum Bestandteil des Gelingens der Daseinsführung.

Der vierte Abschnitt des Bandes lenkt das Augenmerk schließlich auf die Art und Weise der kritischen Auseinandersetzung mit Leitbilddiskursen des Alter(n) s, insbesondere mit Blick auf ihre begrifflich-theoretische Rahmung und methodische Durchführung.

In „Von der Allodoxie des erfolgreichen und produktiven Alterns zur (möglichen) Widerspenstigkeit im Doing Age in Small Ways" geht *Klaus R. Schroeter* der Frage nach dem guten Alter(n) im Rückgriff auf Bourdieu und Foucault nach. Aus einem praxeologischen Blickwinkel lotet er sodann die Spielräume eines *Doing Age* angesichts nachlassender Möglichkeiten aus. Auf den Bühnen des Alltags werden dabei nicht nur Entlastungsstrategien, sondern auch eigene Widerspenstigkeiten des Alters sichtbar.

Thorsten Moos diskutiert in „Gut altern müssen. Theologische Anmerkungen zur normativen Struktur von Alternsvorstellungen am Beispiel der Differenz von pathologischem und normalem Altern" den Begriff des gesunden Alterns. Am Beispiel der Anti-Aging-Medizin zeigt er, wie gesundes Altern als medizinisch codierte Form des erfolgreichen Alterns fungiert und dem Individuum die Verantwortung für das eigene (gesunde oder kranke) Älterwerden zuschreibt. Allerdings birgt der Begriff auch das Potenzial, über die Differenz ‚pathologisch' und ‚natürlich' auch Responsibilisierungen einzudämmen.

Schließlich wendet sich *Ludwig Amrhein* in seinem Beitrag „Kritik der Kritischen Gerontologie" in metakritischer Perspektive der Auseinandersetzung mit Konzepten des erfolgreichen, aktiven und produktiven Alterns zu. Dabei sollen die normativen Grundlagen dieser Auseinandersetzung expliziert und selbst einer kritischen Analyse zugänglich gemacht werden. Zu diesem Zweck rekonstruiert der Autor die theoretischen Prämissen und Gegenwartsdiagnosen der verschiedenen Strömungen Kritischer Gerontologie. Im Ergebnis zeigt sich, dass diese sich zwar auf die leitenden Prinzipien der Emanzipation und Autonomie einigen können, in deren Ausgestaltung jedoch stark variieren.

Das Nachwort des Bandes verdanken wir *Heiner Bielefeldt.* Im Interview mit uns über die Menschenrechte Älterer spricht er über die Amivalenzen von Autonomie, die Menschenwürde als Prinzip und Gestaltungsauftrag und über die Möglichkeiten einer eigenen UN-Konvention – einer Konvention für die Menschenrechte Älterer, die auch die besonderen Bedarfslagen, Vulnerabilitäten und Potenziale älterer Menschen in Rechnung stellt.

3 Danksagung

Wir bedanken uns beim Bundesministerium für Gesundheit (BMG) für die Förderung des Projektes *Erfolgreiches = gesundes = gutes Altern?*[2], in dessen Rahmen der vorliegende Band entstanden ist. Viele der Beitragenden haben an der Abschlusstagung des Projektes *Gesund – erfolgreich – gut? Zur Diskussion gerontologischer und politischer Leitbilder des Alterns* am 10. und 11.10.2019 an der Kaiserburg Nürnberg vorgetragen.

Unser besonderer Dank gilt außerdem Kim Meilin Kulaczewski für ihre Unterstützung bei der redaktionellen Bearbeitung der Beiträge.

Literatur

Baltes, P. B., & Baltes, M. M. (1990). Psychological perspectives on successful aging: The model of selective optimization with compensation. In P. B. Baltes & M. M. Baltes (Hrsg.), *Successful Aging: Perspectives from the Behavioral Sciences* (S. 1–34). Cambridge University Press.

Baltes, M. M., & Carstensen, L. L. (1996). The process of successful ageing. *Ageing & Society, 16*(4), 397–422.

Bülow, M. H., & Söderqvist, T. (2014). Successful ageing: a historical overview and critical analysis of a successful concept. *Journal of Aging Studies, 31*, 139–149.

Dillaway, H. E., Byrnes M. (2009). Reconsidering successful aging. A call for renewed and expanded academic critiques and conceptualizations. *Journal of Applied Gerontology 28*(6), 702–722.

Flatt M. A., Settersten R. A. J., Ponsaran R., & Fishman J.R. (2013). Are „anti-aging medicine" and „successful aging" two sides of the same coin? Views of anti-aging practitioners. *The Journals of Gerontology: Series B 68*(6), 944–955.

Havighurst, R. (1961). Successful aging. *The Gerontologist, 1*, 8–13.

Holstein, M. B., & Minkler, M. (2003). Self, society, and the "new gerontology". *The Gerontologist, 43*(6), 787–796.

Katz, S., & Calasanti, T. (2015). Critical Perspectives on Successful Aging: Does It "Appeal More Than It Illuminates"? *The Gerontologist, 55*(1), 26–33.

Lawton, G. (1946). *Aging Successfully.* Columbia University Press.

---

[2] Im Mittelpunkt des vom Bundesministerium für Gesundheit geförderten Forschungsprojektes *Erfolgreiches = gesundes = gutes Altern? Altersbilder und Prämissen gerontologischer und sozialpolitischer Altersdiskurse in Deutschland* (ZMV I 1 - 2516 FSB 017) stand die Frage nach der diskursiven Bedeutung und ethischen Bewertung von Konzepten des *Successful Aging* und verwandten gesellschaftlich und politisch wirksamen Leitbildern des Alterns.

Martinson, M., & Berridge, C. (2015). Successful aging and its discontents: A systematic review of the social gerontology literature. *The Gerontologist, 55*(1), 58–69.

Pfaller, L., & Schweda, M. (2017). ‚Successful Aging' und gutes Altern. Zur Reflexion gerontologischer Leitbilder. *Angewandte GERONTOLOGIE Appliquée, 17*(3), 20–21.

Pfaller, L., & Schweda, M. (2021). ‚Successful Aging' als Kristallisationspunkt gerontologischer Selbstverständigungsdiskurse. In F. Kolland, V. Gallistl & V. Parisot (Hrsg.), *Kulturgerontologie. Konstellationen, Relationen und Distinktionen* (S. 171–181). Springer VS.

Rowe, J. W., & Kahn, R. L. (1987). Human aging: usual and successful. *Science, 237*(4811), 143–149.

Rowe, J. W., & Kahn, R. L. (1997). Successful aging. *The Gerontologist, 37*(4), 433–440.

Rowe, J. W., & Kahn, R. L. (2015). Successful aging 2.0: Conceptual expansions for the 21st century. *The Journals of Gerontology: Series B, 70*(4), 593–596.

Schumacher, H. (2014). *Restlaufzeit: Wie ein gutes, lustiges und bezahlbares Leben im Alter gelingen kann*. Eichborn.

Stöckl, C., Kicker-Frisinghelli, K., & Finker, S. (Hrsg.). (2016). *Die Gesellschaft des langen Lebens. Soziale und individuelle Herausforderungen*. transcript.

Tesch-Römer, C., Wahl, H.-W., Rattan, S., & Ayalon, L. (2021). *Successful Ageing: Ambition and Ambivalence*. Oxford University Press.

Wahl, H.-W., Deeg, D., & Litwin, H. (2016). Successful ageing as a persistent priority in ageing research. *European Journal of Ageing, 13*(1), 1–3.

Successful, Active, Productive Aging: Perspektiven und Grenzen

‚Produktives', ‚aktives' und ‚erfolgreiches' ‚Alter(n)' – Begriffe und Szenarien

Harald Künemund und Claudia Vogel

1 Einleitung

Über viele Jahrhunderte war Aktivität im Alter ein Leitbild, ein guter Rat. Beispielsweise finden wir bereits bei Cicero den Hinweis, das Gedächtnis schwinde „vermutlich, weil man es nicht übt" (Cicero, 1998, S. 39). Individuelle Aktivität kann alternskorrelierte Verluste verzögern, individuelle Kompensationskompetenzen können zudem die Folgen von Verlusten abmildern helfen – ‚erfolgreiches Altern' ist ein Schlagwort für solche individuellen Strategien der Bewältigung der vermeintlich typischen Begleiterscheinungen des Alterns. Auf gesellschaftlicher Ebene wird eine ‚Produktivität des Alters' thematisiert, und ‚aktives Altern' wurde immer häufiger zu einer Forderung aus Politik und Wissenschaft, aber auch zu einem intensiv geförderten Forschungsfeld, in dem Interessen von Politik und Wissenschaft zunehmend schwer zu trennen sind. Dieser Beitrag diskutiert im Anschluss an einige wichtige begriffliche Präzisierungen einige dieser Ansatz- und Kritikpunkte und skizziert eine Alternative zum ‚länger Arbeiten' im Kontext des ‚produktiven', ‚aktiven' und ‚erfolgreichen' Alterns.

Zunächst werden die Begriffe Alter, Altern und Alter(n) diskutiert (Abschn. 2.1). Es wird verdeutlicht, dass Alter und Altern als soziale Konstruktionen zu betrachten sind und der Kalender als Messinstrument für mensch-

H. Künemund (✉)
Universität Vechta, Vechta, Deutschland
E-Mail: harald.kuenemund@uni-vechta.de

C. Vogel
Hochschule Neubrandenburg, Neubrandenburg, Deutschland
E-Mail: cvogel@hs-nb.de

L. Pfaller und M. Schweda (Hrsg.), *„Successful Aging"?*, Altern & Gesellschaft,
https://doi.org/10.1007/978-3-658-41465-8_2

liches Altern grundsätzlich keine validen Messergebnisse liefern kann und deshalb auch nicht unhinterfragt verwendet werden sollte. Insbesondere werden vor diesem Hintergrund Altersgrenzen problematisiert, anhand derer das Eintreten in eine Lebensphase ‚Alter' oder eine Lebensphase ‚Hochaltrigkeit' typischerweise am Erreichen eines bestimmten kalendarischen Alters festzumachen versucht wird, sowie die häufige Praxis der Darstellung von empirischen Forschungsergebnissen anhand von Altersgruppen kritisch hinterfragt. Im Anschluss legen wir in den Abschn. 2.2, 2.3 und 2.4 unsere Überlegungen zu den Konzepten des ‚produktiven', des ‚aktiven' und des ‚erfolgreichen' ‚Alter(n)s' dar. Es folgt in Abschn. 3 ein alternatives Lebenslaufszenario, das in Abkehr vom Normallebenslauf eine mehrfach zu durchlaufende Sequenz von Bildungs-, Arbeits- und Ruhestandphasen im Lebenslauf vorsieht, wobei sich der bislang gewohnte langjährige Ruhestand in ein höheres Alter verschieben kann. Dieses Modell hat gegenüber dem immer wieder geforderten schlichten Anheben der Altersgrenzen des Erwerbslebens zahlreiche Vorteile – wir sehen hier eine diskutable Möglichkeit der nachhaltigen Gestaltung des demographischen Wandels. Der Beitrag schließt mit einer kurzen Zusammenfassung und einem kurzen Fazit (Abschn. 4).[1]

2 Begriffe und ihre Unschärfen

Bekanntermaßen sind Begriffe in aller Regel mehrdeutig, sie können in verschiedenen Kontexten unterschiedliches bedeuten.[2] An den Begriffen Alter und Altern soll diese Vieldeutigkeit zunächst kurz exemplarisch erörtert werden. Es lässt sich dann präzise angeben, in welchem Kontext die jeweilige begriffliche Differenzierung steht, um Irritationen in der weiteren Diskussion dieser Begriffe zu vermeiden.

Gleichwohl wollen wir nicht behaupten, alle Konsequenzen durchdenken zu können. Begriffe sind zwangsläufig unterkomplex, insofern sie immer nur

[1] Wir stützen uns in Teilen dieses Aufsatzes stark auf frühere Arbeiten, stellen sie aber in einen neuen Zusammenhang und verbinden, erweitern und aktualisieren damit diese früheren Arbeiten (insbesondere Künemund, 2001, 2005, 2013; Künemund & Vogel, 2018, 2022; Künemund & Hahmann, 2020). Für wertvolle Hinweise und Anregungen danken wir insbesondere Mark Schweda, Larissa Pfaller und Klaus R. Schroeter.

[2] Die Sequenzanalyse der objektiven Hermeneutik setzt daher an diesen Kontexten an, um die objektiven Bedeutungsmöglichkeiten – mögliche Lesarten – auslegen zu können (z. B. Oevermann, 1981).

Teile eines nicht bestimmbaren Ganzen zu bezeichnen und zu fassen vermögen (Horkheimer & Adorno, 1971). Sofern Wissenschaft als Vorgehen der begrifflichen Differenzierung und Präzisierung anhand von Beobachtungen empirisch betrieben wird, erfordern solche (zunächst oft hypothetischen) Differenzierungen meist zusätzliche und präzisere Beobachtungen und Daten, oft auch eine Weiterentwicklung der Beobachtungs- und Messinstrumente, was im Ergebnis dann wiederum neue Hypothesen und weitere Differenzierungen ermöglicht – einhergehend mit der Gefahr, zunehmend mehr Bedeutsames aus dem Blick zu verlieren.[3] Aufgrund der prinzipiellen Unabgeschlossenheit dieses zirkulär fortschreitenden Prozesses kann Wissenschaft keine fehler- und nebenwirkungsfreien, schon gar keine uneingeschränkt ‚richtigen' Handlungsempfehlungen aussprechen. Etwas salopp formuliert: Wir sind heute sicher, dass die Erde nicht eine Scheibe im Mittelpunkt des Universums ist, aber wir wissen nicht, wie dies in 500 Jahren konzeptualisiert werden wird, oder wie unser heutiges Wissen dann zu bewerten ist – möglicherweise, nein, sehr wahrscheinlich sogar als mindestens ebenso naiv, wie uns heute jenes Wissen aus der Zeit vor 500 Jahren erscheint. Wir kennen heute noch nicht einmal die Begriffe und Differenzierungen, die es zukünftig geben wird. Wir beschreiben im Folgenden also lediglich Ausschnitte unseres gegenwärtigen Stands der Überlegungen zu den Begriffen und Konzepten des ‚erfolgreichen', ‚aktiven' und ‚produktiven' ‚Alter(n)s'.

[3] Wir möchten freilich nicht so weit gehen, Wissenschaft gänzlich aufzugeben. Man mag z. B. die Kritik von Dietmar Kamper nachvollziehen können – etwa wenn er zuspitzt, „Abstraktion ist eine dauerhafte Polemik gegen die Folgen, die sie selbst produziert" (Kamper, 1999, S. 11). Jedoch wäre die Unterlassung der kritischen Auseinandersetzung (auch) mit wissenschaftlicher Abstraktion bei gegebenen Machtverhältnissen ebenfalls folgenreich, mit sehr wahrscheinlich noch weniger wünschbarem Ausgang, worauf Horkheimer und Adorno ebenfalls hingewiesen haben: Technik und Wissenschaft können für jeden Zweck eingesetzt werden, und ökonomische Ressourcen und Interessen entscheiden maßgeblich über deren Entwicklung und Verwendung. Die Wissenschaft ist daher u. E. aufgefordert, auch diese Zusammenhänge selbstkritisch zu reflektieren, nicht aber Abstraktion, Differenzierung und Klassifikation einzustellen. Auch teilen wir nicht die Ansicht, dass begriffliche Differenzierung soziale Diskriminierung zur Folge haben muss – um nochmals Horkheimer und Adorno (1971) zu bemühen: „Klassifikation ist die Bedingung von Erkenntnis, nicht sie selbst, und Erkenntnis löst die Klassifikation wiederum auf" (S. 196). Wir hoffen, hierzu am Beispiel der Begriffe Alter und Altern ein klein wenig beitragen zu können.

2.1 Alter, Altern und Alter(n)

Das Alter ist zunächst einmal eine Zuschreibung – zumeist anhand von Umdrehungen der Erde um die Sonne (Jahre), bei kürzeren Zeiträumen der Umdrehungen des Mondes um die Erde (Monate), der Erdrotation (Tage) sowie von Unterteilungen des Tages in möglichst gleichförmige Abschnitte (Stunden, Minuten, Sekunden, Milli- oder auch Nanosekunden usw.). Diese soziale Konstruktion und ihre Geschichte sind sehr gut dokumentiert (vgl. insbesondere Wendorff, 1980) und im Hinblick auf die damit einhergehenden gesellschaftlichen Veränderungen beschrieben (vgl. insbesondere Elias, 1984). Es hat Jahrtausende gedauert, die Regelmäßigkeiten am Himmel zu beobachten, zu systematisieren und schließlich zu einem funktionierenden Kalender zu verarbeiten, der genau diese Regelmäßigkeiten am Himmel vorherzusagen erlaubt.

Jedem Menschen, jedem Tier, jedem Produkt, jeder Gesellschaft kann ein solches Alter zugewiesen werden, sofern man willkürlich einen Nullpunkt definiert (z. B. Tag der Geburt, Zeitpunkt der Fertigstellung, der Staatsgründung usw.) und diesen in Beziehung setzt zu einem ebenfalls willkürlich gewählten, aber im jeweiligen Kontext vereinbarten oder gesetzten Referenzpunkt (z. B. Geburt Jesus Christus oder die japanischen Reichsgründung um 660 v. Chr.) oder zyklisch wiederkehrenden Ereignissen (wie z. B. im Chinesischen Kalender, oder auch einem Pendel, der mechanischen Uhr mit Hemmung, atomaren Resonanzen des Cäsium u. v. a.). Die Differenz lässt sich dann z. B. in Jahren oder Millisekunden ausdrücken, je nach Präzision der Messung und Aufzeichnung. Dieser Aufwand wurde über viele Generationen hinweg betrieben, um soziale Interaktionen koordinieren zu können, und je genauer die Zeitbestimmung gelang, desto präzisere und komplexere Koordinationen wurden möglich, etwa das Zusammenziehen von Heeren aus unterschiedlichen Richtungen zu einem bestimmten Zeitpunkt, was Kulturen ohne solch präzise Zeitmessung gleichsam wie Zauberei erschienen sein muss. Die Einübung der für die Koordination notwendigen Zeitdisziplin wurde ebenfalls bereits ausführlich thematisiert (u. a. Thompson, 1973) und lässt sich z. B. im Kontext des Übergangs von Fremd- zu Selbstzwängen im Prozess der Zivilisation deuten.

Irgendwo auf diesem langen Weg der Entwicklung eines Messinstruments für eine Bestimmung der Position in der als kontinuierlich und mit offenem Ende gedachten Zeit – auch dies war nicht immer und überall das gängige Konzept, man denke etwa an eschatologische oder zyklische Konzepte von Zeit – wurde auch damit begonnen, das menschliche Alter auf dieser Zeitachse zu vermessen. Insofern es Geburtstage zu feiern gilt, mag auch dies mit der Koordination sozialer

Interaktionen einhergehen, aber u. E. ist dies dennoch das falsche Messinstrument für menschliches Alter: Der Kalender wurde entwickelt, um soziale Interaktionen zu koordinieren, nicht um z. B. das biologische oder psychische Alter von Individuen zu bestimmen. Das lineare Zeitkonzept kann jedoch z. B. unterschiedliche Geschwindigkeiten des Alterns nicht fassen. Individuen können bei gleichem kalendarischen Alter z. B. biologisch und psychisch ganz unterschiedlich alt sein und zudem in unterschiedlichen sozialen Kontexten gleichzeitig als alt oder jung (bzw. älter oder jünger) klassiert werden (ausführlicher zu dieser Position z. B. Künemund, 2005, 2013; Schroeter & Künemund, 2020, ähnlich auch z. B. Baars, 1997).

Insofern ist der Begriff Alter als Bezeichnung für das hohe Lebensalter auch deshalb problematisch, weil wir das Alter von Menschen – wie etwa jenes von unbelebten Objekten – mit dem Kalender bestimmen: Während die als Vergleichsmaßstab herangezogenen Phänomene – Erdrotation, Umlaufdauer auf der Erdbahn usw. – vergleichsweise konstant bleiben, nehmen die interindividuellen Differenzen mit dem Lebensalter deutlich zu, was der Begriff des ‚differentiellen' Alterns zu fassen versuchte (vgl. z. B. Thomae, 1976, 1983; sowie kritisch hierzu jüngst Zimmermann, 2020) – die Korrelation von biologischen oder psychischen Prozessen mit den in Jahren gemessenen relativ gleichförmigen Bewegungen wird also über den menschlichen Lebenslauf hinweg betrachtet schwächer. Zudem wäre die intraindividuelle Varianz zu berücksichtigen – manche Organe oder Funktionen sind vielleicht schneller oder mehr oder weniger ‚gealtert'. Was auch immer Altern dann konkret in den Blick nehmen mag – es wäre jeweils begrifflich differenziert zu formulieren und entsprechend auch differenziert zu messen (bzw. wären u. E. zunächst einmal präzise Messinstrumente zu entwickeln). Das menschliche Alter als Durchschnittswert aus verschiedenen Altersmessungen zu fassen, wie dies Bookstein und Achenbaum (1993) als *Gerontological Age* vorgeschlagen haben, hilft aber nur in einer Querschnittsbetrachtung, da die unterschiedlichen Geschwindigkeiten so nicht wirklich zu bestimmen sind – Altern als Prozess also so (noch) nicht gemessen werden kann. Und es bleibt letztlich auf den Kalender bezogen, der als Messinstrument hier keine validen Messergebnisse liefern kann.

Deutlich wird somit auch, dass die Abgrenzung einer Lebensphase ‚Alter' ab dem Erreichen eines bestimmten Lebensalters (z. B. 60 Jahre, 65 Jahre oder 70 Jahre) sowie die Idee eines Übergangs oder Eintritts in die Lebensphase der Hochaltrigkeit anhand eines kalendarischen Alters viel zu unpräzise und gewissermaßen unwissenschaftlich wäre, weil kein valides Messinstrument für das menschliche Altern verwendet wird. Auch Bezeichnungen wie Drittes oder Viertes Lebensalter (oder auch Neues oder Junges Alter und dergleichen mehr) sind aus unserer Sicht daher fragwürdig. Besser wäre es, z. B. von Vulnerabilität oder Gebrechlichkeit als konkret diagnostizierbaren Zuständen zu sprechen, statt diese Zustände auf ein Alter (oder auf ganze Altersgruppen) zu beziehen. Fatal wird es dort, wo tatsächlich Altersgrenzen gezogen oder solche Grenzziehungen zumindest nahegelegt oder übernommen werden, etwa zwischen dem Dritten und Vierten Alter bei 80 oder 85 Jahren (z. B. Tesch-Römer & Wurm, 2009, S. 11). Es gibt hier allenfalls sukzessiv steigende Anteile von beispielsweise Vulnerabilität oder Gebrechlichkeit im Vergleich von anhand des Kalenders konstruierten Altersgruppen, aber keinen konkreten Zeitpunkt, ab dem solche Zustände einsetzen oder z. B. Versorgungsleistungen zugesprochen oder vorenthalten werden (vgl. z. B. Kohli, 1998). Letzteres sollte aus unserer Sicht auch so bleiben, weil das kalendarische Alter keine individuellen Zu- oder Umstände berücksichtigen kann (was an anderer Stelle genau ein Vorteil von Altersgrenzen ist – vgl. ausführlicher hierzu Künemund & Vogel, 2018). Eine Gesellschaft, in der beim 80. Geburtstag der Beginn der Vulnerabilität oder Gebrechlichkeit vermutet oder erwartet wird, weder künstliche Hüftgelenke noch andere medizinische Behandlungen mehr solidarisch finanziert werden oder z. B. im Fall der Knappheit Beatmungsgeräte nach Alter in Jahren zugewiesen werden, ist u. E. nicht wünschenswert und entspricht – wie hier kurz gezeigt – auch nicht dem alternssoziologischen Kenntnisstand. Insofern sollte man u. E. am besten nicht unpräzise vom ‚Alter' und von ‚den Alten' sprechen, wenn z. B. konkret Unselbständigkeit, Vulnerabilität, Multimorbidität usw. angesprochen sind.

In jüngerer Zeit ist zudem – auch zunehmend häufiger – die entdifferenzierende Verklammerung von Alter und Altern zu dem Kunstbegriff ‚Alter(n)' zu finden. Diese Abkürzung soll sowohl das Alter als Status als auch das Altern als Prozess adressieren, wenn einmal beides angesprochen werden soll und der Platz für die gesonderte Nennung von Alter und Altern nicht ausreicht, beispielsweise im Namen der Sektion *Alter(n) und Gesellschaft* der Deutschen Gesellschaft für Soziologie (DGS) oder in den Überschriften dieses Aufsatzes. Ansonsten muss diese im obigen Sinne unwissenschaftliche Verklammerung Verwirrung stiften und sollte nur in solchen Ausnahmefällen überhaupt Verwendung finden.

Bezieht man Alter und Altern nicht auf Individuen, sondern auf Kollektive (also z. B. Fußballmannschaften oder Staaten), werden die einzelnen Messungen durch die Multiplikation natürlich nicht präziser, aber vielleicht heben sich einige Messfehler wechselseitig auf und manche Details sind mit einem gewissen Abstand nicht mehr zu erkennen. Und um eine gängige Redewendung abzuwandeln: Obwohl jeder Baum bei genauer Betrachtung absolut einzigartig ist, macht der Blick auf den Wald, der z. B. die Lebenschancen jedes einzelnen Baumes beeinflusst, Sinn. Insofern können Konzepte wie z. B. Medianalter oder Alterslastkoeffizienten theoretisch ebenfalls sinnvoll sein. Die Interpretation aber wird mit abnehmender Differenzierung schwieriger. Wenn z. B. die Lebenserwartung in der Gesellschaft steigt, muss auch zwangsläufig das Medianalter steigen. Man könnte also ein steigendes Medianalter durchaus zur Darstellung einer Erfolgsgeschichte im Bereich der Lebenschancen verwenden, nicht nur zum Ausmalen einer Gefahr für die Finanzierbarkeit von Gesundheits- und Alterssicherungssystemen. Mindestens für den Bereich der Gesundheit wäre sicher das bereits von Ryder (1975) skizzierte Verfahren besser geeignet, die durchschnittlich letzten z. B. 10 Jahre für die Berechnung an Stelle der statischen 65 Jahre anzusetzen – eine Idee, die zuletzt insbesondere durch Sanderson und Scherbov (2005) erneut in die Diskussion gebracht wurde. Mit solchen Kennziffern wird eine alternde Gesellschaft jünger, weil der letzte Lebensabschnitt sich in ein höheres Lebensalter verschiebt – was durchaus Sinn ergibt, wenn die gewonnenen Jahre überwiegend bei guter Gesundheit erlebt werden.

Deutlich problematischer als das Medianalter sind freilich die Berechnungen der Alterslast, und wir würden dazu anraten, solche Berechnungen gar nicht zu verwenden. Also auch Artikel und Bücher zum Thema Altern der Gesellschaft nicht mit dem Verweis auf die steigende Zahl der über 64-Jährigen im Vergleich zur Zahl der Personen im sog. erwerbsfähigen Alter zu beginnen (was wohl derzeit der Regelfall ist).[4] Die durch den Alterslastkoeffizienten angezeigte Last verändert sich nämlich über die Zeit: Über dem Bruchstrich fehlen in der Berechnung z. B. die bereits beschlossene Absenkung des Rentenniveaus, die Erhöhung der Rentenzugangsalter, geringere Anwartschaften aufgrund von veränderten Grundlagen (z. B. anrechenbare Ausbildungszeiten) sowie steigender Anteile selbständiger Personen und häufigerer Unterbrechungen von Erwerbskarrieren der geburtenstarken Jahrgänge. Unter dem Bruchstrich fehlen der steigende Anteil erwerbstätiger Frauen, die steigende Lebensarbeitszeit, aber z. B. auch steigende Anteile von Minijobs, Solo- und Scheinselbständigkeit. Und ganz allgemein muss man die fehlende Berücksichtigung der Ressourcen monieren. Zumindest bislang nahmen Bildung, Gesundheit und Einkommen von Kohorte zu Kohorte zu – die über 65-Jährigen werden also andere sein als die von heute, die wiederum bereits sehr verschieden sind von jenen vor 50 Jahren – insbesondere

[4] Wobei auch der Begriff erwerbsfähiges Alter dringend auf den Prüfstand muss, etwa weil eine wachsende Minderheit von gesundheitlich und qualifikatorisch privilegierten Menschen noch einer beruflichen Tätigkeit nachgehen, obwohl sie bereits Alterssicherungseinkünfte beziehen.

durchschnittlich besser gebildet und bei besserer Gesundheit, also wenn man so will: jünger. Auch fehlen andere Formen der Arbeit, etwa das Ehrenamt oder unbezahlte Haus- oder Sorgearbeit. Und das Aufsummieren über zumeist 50 Jahre multipliziert die z. T. ja ganz offensichtlich einseitig – weil ganz überwiegend dramatisierend – lückenhaft berechneten Veränderungen, die auf einzelne Jahre heruntergebrochen bei Berücksichtigung der Produktivitätszuwächse wenig dramatisch erscheinen. Zudem müssen ja nicht nur die Älteren mitversorgt werden, sondern alle wollen versorgt sein, auch die Erwerbstätigen – bei deren Einbezug in die Berechnung verschwindet dann freilich jede Dramatik aus der Entwicklung. Das Konzept ist also hochgradig irreführend und sollte am besten gar nicht verwendet werden. Obendrein sind auch die Konnotationen inakzeptabel: Die Älteren sind nicht alle eine Last – was mit dem Konzept des ‚produktiven' Alters angesprochen wird.

2.2 ‚Produktives' Alter(n)

Produktivität sei ein soziologisch wenig brauchbares Konzept, urteilt Clausen (1983). Da keine Produktion ohne Destruktion denkbar ist, sei der Begriff notorisch unscharf – die Bewertung des Handelns als produktiv oder destruktiv hänge von den Details ab, die man berücksichtigt. In jedem Fall muss immer etwas – vermutlich bei feinerer Differenzierung zunehmend mehr – aus der Berechnung herausfallen, vielleicht auch manchmal nicht ganz ohne Absicht, wie im eben erwähnten Beispiel der ‚Alterslast' bzw. deren Skandalisierung. Clausen (1988) fragt provokant: Sind Naturzerstörung, Mitmenschenzerstörung und Selbstzerstörung in die Berechnung einbezogen? Er konzentrierte sich dabei auf die Arbeit und kritisierte die damalige Arbeitssoziologie für ihre Blindheit – sie beteilige sich gewissermaßen an der Produktion von Produktivität – ein Argument, das fraglos heute auch dort trifft, wo nach den besseren Verwertungsmöglichkeiten der Arbeitskraft im Alter gefragt wird, etwa durch Bildung, Gesundheitsförderung und kompetenzbasierte Laufbahngestaltung (z. B. Naegele & Frerichs, 2018), wobei ggf. sogar Kompetenzen auch aus dem Privatleben für den Betrieb nutzbar gemacht werden.

Aus solchen ökonomischen Perspektiven heraus scheinen die Debatten um produktives Alter zu entstehen. Der Begriff selbst taucht in den 1980er Jahren verstärkt auf. Robert Butler (2001) beschreibt das Konzept als Ergebnis einer Ko-Kreation unter seiner Beteiligung bei einer Tagung:

> In 1982, the concept of productive aging was developed at a seminar in Salzburg. Herbert Gleason, James Birren, Alvar Svanborg, Betty Friedan, and I, among others, explored the variety of ways in which older people can continue to contribute to society. (Butler, 2001, S. vii)

Im weiteren Verlauf dieses Textes wird dann deutlich, dass er dabei das Hauptaugenmerk auf ökonomische Aktivität im Alter legt, auf Arbeitsmarktbeteiligung:

> That same year, I was asked to give testimony before the National Commission for Social Security Reform, in my capacity as director of the National Institute on Aging. Chairperson Alan Greenspan asked me to comment on the practicality of Americans retiring at age 65, given that our life expectancy has risen substantially since the passage of Social Security in 1935. His point was well taken: there is no logical reason why people must automatically retire at 65. (Butler, 2001, S. vii)

Mit sehr hoher Wahrscheinlichkeit ist diese Idee produktiven Alterns aber nicht erst in Salzburg entwickelt worden. Zumindest war der Begriff im Kontext der Generationengerechtigkeit auch schon existent:

> In 1979 (Panel to Review Productivity Statistics) (...) the National Research Council recommended that traditional economic analyses of market-oriented productivity needed to be reformulated to incorporate productive activities that take place outside the market. (O'Reilly & Caro, 1994, S. 40)

Es geht also auch hier um ökonomische Aktivität, aber Produktivität wird in Abgrenzung von der Arbeitsmarkbeteiligung definiert.[5] Entsprechend wurde darauf hingewiesen, dass auch im Alter Aktivität und gesellschaftliches Engagement einen großen Platz einnehmen, Tätigkeiten also, die Nutzen für Andere stiften. Damit konnte der Beschreibung der Älteren als Last, die den öffentlichen Diskurs über intergenerationelle Gerechtigkeit prägt – etwas entgegengesetzt werden (z. B. Kohli & Künemund, 1996; Künemund, 2001; Moody, 2001). Diese beiden zu unterscheidenden Kontexte geben dem Konzept mithin sehr unterschiedliche Bedeutungen: Arbeitsmarktbeteiligung (konkreter vielleicht: Erwerbsarbeit, die Kapital produziert), wobei ‚mehr' Produktivität gefordert wird, auf der einen Seite, auf der anderen Seite dagegen Ehrenamt, Pflege, Hausarbeit usw. mit dem Tenor der bereits anerkennenswerten Produktivität des Alters, die existiert und

[5] Auch Riley und Foner (1968) berücksichtigten in ihrer Übersicht zum Alter bereits Hausarbeit und „creative productivity" (Riley & Foner, 1968, S. 435).

daher auch nicht erst gefordert werden muss. Hier wird gewissermaßen die erstere Problemdefinition (Produktivität wird allein in der Erwerbsarbeit gesehen) mit Verweis auf die bereits existierende Leistung (Produktivität des Alters liegt auch in unbezahlter Arbeit, also der Übernahme von Ehrenamt, Pflegetätigkeiten, Hausarbeit, Enkelkinderbetreuung etc.) zurückgewiesen. Ähnlich wie unbezahlte Hausarbeit oder Sorgearbeit wäre die Produktivität des Alters erst einmal zur Kenntnis zu nehmen, vor allem auch deren Voraussetzungen, beispielsweise verlässliche Alterseinkommen. Statt von einer drohenden Alterslast ausgehend mehr Produktivität und geringere Belastungen z. B. für die Alterssicherungssysteme (also geringere Alterseinkommen und längere Arbeitsmarktbeteiligung) zu fordern, wird hier mehr Anerkennung und Unterstützung gefordert, welche diese Produktivität ermöglichen (also genau nicht geringere Alterseinkommen und längere Arbeitsmarktbeteiligung). Geringe Produktivität wird hier in zweierlei Hinsicht thematisch: als Definitionsproblem (nicht nur Erwerbsarbeit ist produktiv), und als Mangel an Ressourcen, Gelegenheiten oder Handlungsspielräumen.

Im Kern bleibt freilich der Aspekt des Nutzens für andere Personen, wobei die Definition des Nutzens strittig ist. Wird der Begriff zu eng gefasst, wie im Kontext des ‚länger Arbeitens', besteht die Gefahr einer Privilegierung weniger Tätigkeiten bei der gesellschaftlichen Bewertung eines erfolgreichen Alterns, bzw. umgekehrt: einer Stigmatisierung großer Teile der Bevölkerung als unproduktiv. Wird der Begriff hingegen zu weit gefasst, etwa wenn Personen einen „psychologisch produktiven Kontext für andere Menschen" (Staudinger, 1996, S. 345) bilden können, um das Kriterium der Produktivität zu erfüllen, verbleibt wohl nur ein sehr kleiner Prozentsatz unproduktiver Menschen, deren Unproduktivität oftmals nicht freiwillig gewählt sein dürfte und für die dieses Konzept daher besonders unpassend erscheint (Künemund, 2001). Eine detaillierte Erfassung der Produktivität wie auch bereits der Bestimmung all jener Aktivitäten, die als produktiv gewertet werden sollten, wäre inzwischen aufgrund der Nutzbarkeit dieser Informationen zur Bewertung von individuellem Verhalten im Zeitalter von Big Data und dem Internet der Dinge aber u. E. heute nicht mehr vertretbar, wie das Beispiel der Sozialpunkte in China deutlich zeigt.

Vermutlich ist die Idee der Bewertung der Produktivität älterer Menschen aber noch deutlich älter. Wir können beispielsweise wieder zu Cicero zurückkehren: „Wer also sagt, das Alter betätige sich nicht aktiv, bleibt die Beweise dafür schuldig" (Cicero, 1998, S. 37). Wir schließen aus dieser Formulierung, dass schon damals negative Altersbilder existierten und die Produktivität im Alter dabei ein Thema gewesen ist. Und bekanntermaßen wurden von Koty (1934) zahlreiche Berichte gesammelt, nach denen – mindestens in Zeiten knapper Ressourcen – nicht hinreichend produktive Menschen offenbar getötet wurden oder den altruistischen Selbstmord wählten. Solche Praktiken wurden nicht nur für „Naturvölker" (Koty, 1934) berichtet, sondern auch für Europa (hierzu ausführlicher Müller, 1968). Vielleicht sind manche der Berichte auch Projektionen der eigenen, europäischen Vergangenheit, auf der auch die heutigen Interpretationen von Produktivität beruhen. Insgesamt aber scheint die Idee einer Alterslast durch fehlende oder als zu gering erachtete Produktivität ganz und gar nicht neu zu sein. Wir würden sogar die These wagen, dass Produktivität im Alter im weitesten Sinne vermutlich das historisch ‚früheste' Konzept war – ‚erfolgreiches' und ‚aktives' Altern sind u. E. als Antworten auf diese Problematik zu lesen.

Heute geht es bei der Verwendung des Begriffs des produktiven Alters oft nur um einen längeren Verbleib im Erwerbssystem – der Begriff wird dann genutzt, um der vermeintlichen ‚Alterslast' zu begegnen, und dabei die für die große Mehrheit vermutlich eher schlechte Nachricht des länger Arbeiten müssens positiv zu konnotieren und gar als unvermeidliche, alternativlose Konsequenz darzustellen. Auch intergenerationelle Gerechtigkeit bedeutet in diesen (zumeist eher politischen oder wirtschaftsfreundlichen) Kontexten oft schlicht: länger Arbeiten. Quasi unproduktive Ältere scheinen dabei implizit auf, als Alterlast, die zukünftige Generationen dann angeblich nicht mehr ertragen wollen oder schultern können – ohne dass man sie explizit nennen wollte. Mehr Produktivität ist hier also gewünscht, gefordert und wird auch schon mal als Pflicht formuliert (z. B. Tews, 1996). Noch häufiger ist in diesem Zusammenhang allerdings das Label des ‚aktiven' Alter(n)s.

2.3 ‚Aktives' Alter(n)

Die Formulierungen aktives Alter und aktives Altern tauchen ebenfalls in verschiedenen Kontexten auf und tragen insofern verschiedene Bedeutungen, mindestens auf der individuellen und der gesellschaftlichen Ebene: Man kann hier das Sprichwort *Wer rastet, der rostet* ebenso bemühen wie das ‚länger Arbeiten' im Kontext der Generationengerechtigkeit. Aktives Altern meint auf der individuellen Ebene also, dass aktiv bleiben im Alter zu längerem Altern führt – weil man länger lebt, wenn man aktiv bleibt. Die Grenzen sind allerdings nicht gut untersucht, vermutlich kann ein Zuviel an Aktivität auch schaden. Musick et al. (1999) fanden z. B. einen statistisch lebensverlängernden Effekt des freiwilligen Engagements nur, sofern dieses Engagement nicht 40 Stunden im Jahr übersteigt. Spätestens mit der Entdeckung der ‚neuen' Alten, die gar nicht wirklich alt sind und daher auch als ‚junge Alte' beschrieben wurden, gewann aber wohl auch hier mehr und mehr die eher ökonomische, gesellschaftliche Perspektive die

Oberhand. Diese Differenzierung innerhalb der Altersphase wird zumeist Neugarten (1974) zugeschrieben – sie grenzt die zahlenmäßig anwachsende Gruppe der gesundheitlich noch relativ gering beeinträchtigten Älteren mit einem höheren Aktivitätspotenzial von jenen Älteren ab, die bis dahin das alltägliche wie auch das wissenschaftliche Bild des Alters maßgeblich geprägt hatten. Allerdings gab es z. B. auch in Deutschland schon zuvor Untersuchungen, die den Blick auf diese Differenzierungsmöglichkeit gerichtet haben, etwa die Studie *Geront '73*, die unter dem Titel *Aktiv im Alter* veröffentlicht wurde:

> Sprechen wir von den Alten in unserer Gesellschaft, so wird nur selten daran gedacht, daß es sich dabei um einen Personenkreis handelt, in dem gut dreißig Jahrgänge zusammengefaßt werden (…) als lohne es sich nicht, noch zu differenzieren. (Boetticher, 1975, S. 29)

Es spricht insofern einiges dafür, dass auch diese Idee der Binnendifferenzierung des Alters mindestens in der Luft lag. Beispielsweise stellte Schelsky bereits 1959 eine Paradoxie des Alters in der modernen Gesellschaft besonders heraus – eine „Kluft zwischen Altersvorstellungen und Altersbild einerseits und Altersrealität andererseits" (Schelsky, 1965, S. 218), wobei „der jung bleibende Alte (…) von der Sozialstruktur her verlangt und prämiert wird" (Schelsky, 1965, S. 209).

Breitere Aufmerksamkeit fanden dann die Studien von Infratest Sozialforschung, dem Sinus-Institut und Horst Becker (Infratest et al., 1991), die 25 % ‚neuer' Alter unter den 55–70-Jährigen ausmachten, wobei die empirische Grundlage ebenso wie die methodische Vorgehensweise relativ unklar blieben. Die Studie *Die neuen Alten* der Gesellschaft für Konsumforschung (Gesellschaft für Konsumforschung [GfK], 1993) kam auf einen Anteil von 15 % der 50–75-Jährigen. Es sei hier nur angemerkt, dass in dieser Zeit der Beginn der Altersphase im Lebenslauf immer weiter nach unten verschoben wurde. Dies spiegelt fraglos auch die Veränderungen in den faktischen Altersgrenzen des Erwerbslebens, aber nicht nur: Beispielsweise schrieb 1994 das damalige Bundesministerium für Familie und Senioren einen ‚Alten-Survey' aus, mit dem Frauen und Männer ab dem vierzigsten Lebensjahr zu untersuchen waren.[6]

Mit diesem Fokus auf die ‚jungen' oder ‚neuen' Alten beginnt vermutlich die Konjunktur des *Active Aging,* es wurde schnell von Politik und politiknaher

[6] Die Studie wurde dann in ‚Alters-Survey' umbenannt, um nicht das Alter bei 40 beginnen zu lassen (Kohli & Künemund, 2000). Eine weitere dezente Umetikettierung erfolgte mit der zweiten Befragungswelle – seither ist es der Deutsche Alterssurvey (DEAS).

Wissenschaft als Konzept zur Bewältigung des demographischen Wandels auserkoren (z. B. Walker, 2002). Maßnahmen der Engagementförderung und Aktivierung wurden (und werden bis heute) breit propagiert. Eine besondere Zuspitzung findet diese Position dann im *Active Aging Index* der United Nations Economic Commission for Europe (UNECE):

> (...) the Active Ageing Index (AAI) can be used as a practical tool by policymakers, researchers and other interested parties to identify areas where appropriate policies can realise the active potential of older people. (UNECE, 2019)

Die Kritik an dieser Politik führte in Deutschland zu einer neuerlichen Konjunktur aktivitätskritischer Arbeiten, vor allem mit den zahlreichen Publikationen aus dem Jenaer Umfeld (z. B. van Dyk & Lessenich, 2009). Diese Kritik nimmt allerdings keinen Bezug auf die frühere Kritik an den Aktivitätstheorien und differenzierte nicht besonders präzise, weder hinsichtlich der Akteure, noch hinsichtlich der Konzepte. Beispielsweise wird gegen eine als „Lobbywissenschaft" (van Dyk, 2009, S. 606) agierende Gerontologie polemisiert, und „aktives" und „produktives" Alter explizit als „Synonyme" (van Dyk, 2009, S. 605) verwendet. Entsprechend wird auch z. B. nicht zwischen der eher affirmativen, ökonomisch orientierten und der eher defensiven, soziologisch orientierten Perspektive auf die Produktivität des Alters unterschieden (die in der Tat beide – wenn auch aus unterschiedlichen Richtungen kommend – der Kritik anheimfallen, das Alter letztlich monetär bewerten zu wollen). Die Forderungen nach Anti-Aktivitäts-Aktivitäten oder unproduktivem Altern – der angelsächsischen Diskussion entnommen – scheinen uns aber noch nicht überzeugend: Auch Anti-Aktivitäts-Aktivitäten wären Aktivitäten, und Unproduktivität wie auch Inaktivität lassen eher an den Tod denken als an ein erfolgreiches Alter. Gemeint sind vermutlich Aktivitäten, die sich der Vereinnahmung und der kapitalistischen Verwertung entziehen – was auf eine grundsätzliche Neuverhandlung der gesellschaftlichen Strukturen hinausliefe, nicht nur auf eine Neuverhandlung des Alters. Wie aber eine Gesellschaft aussehen könnte, in der man alt werden möchte, ist zunächst keine empirisch zu beantwortende Frage. Manche Vorstellungen unterstellen hier mindestens implizit, dass die Summe der individuell erfolgreich alternde Individuen eine gute Gesellschaft kennzeichnen könnte.

2.4 ‚Erfolgreiches' Alter(n)

Erfolgreiches Altern meint individuelle Verzögerung und Kompensation alterskorrelierter Funktionseinbußen. Es wird seit längerem nicht nur an Möglichkeiten geforscht, diese Herausforderungen individuell erfolgreich zu bewältigen, sondern auch z. B. gezielt Technologie entwickelt, die genau dies fördern und unterstützen soll.[7] Die früheste uns derzeit bekannte Quelle zum Begriff des erfolgreichen Alterns ist Lawton (1946) – auch ihm ging es darum, die individuelle Bewältigungskompetenz für ansonsten widrige Lebensumstände zu verbessern – eindrücklich in zehn Hinweisen für das erfolgreiche Altern am Ende des Buches festgehalten, die sämtlichst – quasi im Alleingang – individuell umzusetzen sind. Erfolgreiches Altern war also zunächst – und ist ganz überwiegend bis heute – ein Konzept der Psychologie, welches auf die Kompetenzen und Kompensationsmöglichkeiten zielt – mehrere Konzepte der Psychologie des Alterns lassen sich so interpretieren.[8] Dies wirft in der Soziologie bisweilen die Frage auf, ob nicht manchmal eher eine konkrete defizitäre Lebenslage als die individuelle Kompensationskompetenz zu verändern wäre – die Perspektive auf die erfolgreiche Bewältigung der mit dem Altern einhergehenden Probleme ist insofern tendenziell konservativ, als dass die gesellschaftlichen Verhältnisse nicht verändert werden müssen – erfolgreich Altern kann und soll das Individuum.

Das Konzept wird häufig Havighurst (1961) zugeschrieben (z. B. Fernández-Ballestros & Medoza-Ruvalcaba, 2010), aber auch bei Havighurst und Albrecht kann man fündig werden (1953), es steht jedenfalls klar im Kontext der Aktivitätstheorien (z. B. Cavan et al., 1949). Diese Autoren gingen davon aus, dass Rollenverluste im Alter durch neue Rollenaktivitäten wettgemacht werden könnten, und sich im Falle des Gelingens Zufriedenheit einstellt. Die *Disengagement*-Theorie (Henry & Cumming, 1959; Cumming & Henry, 1961) stellte diese Vor-

---

[7] Die Verbindung von Alter und Verlusten wird z. B. prägnant zugespitzt im Titel der Arbeit von Karmarkar et al. (2008): „Technology for successful aging and disabilities". Die Vermeidung der vermeintlich alterstypischen Verluste ist offensichtlich der Erfolg; dieser will erarbeitet oder erkauft werden. Die Kehrseite dieser Betonung ist fraglos eine Individualisierung sozialer Ungleichheit: Wer das im Bedarfsfall nicht kann, altert nicht erfolgreich (z. B. bereits Schroeter, 2004).

[8] Wir denken hier beispielsweise an „selective disengagement-engagement" bzw. „compensatory engagement" (Lehr, 1972, S. 223), „Optimierung durch Selektion und Kompensation" (Baltes & Baltes, 1989) oder auch die „life span theory of control" (Schulz & Heckhausen, 1996).

stellungen mit einer stärker soziologischen Blickrichtung systematisch infrage und kontrastierte das Aktivitätsideal mit einem Rückzugsideal (ausführlich zu dieser Strategie: Cumming, 1975): Demnach sei der Rückzug der Älteren aus den Rollen des mittleren Erwachsenenalters funktional, indem er ihnen z. B. Zeit für die Vorbereitung auf ihren späteren endgültigen Rückzug aus dem sozialen Leben gibt. Zugleich ist dies funktional für die gesellschaftliche Ordnung, da die Rollenträger nicht auf einen Schlag und in unregelmäßiger Folge (bei ihrem Tode) aus allen ihren Rollen herausfallen und eine ‚geregelte Ablösung' möglich wird. Diese Behauptung der Funktionalität des Rückzugs wurde intensiv problematisiert. Viele Studien versuchten zu zeigen, dass Zufriedenheit eher mit Aktivität als mit Rückzug einhergehe (vgl. z. B. die sehr umfassenden Übersichten bei Tews, 1971 und Lehr, 1972). Cumming hielt diese Detailfrage nach der Zufriedenheit allerdings für ein grundlegendes Missverständnis: „Disengagement theory does not predict morale" (1975, S. 191). Es ging in diesem Ansatz nicht (oder zumindest nicht nur) um individuell erfolgreiches Altern, sondern um einen Versuch der Erklärung des beobachtbaren Rückzugs.[9]

Das Konzept erfolgreichen Alterns jedenfalls hat einen deutlichen Schwerpunkt auf der individuellen Seite – ob z. B. Gesellschaften oder Fußballmannschaften erfolgreich altern, ist hier seltener die Frage.[10] Dies gilt auch für die meisten anderen Formulierungen (vgl. z. B. die Übersicht von Fernández-Ballestros & Medoza-Ruvalcaba, 2010), insbesondere aber für die einflussreichen Ausführungen von Rowe und Kahn (1997), die die Vermeidung von Krankheit und Beeinträchtigung und den Erhalt der physischen und psychischen Funktionen sowie das soziale Engagement als Kriterien heranziehen. Die neueren Formulierungen versuchen, mehr Soziologie zuzulassen, verbleiben aber dennoch im psychologischen Fahrwasser von Person und Umwelt (Rowe & Kahn, 2015): Die Kritik von Seiten der Soziologie hat daher weiterhin ihre Berechtigung (z. B. Calasanti & King, 2021). Der am Individuum abgelesene Erfolg kann freilich

[9] Insofern hätte die Kritik an der Aktivierung aus dem Jenaer Umfeld vielleicht auch an die damalige Kritik an den Aktivitätstheorien durch die *Disengagement*-Theorie anknüpfen können: Schon damals hat gewissermaßen die Soziologie der Psychologie widersprochen. Dies konnte möglicherweise nur nicht in den Blick kommen, weil man davon ausging, dass „die Aktivitätsthese als Antwort auf die Disengagement-Theorie zu lesen ist" (van Dyk, 2009, S. 606).

[10] Fairerweise sei angemerkt, dass Havighurst und Albrecht (1953) im Gegensatz zu Lawton (1946) neben der individuellen auch familiale und gesellschaftliche Verantwortung etwas stärker betonen.

aggregiert werden, sodass auch Kollektive vergleichbar gemacht werden (Nakagawa et al., 2021). Nationen sind gewissermaßen dann erfolgreich, wenn die (ältere) Bevölkerung gesund und aktiv ist – die Nähe zum erwähnten *Active Aging Index* ist offensichtlich. Es ist möglicherweise genau diese Überschneidung des psychologischen Konzepts mit den politischen Intentionen, die *Active Aging* zur heutigen Dominanz verholfen hat: Individueller Erfolg und gesellschaftlicher Erfolg im Sinne der Produktion von mehr Kapital ermöglichen eine *win-win* Interpretation, die kaum noch bezweifelt werden kann. Länger Arbeiten scheint dann die einzig sinnvolle Lösung.

3 Ein alternatives Lebenslaufszenario

An der Schnittstelle der drei Begriffe steht also gewissermaßen das ‚länger Arbeiten' – und damit auch die Heraufsetzung der jeweiligen Rentenzugangsalter. Allgegenwärtig scheinen die Forderungen aus Wissenschaft und Politik. Beispielsweise fordert die Stiftung für die Rechte zukünftiger Generationen (SRzG), die Zugewinne an Lebenszeit – Vaupel (2010) nennt hier drei Monate pro Jahr – jeweils hälftig auf die Erwerbs- und die Ruhestandsphase im Lebenslauf zu verteilen (SRzG, 2012). Börsch-Supan (2010) schlägt vor, zwei Drittel dieser Zeit der Erwerbsphase, nur ein Drittel der Ruhestandsphase zuzuschlagen und auch eine gesetzliche Koppelung des Rentenzugangsalters an die Lebenserwartung wird immer wieder gefordert. Solche Reformen scheinen auf den ersten Blick eine durchaus logische Konsequenz aus der gestiegenen Lebenserwartung und der Ausweitung der gesunden und aktiven Lebensspanne zu sein. Auf einen zweiten Blick stellen sich jedoch auch Fragen, die noch nicht angemessen diskutiert werden. Beispielsweise schränkt ein Heraufsetzen der Rentenzugangsalter vermutlich die Möglichkeiten zu einem verstärkten Engagement in Familie und Gesellschaft ein – Bereiche, die aber ebenfalls zunehmend gefordert werden. Es vergrößert möglicherweise auch die Vereinbarkeitsproblematik bei der Betreuung von älteren Angehörigen. Vor allem aber führt die schichtspezifisch unterschiedlich hohe Lebenserwartung (siehe z. B. Kibele et al., 2013) im Falle einer Verlängerung der Lebensarbeitszeit zu Umverteilungsprozessen, die der wohlfahrtsstaatlichen Logik zuwiderlaufen: Die ärmeren Teile der Bevölkerung mit durchschnittlich deutlich geringerer Lebenserwartung finanzieren so in zunehmendem Maße die Renten der besser verdienenden und länger lebenden Individuen aus überwiegend höheren Schichten. Auch hängt die Notwendigkeit eines z. B. gesundheitsbedingten früheren Ausscheidens mit Schichtmerkmalen zusammen, sodass

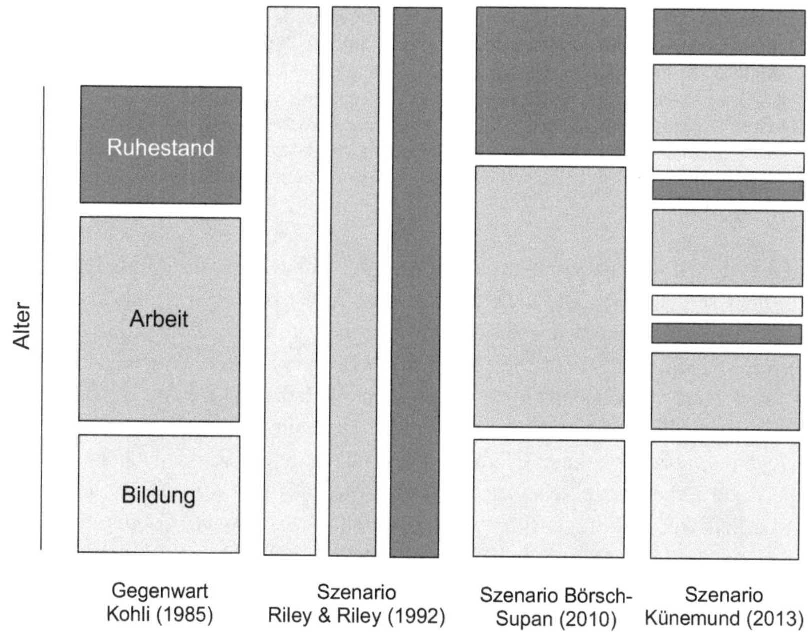

Abb. 1 Ausgewählte Lebenslaufszenarien. (Quelle: Künemund 2014, S. 200)

beispielsweise auch versicherungsmathematische Abschläge bei vorzeitigem Übergang vermutlich eher die sozial schwächeren Gruppen treffen werden. Der Verkürzung der Lebensarbeitszeit zwischen ca. 1970 und 1992 ging also mit einer abnehmenden Relevanz horizontaler sozialer Ungleichheit einher, die Heraufsetzung der Rentenzugangsalter bringt diese Problematik wieder stärker auf die Tagesordnung: Die pauschale Anhebung der Altersgrenze führt zu einer Verschärfung bestehender sozialer Ungleichheiten.

Wir sehen an dieser Stelle das Festhalten an der Dreiteilung des Lebenslaufs als ein Problem. Der gegenwärtig institutionalisierte Lebenslauf ist bekanntermaßen um das Erwerbssystem herum organisiert (Kohli, 1985). Eine Abkehr von diesem dreigeteilten Lebenslauf haben insbesondere Riley und Riley (1992) prominent gefordert – die Vision einer altersintegrierten Gesellschaft war von der Annahme geprägt, dass sich künftig Ausbildungs-, Erwerbs- und Ruhestandselemente in allen Phasen des Lebenslaufs finden lassen können. Der Ursprung dieser Idee geht aber weiter zurück:

> From early childhood, the life of the modern American is rigidly programmed. First comes a block of education extending at least into his late adolescence and increasingly often into his twenties. He then faces a massive block of work for 40 years, followed by retirement and leisure. This fixed design is stultifying not only to the individual but to his society. (…) We must free ourselves from seeing education, work, and leisure-retirement as three separate periods of life. We must begin thinking of these activities as running concurrently and continuously throughout life. (Butler, 1969, S. 58)

Dieses Modell wurde zurecht als unrealistische Utopie kritisiert (Amrhein, 2002), gibt aber sehr gut den Blick darauf frei, dass Lebensläufe im Hinblick auf Bildung, Arbeit und Freizeit auch anders aussehen könnten. Zwar wird man erwarten können, dass diese drei Bereiche – Bildung, Arbeit, Freizeit – jeweils Schwerpunkte in den derzeitigen Lebensphasen behalten werden – es geht ja nicht darum, Kinderarbeit einzuführen oder Hochaltrige auf die Schulbänke zu zwingen –, aber etwas mehr Flexibilität wäre vielleicht schon denkbar. Individualisierte Lebensläufe scheinen hier eine Alternative zu sein. Diese Idee geht vermutlich auf eine Tagung der *Organisation for Economic Cooperation and Development* (OECD) im Jahr 1972 zurück (vgl. OECD, 1973; zusammenfassend Rehn, 1973), insbesondere Best und Stern (1977) machten die Idee einer flexiblen Lebenslaufgestaltung breiter bekannt: Starre Altersgrenzen sollten einer freien Wahl von Bildungs-, Erwerbs- und Ruhestandsphasen im Lebenslauf weichen. Dieses Modell der Individualisierung und Flexibilisierung von Lebensläufen wurde dann wiederholt in die Diskussion eingebracht (z. B. Phillipson, 2002) und möglicherweise auch mehrmals neu erfunden (z. B. Kalache, 2013; UNECE, 2017). Das Grundproblem dieser Ansätze aber ist die enorme Verschärfung bestehender sozialer Ungleichheiten – zugespitzt am Beispiel des Übergangs in den Ruhestand formuliert: Wer sich einen frühen Übergang leisten kann, muss nicht lange arbeiten, wer wenige Ressourcen hat, muss weiterarbeiten. Dies wäre aus unserer Sicht keine Gesellschaft, in der man alt werden möchten.

Faktisch dürfte sich dieses Modell aber durchsetzen, sofern nicht Alternativen ernsthaft diskutiert werden. Beispielsweise skizziert das Modell der UNECE (2017) eine Verbindung der Parallelisierung der drei Bereiche analog zu Riley und Riley (1992) mit der Flexibilität von nicht zeitlich fixierten Bildungs- und Familienzeiten im Sinne des Modells von Best und Stern (1977) und nimmt zudem die Idee der zweiten (und dritten) Chance von Mau (2015) auf, die mit „life course transition payments" (UNECE, 2017, S. 15) abzufedern sind. Der Normallebenslauf verändert sich dann in Richtung einer individualisierten Bastelbiographie, mit allen damit verbundenen Konsequenzen (Zunahme sozialer Ungleichheiten, die ggf. erneut jeweils abzufedern sind, sowie erhöhte

Koordinationsanforderungen aufgrund entfallender sozialer Institutionen wie Altersgrenzen usw.). Auf die „Freisetzung der Individuen aus den (ständischen und lokalen) Bindungen" (Kohli, 1985, S. 3) folgt dann gewissermaßen die Freisetzung der Individuen aus dem institutionalisierten, dreigeteilten Lebenslauf.

Eine mögliche Alternative mit Vorteilen in allen drei Perspektiven – denen des produktiven, aktiven und erfolgreichen Alterns –, sehen wir in der partiellen Aufhebung der o. g. Dreiteilung des Lebenslaufs nicht durch Parallelisierung und vollständige Flexibilisierung, sondern durch eine mehrfach zu durchlaufende Sequenz von Bildungs-, Arbeits- und Ruhestandphasen im Lebenslauf – wobei auch über die Definition von Arbeit durchaus noch diskutiert werden sollte. Ausgangspunkt ist die Überlegung, anstelle von 20 bis 30 Jahren Ruhestand *en bloc* nach dem Erwerbsleben künftig Ruhestandsphasen über den Lebenslauf verteilen zu können, sofern diese systematisch mit Bildungsphasen einhergehen. Denkbar ist beispielsweise folgendes Szenario: auf eine Erstausbildung folgen 15 Jahre Erwerbstätigkeit (mit dann faktisch erworbenen Ansprüchen an die Rentenversicherung), dann ein Jahr Ruhestand – z. B. Zeit für Familie –, gefolgt von einem Jahr Bildung, entweder im bisherigen Tätigkeitsfeld, um wieder auf dem aktuellen Stand des Wissens und der Technik zu sein, oder auch mit dem Ziel beruflicher Neuorientierung, gefolgt von wiederum einer längeren Erwerbsphase (z. B. 12 bis 15 Jahre), einer weiteren Ruhestands- und Bildungsphase usw., wobei sich auch der bislang gewohnte langjährige Ruhestand in ein höheres Alter verschieben kann (Abb. 1).

Die ‚gewonnen Jahre' würden dann potenziell auch Personengruppen mit geringerer Lebenserwartung zu Gute kommen, was als ein Problem der einfachen Anhebung der Rentenzugangsalter benannt wurde. Ein solches Lebenslaufregime hätte wahrscheinlich darüber hinaus zahlreiche weitere Vorteile. Beispielsweise sollten durch die jeweils aktualisierten Wissensbestände positive Wirkungen nicht nur für die nachfolgenden Erwerbsphasen, sondern auch für die spätere Altersphase entstehen – das lebenslange Lernen wird gewissermaßen institutionalisiert. Damit einhergehen sollten ebenfalls eine leichtere Anpassung an den Ruhestand aufgrund biographischer Erfahrungen mit Bildungs- und Ruhestandsphasen im Lebenslauf (vgl. zu solchen Argumenten bereits Melching & Broberg, 1974 sowie kürzlich Schmidt-Hertha & Rees, 2017), ferner eine erfolgreichere Bewältigung der verbleibenden Altersphase im Lebenslauf und die leichtere Anpassung an gesellschaftliche Veränderungen (z. B. im technologischen Bereich). Parallel zu diesen den Bereich des erfolgreichen Alterns betreffenden Vorteilen wären eine erhöhte Produktivität aufgrund wiederholter Aktualisierungen des Wissensstandes und möglicherweise besserer Gesundheit durch Erholungsphasen und Vermeidung von Mehrfachbelastungen usw. (mit positiven Effekten auch für die Beitragszahlungen sowie die Wettbewerbsfähigkeit der Unternehmen und in der Summe auch der Volkswirtschaft insgesamt, also auch in dieser Hinsicht mit positiven Effekten für die Bewältigung des demographischen Wandels) zu erwarten. Auf diese Weise lässt sich der zunehmend beschleunigte technologische und gesellschaftliche Wandel auf gesellschaftlicher Ebene systematisch angehen, beispielsweise auch im Falle des Fortfalls von nicht mehr benötigten Berufen und des Entstehens neuer Tätigkeits- und Berufsfelder. Gegenüber dem ‚länger Arbeiten' ergeben sich hier klare Vorteile auch für die Perspektiven des produktiven und des aktiven Alterns.

Des Weiteren würden Geschlechterungleichheiten reduziert. Bislang erleben es z. B. Frauen mit Fürsorgetätigkeiten, Erziehungs- und Pflegezeiten oft als schwierig, trotz eines solchen Lebenslaufs wieder in den Arbeitsmarkt einzusteigen. Wäre dies aber das institutionalisierte, also im Regelfall von allen Erwerbstätigen präferierte bzw. praktizierte Modell, stellte dieser ‚unterbrochene' Lebenslauf keine Abweichung mehr dar, sondern wäre vielmehr der erwünschte ‚Normalfall'. Der ‚männliche' Lebenslauf wird dabei gewissermaßen diesem ‚weiblichen' Lebenslauf ähnlicher, nicht umgekehrt, weshalb auch die sogenannten ‚Rushhour-' und ‚Sandwich'-Phasen im Lebenslauf für alle Geschlechter etwas besser abgefedert werden könnten.

Auch Gesundheit und Arbeitsmotivation sollten im Schnitt profitieren (auch wenn in Einzelfällen vielleicht auch das Gegenteil der Fall sein kann – dies bleibt empirisch zu prüfen). Positive Erfahrungen mit Sabbaticals liegen zumindest einige vor (z. B. Davidson et al., 2010; Rothland, 2013). Wiederum mit zahlreichen positiven Effekten für alle Beteiligten wie auch für die Bewältigung des demographischen Wandels. Schließlich sollte ein Stück weit ‚das gute Leben' vor dem Ruhestand praktiziert werden können – eine Utopie, die offenbar vor dem Hintergrund der Angst vor der ‚Alterslast' in Vergessenheit geraten ist.

4 Schluss

Unsere Ausführungen machen deutlich: Produktivität in allen Lebensphasen wie auch aktives und erfolgreiches Altern würden durch das vorgestellte Lebenslaufmodell gefördert, wahrscheinlich würden Gesundheit und Familie ebenso profitieren wie die Wirtschaft insgesamt. Die Überzeugungskraft einer solchen Möglichkeit des wachstumsfreundlichen Umbaus der Alterssicherung, der individuelle und gesellschaftliche Wohlfahrt zugleich fördert und aktives Altern wie auch Generationengerechtigkeit nicht auf ein ‚länger Arbeiten' im Sinne der Erwerbsarbeit reduziert, hängt freilich an einer ganzen Reihe von offenen Fragen.

Die Institutionalisierung solcher Möglichkeiten, also z. B. als in der Rentenversicherung gegebene Option vorgezogener Ruhestandsphasen, wie auch jene der nachgelagerten Berufsbildung – wären vermutlich nur dann denkbar, wenn sich die o. g. positiven Effekte tatsächlich nachweisen lassen und die potenziellen Nebenwirkungen wie auch die praktische Umsetzbarkeit evaluiert worden sind. Hier sehen wir noch Forschungsbedarf. Aber zumindest eröffnet ein solches theoretisches Modell die Möglichkeit, anders über die Zukunft nachzudenken.

Was die Finanzierung anbelangt, wäre in der gesetzlichen Rentenversicherung versicherungsmathematisch leicht berechenbar, um wie viele Monate der Übergang in den Ruhestand hinauszuschieben wäre, wenn etwa nach einer Wartezeit von 15 Jahren ein Jahr vorgezogene Rente bezogen wird (die Höhe dieser Rente ist dabei ja ebenfalls gestaltbar, für Kindererziehung oder Angehörigenpflege wären auch aus Steuermitteln finanzierte Zuschüsse denkbar usw.). Ein institutionalisierter Rechtsanspruch auf solche Phasen (also keine Verpflichtung, sondern eine wähl- und planbare Option) wäre u. E. aber sinnvollerweise zwingend zu verbinden mit einer umfassenden anschließenden Bildungsphase, die – wenn die Argumentation nicht nur der steigenden individuellen und gesellschaftlichen Wohlfahrt, sondern auch der steigenden Produktivität auf betrieblicher und volkswirtschaftlicher Ebene richtig ist – steuerfinanziert sein sollte. Das Entstehen neuer, flexibler Formen der Erwerbstätigkeit wie z. B. *Click-* oder *Crowdworking* steht dem nicht grundsätzlich entgegen, im Gegenteil: Durch den Einbezug der Rentenversicherung wäre ja sichergestellt, dass Ansprüche erworben und Beiträge entrichtet werden, auch wenn keine festen Arbeitgebende existieren. Hier können wir auf die zahlreichen Überlegungen zur Einbindung selbständiger Tätigkeiten in die gesetzliche Rentenversicherung verweisen, die ja auch in der Politik diskutiert werden (Roßbach, 2018).

Natürlich könnte man in diesem Zusammenhang auch weitergehende Modelle wie Bürgerversicherung oder garantiertes Grundeinkommen usw. diskutieren. Oder eine Utopie aufgreifen, die zu Beginn der Industrialisierung mit der Technikentwicklung verbunden war: Dass eines Tages die Maschinen die Arbeit erledigen, und wir uns der Kunst, der Philosophie und dem guten Leben zuwenden können. Das gegenwärtige Mantra ‚länger Arbeiten' macht deutlich, dass uns hier Phantasie abhandengekommen ist. Aber es bleiben auch Probleme zu erörtern, etwa im Hinblick auf Kleinbetriebe, die mit solcher Flexibilität weniger leicht umgehen können als größere Unternehmen. Vielleicht entstünden aber auch neue, flexible Berufe, die solche ‚Lücken' gezielt schließen, gewissermaßen neue Varianten der Job-Rotation (Seifert, 2001). Jedenfalls wollten wir hier noch einmal unseren vielleicht kompromiss-, zumindest aber diskussionsfähigen Beitrag zu der Frage vorstellen, wie die demographische Alterung der Gesellschaft und die Finanzierung der wohlfahrtsstaatlichen Versorgung gesichert werden können, ohne die Nebenfolgen einer generellen Verlängerung der Lebensarbeitszeit oder einer weitgehenden Individualisierung sozialer Risiken in Kauf nehmen zu müssen. Die Gesellschaft, in der wir dann erfolgreich alt werden möchten, bleibt freilich noch weiter zu diskutieren.

Literatur

Amrhein, L. (2002). Dialog der Generationen durch altersintegrative Strukturen? Anmerkungen zu einer gerontologischen Utopie. *Zeitschrift für Gerontologie und Geriatrie, 35*(4), 315–327. https://doi.org/10.1007/s00391-002-0106-5.

Baars, J. (1997). Concepts of time and narrative temporality in the study of aging. *Journal of Aging Studies, 11*(4), 283–295. https://doi.org/10.1016/S0890-4065(97)90023-2.

Baltes, P. B., & Baltes, M. M. (1989). Optimierung durch Selektion und Kompensation: Ein Modell erfolgreichen Alterns. *Zeitschrift für Pädagogik, 35,* 85–105. https://doi.org/10.25656/01:14507.

Best, F., & Stern, B. (1977). Education, work, and leisure: Must they come in that order? *Monthly Labor Review,* July 1977, 3–10.

Boetticher, K. W. (1975). *Aktiv im Alter. Eine Studie zur Wirklichkeit und Problematik des Alterns.* Econ.

Börsch-Supan, A. (2010). Generationengerechtigkeit in der Alterssicherung. In Deutsche Rentenversicherung Bund (Hrsg.), *Gerechtigkeitskonzepte und Verteilungsströme in der gesetzlichen Alterssicherung* (S. 47–52). Deutsche Rentenversicherung Bund.

Bookstein, F., & Achenbaum, W. A. (1993). Aging as explanation: How scientific measurement can advance critical gerontology. In T. R. Cole, W. A. Achenbaum, P. L. Jakobi, & R. Kastenbaum (Hrsg.), *Voices and visions of aging: Toward a critical gerontology* (S. 20–43). Springer.

Butler, R. N. (1969). The burnt-out and the bored. *Washington Monthly, 1*(8), 58–60.

Butler, R. N. (2001). Foreword. In N. Morrow-Howell, J. Hinterlong, & M. Sherrade (Hrsg.), *Productive aging. Concepts and challenges* (S. vii–viii). Johns Hopkins University Press. https://doi.org/10.1353/book.3215.

Calasanti, T., & King, N. (2021). Beyond successful aging 2.0: Inequalities, ageism, and the case for normalizing old ages. *The Gerontologist, 76*(9), 1817–1827. https://doi.org/10.1093/geronb/gbaa037.

Cavan, R. S., Burgess, E. W., Havighurst, R. J., & Goldhamer, H. (1949). *Personal adjustment in old age.* Social Science Research Associates. https://doi.org/10.1093/geronj/5.1.75.

Cicero. (1998). *De Senectute. Über das Alter.* Reclam.

Clausen, L. (1983). Produktive und destruktive Arbeit. In J. Matthes (Hrsg.), *Krise der Arbeitsgesellschaft?* (S. 265–277). Campus.

Clausen, L. (1988). *Produktive Arbeit, destruktive Arbeit. Soziologische Grundlagen.* De Gruyter. https://doi.org/10.1515/9783110848335.

Cumming, E. (1975). Engagement with an old theory. *International Journal of Aging and Human Development, 6*(3), 187–191. https://doi.org/10.2190/E1NP-0QE8-L3L7-T551.
Cumming, E., & Henry, W. E. (1961). *Growing old. The process of disengagement.* Basic Books. https://doi.org/10.1017/S0144686X00004025.
Davidson, O. B., Eden, D., Westman, M., Cohen-Charash, Y., Hammer, L. B., Kluger, A. N., Krausz, M., Maslach, C., O'Driscoll, M., Perrewé, P. L., Quick, J. C., Rosenblatt, Z., & Spector, P. E. (2010). Sabbatical Leave: Who gains and how much? *Journal of Applied Psychology, 95,* 953–964. https://doi.org/10.1037/a0020068.
Dyk, S. van, & Lessenich, S. (Hrsg.). (2009). *Die jungen Alten. Analysen einer neuen Sozialfigur.* Campus.
Dyk, S. van (2009). Das Alter: Adressiert, aktiviert, diskriminiert: Theoretische Perspektiven auf die Neuverhandlung einer Lebensphase. *Berliner Journal für Soziologie, 19*(4), 601–625. https://doi.org/10.1007/s11609-009-0114-z.
Elias, N. (1984). *Über die Zeit.* Suhrkamp.
Fernández-Ballesteros, R., & Mendoza-Ruvalcaba, M. N. (2010). Toward a definition of "successful" ageing. In A. Kruse (Hrsg.), *Leben im Alter. Eigen- und Mitverantwortlichkeit in Gesellschaft, Kultur und Politik.* (S. 3–14). Akademische Verlagsgesellschaft.
GfK – Gesellschaft für Konsumforschung (1993). *Die neuen Alten. Eine Untersuchung der GfK-Nürnberg e. V.* GfK.
Havighurst, R. J. (1961). Successful aging. *The Gerontologist, 1*(1), 4–7.
Havighurst, R. J., & Albrecht, R. (1953). *Older people.* Green & Co.
Henry, W. E., & Cumming, E. (1959). Personality development in adulthood and old age. *Journal of Projective Techniques, 23*(4), 383–390. https://doi.org/10.1080/08853126.1959.10380946.
Horkheimer, M., & Adorno, T. W. (1971). *Dialektik der Aufklärung.* Fischer.
Infratest Sozialforschung, Sinus, & Becker, H. (1991). *Die Älteren: Zur Lebenssituation der 55- bis 70jährigen. Eine Studie der Institute Infratest Sozialforschung, Sinus und Horst Becker.* Dietz.
Kalache, A. (2013). *The longevity revolution. Creating a society for all ages.* Government of South Australia. Department of the Premier and Cabinet.
Kamper, D. (1999). *Die Ästhetik der Abwesenheit: Die Entfernung der Körper.* Fink.
Karmarkar, A., Rory, E. C., & Cooper, A. (2008). Technology for successful aging and disabilities. In A. Helal, M. Mokhtari, & B. Abdulrazak (Hrsg.), *The engineering handbook of smart technology for aging, disability, and independence* (S. 29–48). Wiley. https://doi.org/10.1002/9780470379424.ch1.
Kibele, E. U. B., Jasilionis, D., & Shkolnikov, V. M. (2013). Widening socioeconomic differences in mortality among men aged 65 years and older in Germany. *Journal of Epidemiology and Community Health, 67,* 453–457. https://doi.org/10.1136/jech-2012-201761.
Kohli, M. (1985). Die Institutionalisierung des Lebenslaufs. *Kölner Zeitschrift für Soziologie und Sozialpsychologie, 37,* 1–29.
Kohli, M. (1998). Alter und Altern der Gesellschaft. In B. Schäfers & W. Zapf (Hrsg.), *Handwörterbuch zur Gesellschaft Deutschlands* (S. 1–11). Leske + Budrich. https://doi.org/10.1007/978-3-531-18929-1.
Kohli, M., & Künemund, H. (1996). *Nachberufliche Tätigkeitsfelder – Konzepte, Forschungslage, Empirie.* Kohlhammer.

Kohli, M., & Künemund, H. (Hrsg.). (2000). *Die zweite Lebenshälfte. Gesellschaftliche Lage und Partizipation im Spiegel des Alters-Survey*. Leske + Budrich. https://doi.org/10.1007/978-3-322-95138-0.

Koty, J. (1934). *Die Behandlung der Alten und Kranken bei den Naturvölkern*. Hirschfeld.

Künemund, H. (2001). *Gesellschaftliche Partizipation und Engagement in der zweiten Lebenshälfte. Empirische Befunde zu Tätigkeitsformen im Alter und Prognosen ihrer zukünftigen Entwicklung*. Weißensee Verlag.

Künemund, H. (2005). Altersgrenzen aus der Sicht der Soziologie. In V. Schumpelick & B. Vogel (Hrsg.), *Alter als Last und Chance* (S. 527–538). Herder-Verlag.

Künemund, H. (2013). Demografie, Politik und Generationenbeziehungen. In M. Hüther & G. Naegele (Hrsg.), *Demografiepolitik* (S. 164–176). Springer VS. https://doi.org/10.1007/978-3-658-00779-9_9.

Künemund, H. (2014). Soziologische Perspektiven. In V. Schumpelick & B. Vogel (Hrsg.), *Demographischer Wandel und Gesundheit. Lösungsansätze und Perspektiven* (S.189–206). Herder.

Künemund, H., & Hahmann, J. (2020). Bildungs-, Arbeits- und Ruhestandsphasen im Lebenslauf – Alternativen und Szenarien. In B. Schmidt-Hertha, E. Haberzeth, & S. Hillmert (Hrsg.), *Lebenslang lernen können Gesellschaftliche Transformationen als Herausforderung für Bildung und Weiterbildung* (S. 241–255). Wbv. https://doi.org/10.3278/6004776w.

Künemund, H., & Vogel, C. (2018). Altersgrenzen – theoretische Überlegungen und empirische Befunde zur Beendigung von Erwerbsarbeit und Ehrenamt. In S. Scherger & C. Vogel (Hrsg.), *Arbeit im Alter. Zur Bedeutung bezahlter und unbezahlter Tätigkeiten in der Lebensphase Ruhestand* (S. 75–98). Springer VS. https://doi.org/10.1007/978-3-658-18199-4_4.

Künemund, H., & Vogel, C. (2022). Alter und Altern – Kritik der Messung und Auswertung am Beispiel des Wohnens. In A. Teti, E. Nowossadeck, J. Fuchs, & H. Künemund (Hrsg.), *Wohnen und Gesundheit im Alter* (S. 277–285). Springer VS. https://doi.org/10.1007/978-3-658-34386-6_18.

Lawton, G. (1946). *Aging successfully*. Columbia University Press.

Lehr, U. (1972). *Psychologie des Alterns*. Quelle & Meyer.

Mau, S. (2015). *Der Lebenschancenkredit. Ein Modell der Ziehungsrechte für Bildung, Zeitsouveränität und die Absicherung sozialer Risiken*. Friedrich-Ebert-Stiftung.

Melching, D., & Broberg, M. (1974). A national sabbatical system: Implications for the aged. *The Gerontologist, 14*, 175–181. https://doi.org/10.1093/geront/14.2.175.

Moody, H. R. (2001). Productive aging and the ideology of old age. In N. Morrow-Howell, J. Hinterlong, & M. Sherrade (Hrsg.), *Productive Aging. Concepts and Challenges* (S. 175–196). Johns Hopkins University Press.

Musick, M. A., Herzog, A. R., & House, J. S. (1999). Volunteering and mortality among older adults: Findings from a national sample. *Journal of Gerontology: Social Sciences, 54B*, S173–S180. https://doi.org/10.1093/geronb/54b.3.s173.

Müller, K. E. (1968). Zur Frage der Altentötung im westeurasiatischen Raum. *Paideuma: Mitteilungen zur Kulturkunde, 14*, 17–44.

Naegele, L., & Frerichs, F. (2018). Laufbahngestaltung als Maßnahme der Kompetenznutzung und -entwicklung – ein Beispiel aus dem Handwerk. In S. Kauffeld & F. Frerichs (Hrsg.), *Kompetenzmanagement in kleinen und mittelständischen Unternehmen* (S. 209–223). Springer.

Nakagawa, T., Cho, J., & Yeung, D. Y. (2021). Successful aging in East Asia: Comparison among China, Korea, and Japan. *The Journals of Gerontology: Series B, 76*(Supplement_1), S17–S26. https://doi.org/10.1093/geronb/gbaa042.

Neugarten, B. L. (1974). Age groups in American society and the rise of the young-old. *In Annals of the American Academy of Political and Social Sciences, 415*(1), 187–198. https://doi.org/10.1177/000271627441500114.

Oevermann, U. (1981). *Fallrekonstruktionen und Strukturgeneralisierung als Beitrag der objektiven Hermeneutik zur soziologisch-strukturtheoretischen Analyse.* Frankfurt (Ms.).

O'Reilly, P., & Francis, G. C. (1994). Productive aging: An overview of the literature. *Journal of Aging and Social Policy, 3*(6), 39–71. https://doi.org/10.1300/J031v06n03_05.

OECD – Organisation for Economic Co-operation and Development (1973) *New patterns for working time. Final report.* OECD (Mimeo).

Phillipson, C. (2002). *Transitions from work to retirement. Developing a new social contract.* Policy Press.

Rehn, G. (1973). For greater flexibility of working life. *OECD Observer, 62*(1), 3–7.

Riley, M. W., & Foner, A. (1968). *Aging and society. Volume one: An inventory of research findings.* Russell Sage Foundation.

Riley, M. W., & Riley, J. W. (1992). Individuelles und gesellschaftliches Potential des Alterns. In P. B. Baltes & J. Mittelstraß, (Hrsg.), *Zukunft des Alterns und gesellschaftliche Entwicklung* (S. 437–459). de Gruyter.

Roßbach, G. (2018). Obligatorische Alterssicherung für Selbständige: Jetzt den entscheidenden Schritt gehen. *RVaktuell, 10*(2018), 238–240.

Rothland, M. (2013). Das Sabbatjahr für Lehrerinnen und Lehrer. Wer profitiert und in welcher Form? *Zeitschrift für Pädagogik, 59,* 551–574. https://doi.org/10.25656/01:11978.

Rowe, J. W., & Kahn, R. L. (1997). Successful aging. *The Gerontologist, 37*(4), 433–440. https://doi.org/10.1093/geront/37.4.433.

Rowe, J. W., & Robert L. K. (2015). Successful Aging 2.0: Conceptual expansions for the 21st Century. *The Journals of Gerontology: Series B, 70*(4), 593–596. https://doi.org/10.1093/geronb/gbv025.

Ryder, N. (1975). Notes on stationary populations. *Population Index, 41,* 3–28. https://doi.org/10.2307/2734140.

Sanderson, W. C., & Scherbov, S. (2005). Average remaining lifetimes can increase as human populations age. *Nature, 435,* 811–813. https://doi.org/10.1038/nature03593.

Schelsky, H. (1965). Paradoxien des Alters in der modernen Gesellschaft. In Schelsky, H., *Auf der Suche nach Wirklichkeit. Gesammelte Aufsätze* (S. 198–221). Eugen Diederichs Verlag.

Schmidt-Hertha, B., & Rees, S.-L. (2017). Transitions to retirement – Learning to redesign one's lifestyle. *Research on Ageing and Social Policy, 5,* 32–56. https://doi.org/10.17583/rasp.2017.2426.

Schroeter, K. R. (2004). Zur Doxa des sozialgerontologischen Feldes: Erfolgreiches und produktives Altern – Orthodoxie, Heterodoxie oder Allodoxie? *Zeitschrift für Gerontologie und Geriatrie, 37*(1), 51–55. https://doi.org/10.1007/s00391-004-0163-z.

Schroeter, K. R., & Künemund, H. (2020). „Alter“ als Soziale Konstruktion – eine soziologische Einführung. In K. Aner & U. Karl (Hrsg.), *Handbuch Soziale Arbeit und Alter* (2. Aufl., S. 545–555). VS Verlag. https://doi.org/10.1007/978-3-658-26624-0_49.

Schulz R., & Heckhausen, J. (1996). A life span model of successful aging. *American Psychologist, 51*, 702–714. https://doi.org/10.1037/0003-066X.51.7.702.

Seifert, H. (2001). Job-Rotation – Baustein für ein Konzept des lebenslangen Lernens. In R. Dobischat & H. Seifert (Hrsg.), *Lernzeiten neu organisieren. Lebenslanges Lernen durch Integration von Bildung und Arbeit* (S. 201–222). Edition Sigma.

SRzG – Stiftung für die Rechte zukünftiger Generationen (2012). *Positionspapier Rente der Stiftung für die Rechte zukünftiger Generationen: Den Generationenvertrag erneuern – nicht kündigen! (verabschiedet vom Vorstand der SRzG am 15.1.2012).* SRzG (Ms.).

Staudinger, U. M. (1996). Psychologische Produktivität und Selbstentfaltung im Alter. In M. M. Baltes & L. Montada (Hrsg.), *Produktives Leben im Alter* (344–373). Campus.

Tews, H. P. (1971). *Soziologie des Alterns*. Quelle und Meyer.

Tews, H. P. (1996). Produktivität des Alters. In M. M. Baltes & L. Montada (Hrsg.), *Produktives Leben im Alter.* (S. 184–210). Campus.

Thomae, H. (1976). *Patterns of aging: Findings from the Bonn Longitudinal Study of Aging*. Karger. https://doi.org/10.1159/isbn.978-3-318-03245-1.

Thomae, H. (1983). *Alternsstile und Altersschicksale. Ein Beitrag zur differentiellen Gerontologie.* Huber.

Thompson, E. P. (1973). Zeit, Arbeitsdisziplin und Industriekapitalismus. In R. Braun, W. Fischer, H. Großkreutz, & H. Volkmann (Hrsg.), *Gesellschaft in der industriellen Revolution* (S. 81–112). Kiepenheuer und Witsch.

Tesch-Römer, C. & Wurm, S. (2009). Wer sind die Alten? Theoretische Positionen zum Alter und Altern. In: K. Böhm, C. Tesch-Römer, & T. Ziese (Hrsg.), *Gesundheit und Krankheit im Alter* (S. 7–30). Robert Koch-Institut.

UNECE – United Nations Economic Commission for Europe (2017). *Realizing the potential of living longer.* Genf: UNECE (Policy Brief on Ageing No. 19). https://unece.org/population/active-ageing-index.

UNECE – United Nations Economic Commission for Europe (2019). *Active Ageing Index.* https://unece.org/population/active-ageing-index.

Vaupel, J. V. (2010). Biodemography of human ageing. *Nature, 464*, 536–542. https://doi.org/10.1038/nature08984.

Walker, A. (2002). A strategy for active ageing. *International Social Security Review, 55*(1), 121–139. https://doi.org/10.1111/1468-246X.00118.

Wendorff, R. (1980). *Zeit und Kultur. Geschichte des Zeitbewußtseins in Europa*. Westdeutscher Verlag. https://doi.org/10.1007/978-3-322-89364-2.

Zimmermann, H. P. (2020). Anders Altern – Kulturwissenschaftliche Perspektiven in der Kritischen Gerontologie. In K. R. Schroeter, C. Vogel, & H. Künemund (Hrsg.), *Handbuch Soziologie des Alter(n)s. Springer Reference Sozialwissenschaften.* Springer VS. https://doi.org/10.1007/978-3-658-09630-4_13-1.

Erfolgreich bis ins hohe Alter? Konzeptuelle Überlegungen und empirische Befunde

Marina Plugge und Karsten Hank

1 Einleitung

Neben einer breiten Diskussion über Altersbilder und deren historischen Wandel (Ehmer, 2019) stehen ebenso unterschiedliche Leitbilder des Alterns im Mittelpunkt öffentlicher und wissenschaftlicher Diskurse. Eine besonders prominente Rolle spielt hier das von Rowe und Kahn (1997) vorgeschlagene Konzept des ‚erfolgreichen Alterns', für das – in vergleichbaren Operationalisierungen – inzwischen umfangreiche empirisch-quantitative Studienergebnisse aus den USA (McLaughlin et al., 2010), Europa (z. B. Hank, 2011) und Asien (z. B. Nakagawa et al., 2020) vorliegen. Die Befunde dieser Untersuchungen weisen neben ‚universellen' sozialstrukturellen Mustern erfolgreichen Alterns, wie beispielsweise einem deutlichen Bildungsgradienten, auch auf Unterschiede zwischen verschiedenen gesellschaftlichen Kontexten hin, die einen Zusammenhang zwischen wohlfahrtsstaatlichen Institutionen und individuellen Alternsprozessen nahelegen.

Eine vielfach geäußerte Kritik an Rowe und Kahns Konzept des erfolgreichen Alterns und seiner Operationalisierung lautet, dass es ein zu wenig differenziertes *one size fits all*-Modell sei, das der (subjektiven) Lebenswirklichkeit unterschiedlicher (Sub-)Populationen nicht hinreichend gerecht werde (z. B. Martinson &

M. Plugge (✉) · K. Hank
Institut für Soziologie und Sozialpsychologie, Universität zu Köln,
NRW Forschungskolleg GROW, Köln, Deutschland
E-Mail: Marina.Plugge@uni-koeln.de

K. Hank
E-Mail: hank@wiso.uni-koeln.de

L. Pfaller und M. Schweda (Hrsg.), *„Successful Aging"?*, Altern & Gesellschaft,
https://doi.org/10.1007/978-3-658-41465-8_3

Berridge, 2015). In der Tat erscheint es sinnvoll zu hinterfragen, ob beziehungsweise inwieweit das Konzept und damit auch seine üblichen Operationalisierungen etwa im Kontext von Migration (z. B. Torres, 2001), für die LGBT-Population (z. B. Tree et al., 2020) oder andere distinkte Gruppen anwendbar ist und welche Anpassungen ggf. notwendig sind.

Der vorliegende Beitrag fokussiert sich in diesem Zusammenhang auf hochaltrige Menschen, die in demographisch fortgeschrittenen Gesellschaften am schnellsten wachsende Altersgruppe (Motel-Klingebiel et al., 2013). Ziel ist es, bereits vorliegende Überlegungen zur Konzeptualisierung (z. B. Gondo et al., 2013; Ribeiro & Araújo, 2019) und empirischen Erfassung (z. B. Davies et al., 2010; von Faber et al., 2001) erfolgreichen Alterns im Kontext der Hochaltrigkeit insbesondere unter Bezugnahme auf die Hochaltrigenstudie *NRW80+* (Wagner et al., 2018) weiterzuentwickeln.

2 *Successful Aging* – Überblick zu Ursprung, Evolution & Kritik des Begriffs

2.1 Ursprung und Evolution des Konzeptes

Mit dem Konzept des erfolgreichen Alterns wollten Rowe und Kahn (1997) die Dichotomie aus pathologischem und normalem Altern überwinden und durch eine ressourcenstarke Perspektive auf das Altern die zuvor dominierende defizitäre Perspektive ablösen. Erfolgreiches Altern wird als die Abwesenheit chronischer Erkrankungen oder krankheitsbedingter Beeinträchtigungen bei gleichzeitiger Aufrechterhaltung kognitiver und körperlicher Funktionen, sowie als ein Altern, das sich durch die Gestaltung eines aktiven Lebensstils kennzeichnet, betrachtet (Rowe & Kahn, 1997, 2015). Nur die gleichzeitige Erfüllung all dieser Bedingungen bildet demzufolge einen erfolgreichen Alterungsprozess ab.

Die ursprüngliche Formulierung des Modells wurde stark rezipiert, aber auch vielfach kritisiert (Cosco et al., 2014; Katz & Calasanti, 2015; Manierre, 2018; Martinson & Berridge, 2015). In einem erweiterten Modell des erfolgreichen Alterns reagieren Rowe und Kahn (2015) z. T. auf die Kritikpunkte am Ursprungsmodell und beziehen sowohl die Rolle *makrosozialer Strukturen* als auch die *Lebensverlaufsperspektive* stärker ein. Erstere weisen darauf hin, dass Strukturen wie beispielsweise der Zugang zu Gesundheitsleistungen den individuellen Alterungsprozess beeinflussen können (Rowe & Kahn, 2015). Die Lebensverlaufsperspektive verweist auf die Abhängigkeit individueller Alternsprozesse von

Erfahrungen in früheren Phasen des Lebenslaufs (Wagner & Geithner, 2019). Rowe und Kahn (2015) schlagen hier u. a. vor, Hauptaktivitäten des Lebens wie Bildung, Arbeit, Erziehung, Freizeit und die Phase des Ruhestands zeitlich umzustrukturieren und auf die gesamte Lebensspanne auszuweiten.

2.2 Allgemeine Kritik am Konzept des erfolgreichen Alterns

Das Konzept des erfolgreichen Alterns in der Formulierung von Rowe und Kahn wird insbesondere im Hinblick auf seine Operationalisierung kritisch diskutiert (Cosco et al., 2014; Katz & Calasanti, 2015; Manierre, 2018; Martinson & Berridge, 2015; Tesch-Römer & Wahl, 2017). In Bezug auf die Phase der Hochaltrigkeit lässt sich kritisieren, dass die Operationalisierung bisher nicht adäquat an die Merkmale dieser Gruppe angepasst wird und somit das hohe Alter in den gängigen Konzepten des erfolgreichen Alterns nicht hinreichend berücksichtigt ist (vgl. hierzu ausführlich Plugge, 2021). Anhand einer systematischen Literaturübersicht von Martinson und Berridge (2015) zeichnen sich vier Kategorien ab, unter denen sich Kritikpunkte an Rowe und Kahn bündeln lassen: Die erste Kategorie *(The Add and Stir Group)* betont die erforderliche mehrdimensionale Erweiterung von Kriterien erfolgreichen Alterns wie beispielsweise um Adaptionsstrategien. So kann nach Nikitin und Freund (2019) ein Individuum auch erfolgreich altern, indem es sich auf die biologischen, psychologischen und sozialen Aspekte seiner Lebenssituation einstellt und an altersbedingte Veränderungen anpasst. Eine ganzheitlichere Perspektive auf das erfolgreiche Altern als Prozess lässt sich u. a. bei Tesch-Römer und Wahl (2017) finden. Sie integrieren in das ursprüngliche Konzept von Rowe und Kahn individuelle Ressourcen und Opportunitätsstrukturen, die die Umwelt bietet, damit trotz Einschränkungen wie Pflegebedürftigkeit Lebenssituationen mit hoher Lebensqualität geschaffen werden können (Tesch-Römer & Wahl, 2017).

Die zweite Kategorie *(The Missing Voices Group)* umfasst Erweiterungen um subjektive Einschätzungen und Vorstellungen der älteren Bevölkerung, die in vielen Alternsmodellen nicht hinreichend berücksichtigt werden. Stattdessen liegt der Fokus in zahlreichen Studien auf einseitig objektiven Kriterien mit biomedizinischem Fokus (Cosco et al., 2013). Nach Katz und Calasanti (2015) zeigen hingegen individuell geprägte Lebensstile, wie unterschiedlich erfolgreiches Altern interpretiert werden kann. Beispielsweise ist die Ausübung eines Ehrenamts als produktive Tätigkeit nicht notwendiger Bestandteil eines jeden Lebensstils und somit auch kein generelles Erfolgskriterium für Alternsprozesse.

Die dritte Kategorie *(The Hard Hitting Critiques Group)* legt den Schwerpunkt auf Definitionen, die Stigmatisierung und Diskriminierung vermeiden und stattdessen Vielfältigkeit aufzeigen, während die vierte Kategorie *(The New Frames and Names Group)* alternative Alternskonzepte beschreibt, wie sie oft in östlichen Philosophien, z. B. im Buddhismus, verankert sind.

Cosco et al. (2014) kritisieren zudem die fehlende Konsistenz in der Operationalisierung erfolgreichen Alterns über verschiedene Studien hinweg. Während die Dimension der körperlichen Funktionsfähigkeit fast durchgängig berücksichtigt wird, führen Inkonsistenzen in der Berücksichtigung anderer Dimensionen zu uneinheitlichen Operationalisierungen und somit zu einer hohen Spannweite der beobachteten Prävalenzen erfolgreich Alternder selbst in der gleichen Population (Rolfson, 2018).

3 Erfolgreich bis ins hohe Alter?

3.1 Definition und Merkmale der Hochaltrigkeit als Lebensphase

Die Altersgrenze, ab der Individuen als hochaltrig gelten, ist nicht eindeutig definiert (Motel-Klingebiel et al., 2013). Neben der bereits früh von Neugarten (1974) eingeführten Differenzierung zwischen ‚jungen' und ‚alten' Alten unterscheidet z. B. Baltes (1999) das Dritte (ab ca. 60 Jahre) und Vierte (ab 80–85 Jahre) Lebensalter (Baltes & Smith, 2003; Kruse, 2017). Dieser Unterscheidung liegt die Annahme zugrunde, dass mit dem hohen Alter die Wirkkraft gesellschaftlich-kultureller Faktoren sowie die Plastizität, also die Bandbreite des potenziell Möglichen, aufgrund biologischer Abbauprozesse abnimmt, ohne dabei jedoch notwendigerweise vollständig zu verschwinden.

Das Dritte Alter ist typischerweise durch Aktivität, Engagement und Gesundheit gekennzeichnet und das Individuum behält seine physische und kognitive Funktionalität (Kruse, 2017; Smith & Ryan, 2016). Im Vierten Lebensalter stehen biologische sowie funktionale Abbauprozesse im Vordergrund; es ist durch Multimorbidität, Fragilität, Vulnerabilität und Abhängigkeit charakterisiert. Allerdings werden in diesem Lebensalter ebenso auftretende Potenziale und Fähigkeiten betont (Motel-Klingebiel et al., 2013). Der Fokus liegt hierbei auf der wechselhaften Dynamik zwischen Gewinnen und Verlusten, die durch die lebenslange Anpassung an altersbedingte Veränderungen zum Vorschein kommt (Baltes, 1987).

Der Übergangspunkt vom Dritten ins Vierte Lebensalter kann nach Baltes und Smith (2003) zum einen *bevölkerungsbasiert* und zum anderen *personenbasiert* definiert werden. Die erste Definition legt jenes Alter als Übergang zur Hochaltrigkeit fest, bei dem 50 % einer Geburtskohorte verstorben sind. Der zweite Definitionsansatz legt die erwartbare Lebensspanne eines Individuums zugrunde und nicht die an der Gesamtbevölkerung durchschnittlich gemessene Lebensspanne. Graduelle individuelle Übergänge vom Dritten zum Vierten Lebensalter müssen allerdings bei beiden Ansätzen beachtet werden (Kruse, 2017). Trotz einer fehlenden einheitlichen und disziplinübergreifenden Definition zur Bestimmung der Hochaltrigkeit, dient die vorgestellte Kategorisierung mit der Altersgrenze von 80/85 Jahren als Orientierung für sowohl Forschung und Praxis als auch den vorliegenden Beitrag als grobes Ordnungsprinzip (Kruse, 2017).

3.2 Deskriptive Befunde auf Basis der Hochaltrigenstudie *NRW80+*

Auf Basis der Befragungsdaten der *NRW80+* Studie (Wagner et al., 2018) und unter Verwendung verschiedener Operationalisierungen sollen im Folgenden deskriptive Befunde zur Prävalenz erfolgreich Alternder im Vierten Lebensalter vorgestellt werden (hierzu ausführlicher Plugge, 2021). Die Befunde zum erfolgreichen Altern sind nicht nur wegen der expliziten Berücksichtigung der Heimbevölkerung in der Stichprobenziehung besonders, sondern auch, weil sie sowohl Messungen zu objektiven als auch zu subjektiven Indikatoren beinhalten. Diese erlauben eine ganzheitlichere Perspektive, wie sie von der Kritik gefordert wird (vgl. 2.2).

Zunächst wurden fünf *objektive* Dimensionen der ursprünglichen Definition von Rowe und Kahn (1997) untersucht: (1) die Abwesenheit chronischer Erkrankungen, (2) die körperliche sowie (3) die kognitive Funktionsfähigkeit, (4) das interpersonale und (5) das produktive soziale Engagement. Hieraus wird ein binärer Indikator hergeleitet, der den Wert eins annimmt, wenn eine Person alle fünf Kriterien erfolgreichen Alterns erfüllt.

Folgt man diesem Indikator, altern 9 % der Hochaltrigen in Nordrhein-Westfalen erfolgreich und nur 2 % pathologisch, d. h. sie erfüllen keines der fünf genannten Kriterien. Dieser Befund der *NRW80+* Studie ist vergleichbar mit der Prävalenz erfolgreicher Hochaltriger (85+) in den Niederlanden (von Faber et al., 2001) und liegt nur relativ geringfügig unter den Durchschnittswerten, die in auf das Dritte Lebensalter fokussierenden europäischen und nordamerikanischen Untersuchungen beobachtetet wurden (Hank, 2011; McLaughlin et al., 2010).

Setzt man einen etwas niedrigeren Schwellenwert an, bei dem bereits das Erfüllen von mindestens vier der von Rowe und Kahn vorgeschlagenen Kriterien als ausreichend betrachtet wird, machen erfolgreich Alternde sogar ein Drittel aller Hochaltrigen aus. Die meisten Hochaltrigen berichten trotz hoher Krankheitslast (68 %) und kognitiven (32 %) sowie körperlichen Beeinträchtigungen (70 %) über eine hohe interpersonale (94 %) und produktive Teilhabe (61 %), etwa in Form von sozialen Aktivitäten, eigener Erwerbstätigkeit oder ehrenamtlichem Engagement.

Die Analyse *subjektiver* Kriterien erfolgreichen Alterns zeigt, dass die Befragten eine hohe durchschnittliche Lebenszufriedenheit aufweisen: Mehr als drei Viertel der Befragten (79 %) gaben an, dass sie mit ihrem Leben insgesamt sehr zufrieden sind. Die Prävalenz des positiven Alternserlebens fällt ebenfalls hoch aus: 93 % aller Hochaltrigen bewerten ihr Alternserleben als positiv oder sehr positiv. Zwei weitere Indikatoren des subjektiven Wohlbefindens zeigen, dass Hochaltrige in den letzten zwölf Monaten häufig positive Gefühle erlebt haben und eine Wertschätzung des eigenen Lebens vorliegt. Die Diskrepanz der subjektiven Bewertungen gegenüber objektiven Kriterien wird in den *NRW80+*- Befunden sehr deutlich: Definiert man Erfolg als hohe Lebenszufriedenheit bei gleichzeitig positivem Alternserleben, altern 65 % der Hochaltrigen subjektiv gemessen erfolgreich. Allerdings nicht nach objektiven Maßstäben. Auf der anderen Seite erfüllen 11 % der objektiv erfolgreichen Hochaltrigen nicht die subjektiven Kriterien. Im Lebensverlauf erworbene Anpassungsmechanismen und Ressourcen bieten einen Erklärungsansatz für diese Diskrepanz (Baltes & Carstensen, 1996; Brandtstädter & Renner, 1990; Jopp et al., 2016).

Diese Befunde auf Basis von *NRW80+* offenbaren einige der impliziten normativen Erwartungen des Modells des erfolgreichen Alterns und weisen, übereinstimmend mit der generellen Kritik am Modell (vgl. 2.2), auf notwendige konzeptuelle Anpassungen für das Vierte Lebensalter hin. Im folgenden Abschnitt wird zunächst weiter spezifiziert, was die objektiven und subjektiven Indikatoren des erfolgreichen Alterns im hohen Alter konkret messen sollen.

3.3 Funktional äquivalente Indikatoren des erfolgreichen Alterns im hohen Alter

Das Vierte Lebensalter stellt in Bezug auf Kriterien wie Gesundheit, Abhängigkeit und Vulnerabilität eine andere Lebensphase als das Dritte Lebensalter dar (vgl. 3.1). Die Erfolgskriterien von Rowe und Kahn lassen sich daher nicht eins zu eins auf Hochaltrige übertragen. Im Hinblick auf zukünftige Operationalisierungen werden im Folgenden mögliche funktional äquivalente Indikatoren diskutiert.

Ein Leben ohne Krankheit ist in der Hochaltrigkeit unwahrscheinlich. Dies bedeutet, dass für die Messung der *Abwesenheit von Krankheit* ein höherer altersspezifischer Durchschnitt chronischer Erkrankungen als Bewertungsmaßstab verwendet werden sollte. Dieser kann sich beispielsweise an Befunden zur Multimorbidität Hochaltriger orientieren. Für die Operationalisierung der *körperlichen Funktionalität* erscheinen Aktivitäten des täglichen Lebens als adäquate Kriterien, um den Grad der Autonomie zu messen. Aktivitäten wie beispielsweise das Zubereiten von Mahlzeiten oder die Hilfeinanspruchnahme bei der Körperpflege werden zur Bestimmung von Pflegegraden verwendet. Für die Abbildung der *kognitiven Funktionalität* sollte statt eines für alle Bevölkerungsgruppen geltenden allgemeinen Kognitionstests die Demenzdiagnostik über einen Test zur Erkennung leichter Demenz verwendet werden (Kessler et al., 2012).

Bei der Bewertung der sozialen Teilhabe sollte die Lebensverlaufsperspektive eine zentrale Rolle spielen, indem Lebensstilentscheidungen berücksichtigt werden. Für Hochaltrige, aber im Prinzip auch für jede andere Altersgruppe, erscheint es z. B. fragwürdig, ehrenamtliches Engagement als Erfolgskriterium heranzuziehen, wenn es zu keinem Zeitpunkt im Lebensverlauf eine Präferenz für diese Art sozialer Aktivität gab. Außerdem ist die Ausübung eines Ehrenamts als Indikator *produktiver sozialer Teilhabe* im hohen Alter eher unwahrscheinlich. Bei dieser Dimension sollte die eigene Erwerbstätigkeit als ursprüngliches Kriterium im Rowe und Kahn Konzept ausgeschlossen werden, da nach empirischen Analysen nur 3 % der Hochaltrigen erwerbstätig sind. Diese Form der Teilhabe soll nach Rowe und Kahn (1997) allerdings keine Produktivität in einem ökonomischen Sinne beschreiben, sondern eine spezifische Art sozialer Integration darstellen. Soziale Unterstützung – in Form von Trost spenden oder bei Aufgaben anderer unterstützen – kann als Kriterium zur Messung des produktiven sozialen Engagements verwendet werden. Es wird jedoch deutlich, dass produktives soziales Engagement insgesamt ein wenig geeignetes Erfolgskriterium für Hochaltrige darstellt.

In Bezug auf die Dimension der *interpersonalen sozialen Teilhabe* sollten gerade bei Hochaltrigen nicht nur quantitative Strukturindikatoren wie beispielsweise Netzwerkgröße oder Häufigkeit von Kontakten, sondern auch Qualitätsindikatoren berücksichtigt werden (Ellwardt & Hank, 2019). Die Berücksichtigung der subjektiven Bewertung sollte besonders in dieser Altersgruppe stärker gewichtet werden, da sie beispielsweise aufgrund alternstypischer Einschränkungen in der Gesundheit bei objektiven Kriterien tendenziell schlechter abschneidet. Darüber hinaus erscheint die Einbeziehung der subjektiven

Perspektive vor allem für in institutionellen Wohnformen lebende Hochaltrige relevant: Diese sind per Definition zwar sozial eingebettet, können aber emotional anders verbunden sein als beispielsweise ein verheiratetes (Ehe-)Paar oder selbstbestimmte Wohnkonstellationen. Bei der Bewertung sozialer Aktivitäten sollte berücksichtigt werden, dass bei hochaltrigen Heimbewohnerinnen und Heimbewohnern im Vergleich zu ‚jungen' Alten, die außerhalb ihres Haushalts aktiv sein können, pflegeheimtypische Aktivitäten als Maßstab gelten. Die in Abschn. 3.2 vorgestellten subjektiven Indikatoren müssen im Gegensatz zu den objektiven Indikatoren des erfolgreichen Alterns nicht altersspezifisch angepasst werden.

3.4 Konzeptuelle Überlegungen zum erfolgreichen Altern im hohen Alter

Ausgehend von den empirischen Befunden aus der Hochaltrigenstudie *NRW80+* (vgl. 3.2) – die auf eine hohe Diskrepanz zwischen objektiven und subjektiven Indikatoren erfolgreichen Alterns im hohen Alter hinweisen – und den daran anschließenden Überlegungen zu einer den spezifischen Bedingungen des hohen Alters angemesseneren Operationalisierung objektiver Indikatoren (vgl. 3.3), soll in diesem Abschnitt eine Perspektive entwickelt werden, die ganzheitlich ist und sowohl subjektive Indikatoren als auch kontextuelle Elemente einschließt.

Implizite normative Setzungen sind im Konzept des erfolgreichen Alterns nach Rowe und Kahn zahlreich enthalten. Der Gegenpol des erfolgreichen Alterns ist definitorisch betrachtet ursprünglich das pathologische Altern (Rowe & Kahn, 1997). Die Kehrseite des Erfolgs ist jedoch auch als Scheitern zu interpretieren. Dies wirft die Frage auf, inwieweit die individuelle Verantwortung bei Rowe und Kahn neoliberal überbetont wird (Rubinstein & Medeiros, 2015). Danach sollen auch Hochaltrige sowohl Verantwortung für ihr erfolgreiches Altern übernehmen als auch Vorstellungen von Produktivität und Generativität im Ruhestand erfüllen. Die für Verantwortung notwendige Autonomie ist im hohen Alter jedoch unterschiedlich stark ausgeprägt und eine produktive soziale Teilhabe ist unwahrscheinlich. Die impliziten Normen des erfolgreichen Alterns gehen an der Lebenswirklichkeit vieler Hochaltriger vorbei. Daher sollte das Konzept des erfolgreichen Alterns für Hochaltrige angepasst und erweitert werden.

Es bietet sich an, Schwellenwerte des erfolgreichen Alterns zu verändern und zusätzliche Marker einzubeziehen, die die Wertewahrnehmungen älterer Menschen darstellen. Die Identifikation von protektiven Faktoren, wie beispielsweise in Form von Bildung, hilft, Interventionsstrategien zu entwickeln, die die Lebensqualität im hohen Alter sowie Lebensstilentscheidungen derart positiv beeinflussen, dass sie die Wahrscheinlichkeit erhöhen, gelingend zu altern (Tesch-Römer & Wahl, 2017).

Der Begriff des erfolgreichen Alterns wird zudem oft mit dem der Lebensqualität im hohen Alter verknüpft (Neise et al., 2019). In diesem Zusammenhang erscheint das sog. CHAPO-Modell *(The Challenges and Potenzials Model of Quality of Life)* als Erweiterung des Lebensqualitätsmodells von Veenhoven (2000) besonders interessant. Es beinhaltet u. a. ein Konzept der gelingenden Lebensführung für Hochaltrige, in dem Person-Umwelt-Konstellationen adäquat berücksichtigt werden (Wagner et al., 2018). Das Konzept der gelingenden Lebensführung mit Konstrukten wie funktionaler Lebensqualität, Kohärenz, Generativität und sozialer Einbettung, eignet sich ebenfalls für die Messung des erfolgreichen Alterns im hohen Alter (Veenhoven, 2000; Wagner et al., 2018).

Im CHAPO-Modell wird Lebensqualität sowohl ganzheitlich als auch subjektiv betrachtet. Für ein erweitertes Konzept des erfolgreichen Alterns sollten daher objektive Kriterien des Rowe und Kahn Modells mit subjektiven Einschätzungen der Hochaltrigen kombiniert werden (siehe auch Neise et al., 2019). Im Rahmen des CHAPO-Modells werden subjektive Kriterien im Konstrukt ‚Wertschätzung des eigenen Lebens' repräsentiert, in dem neben dem affektiven und psychischen Wohlbefinden auch die Lebenszufriedenheit eine zentrale Rolle spielt (Wagner et al., 2018).

Folglich kann der von Wagner et al. (2018) eingeführte Begriff der gelingenden Lebensführung vom Individuum selbst als erfüllt betrachtet, aber neben der Wertschätzung des eigenen Lebens auch auf Grundlage der Wertschätzung anderer beispielsweise in Form von ‚Anerkennung von Leistungen' oder der ‚Akzeptanz des So-seins' bewertet werden. Zum einen ist es also vielversprechend, das traditionelle Konzept von Rowe und Kahn (1997) mit dem Lebensqualitätsmodell von Wagner et al. (2018) zu erweitern. Zum anderen wird durch die Einbeziehung der Wertschätzung anderer auch die Akzeptanz von restriktiven Bedingungen, wie Behinderung und Pflegebedürftigkeit, eröffnet. Hier setzt das Modell von Tesch-Römer und Wahl (2017) an. Dieses stellt individuelle, umwelt- und pflegebezogene Strategien für die Konstrukte Autonomie und Lebensqualität vor. Da Ziele wie eine vollständige Gesundheit bei (institutionalisiert wohnenden) Hochaltrigen unrealistisch sind, schlagen sie des Weiteren vor, für diese Menschen möglichst autonome Lebenssituationen mit hoher Lebensqualität zu schaffen.

Einem Konzept für erfolgreiches Altern im hohen Alter sollte zunächst eine (Re-)Interpretation des Erfolgsbegriffs als *gelingende aktive Lebensführung* zugrunde liegen. Darüber hinaus ist die gelingende Anpassung des Individuums an seine Umwelt wie auch umgekehrt die gelingende Anpassung der Umwelt an ein Individuum zu integrieren. Beispielsweise kann sich ein Individuum durch Hilfsmittel wie einen Pflegedienst an die Situation ihrer oder seiner Pflegebedürftigkeit anpassen, wodurch das soziale Umfeld – die Umwelt – entlastet wird. Andererseits kann sich die Umwelt auf die Pflegesituation von Angehörigen einstellen und den Fokus stärker auf die emotionale Beziehung setzen. Die hier aufgezeigten konzeptionellen Grundsätze sind aus Überlegungen zur Hochaltrigkeit abgleitet, können aber auch altersunabhängig zu einer Weiterentwicklung des Modells zum erfolgreichen Altern beitragen.

4 Schluss

Gesund zu bleiben, selbstständig zu leben und ein produktives Leben zu führen, bleiben auch für Hochaltrige wichtige Ziele (Ribeiro & Araújo, 2019). Wesentliche Kriterien des von Rowe und Kahn (1997) vorgeschlagenen Konzeptes erfolgreichen Alterns erscheinen für die Lebensphase der Hochaltrigkeit jedoch wenig angemessen, wenn wir – mit (Baltes, 1999) – davon ausgehen, dass das Vierte Lebensalter nicht mehr primär durch Aktivität, Engagement und Gesundheit (wie das Dritte Lebensalter), sondern durch biologische und funktionale Abbauprozesse charakterisiert werden muss. Dem ist, einerseits, durch eine Anpassung von Schwellenwerten objektiver Kriterien, vor allem aber durch stärkere Berücksichtigung subjektiver Kriterien der Bewertung der Lebensqualität im hohen Alter, wie etwa im CHAPO-Modell (Wagner et al., 2018), Rechnung zu tragen. Auf dieser Basis können erfolgversprechende Interventionsstrategien für ein gelingendes Altern zielgruppenspezifisch erarbeitet werden.

Literatur

Baltes, M. M., & Carstensen, L. L. (1996). The process of successful ageing. *Ageing and Society, 16*(4), 397–422. https://doi.org/10.1017/S0144686X00003603.

Baltes, P. B. (1987). Theoretical propositions of life-span developmental psychology: On the dynamics between growth and decline. *Developmental Psychology, 23*(5), 611–626. https://doi.org/10.1037/0012-1649.23.5.611.

Baltes, P. B. (1999). Alter und Altern als unvollendete Architektur der Humanontogenese. [Age and aging as incomplete architecture of human ontogenesis]. *Zeitschrift für Gerontologie und Geriatrie, 32*(6), 433–448. https://doi.org/10.1007/s003910050141.

Baltes, P. B., & Smith, J. (2003). New frontiers in the future of aging: From successful aging of the young old to the dilemmas of the fourth age. *Gerontology, 49*(2), 123–135. https://doi.org/10.1159/000067946.

Brandtstädter, J., & Renner, G. (1990). Tenacious goal pursuit and flexible goal adjustment: Explication and age-related analysis of assimilative and accommodative strategies of coping. *Psychology and Aging, 5*(1), 58–67.

Cosco, T. D., Prina, A. M., Perales, J., Stephan, B. C. M., & Brayne, C. (2013). Lay perspectives of successful ageing: A systematic review and meta-ethnography. *British Medical Journal Open, 3*(6), 1–9. https://doi.org/10.1136/bmjopen-2013-002710.

Cosco, T. D., Prina, A. M., Perales, J., Stephan, B. C. M., & Brayne, C. (2014). Operational definitions of successful aging: A systematic review. *International Psychogeriatrics, 26*(3), 373–381. https://doi.org/10.1017/S1041610213002287.

Davies, K., Collerton, J. C., Jagger, C., Bond, J., Barker, S. A. H., Edwards, J., Hughes, J.,. Hunt, J. M., & Robinson, L. (2010). Engaging the oldest old in research: Lessons from the Newcastle 85+ study. *BMC geriatrics, 10*(64), 1–9. https://doi.org/10.1186/1471-2318-10-64.

Ehmer, J. (2019). Altersbilder und Konzeptionen des Alter(n)s im historisch-kulturellen Vergleich. In K. Hank, F. Schulz-Nieswandt, M. Wagner & S. Zank (Hrsg.), *Alternsforschung. Handbuch für Wissenschaft und Praxis* (S. 21–48). Nomos-Verlag.

Ellwardt, L., & Hank, K. (2019). Soziale Netzwerke im Alter. In K. Hank, F. Schulz-Nieswandt, M. Wagner & S. Zank (Hrsg.), *Alternsforschung. Handbuch für Wissenschaft und Praxis* (S. 335–353). Nomos-Verlag.

von Faber, M., Bootsma-van der Wiel, A., van Exel, E., Gussekloo, J., Lagaay, A. M., van Dongen, E., Knook, D. L., Van der Geest, S., & Westendorp, R. G. (2001). Successful aging in the oldest old: Who can be characterized as successfully aged? *Archives of Internal Medicine, 161*(22), 2694–2700. https://doi.org/10.1001/archinte.161.22.2694.

Gondo, Y., Nakagawa, T., & Masui, Y. (2013). A new concept of successful aging in the oldest old – Development of gerotranscendence and its influence on the psychological well-being. *Annual Review of Gerontology and Geriatrics, 33*(1), 109–132. https://doi.org/10.1891/0198-8794.33.109.

Hank, K. (2011). How "successful" do older Europeans age? Findings from SHARE. *The Journals of Gerontology. Series B, Psychological Sciences and Social Sciences, 66*(2), 230–236. https://doi.org/10.1093/geronb/gbq089.

Jopp, D. S., Park, M.-K. S., Lehrfeld, J., & Paggi, M. E. (2016). Physical, cognitive, social and mental health in near-centenarians and centenarians living in New York City: Findings from the Fordham Centenarian Study. *BMC Geriatrics, 16*(1). https://doi.org/10.1186/s12877-015-0167-0.

Katz, S., & Calasanti, T. (2015). Critical perspectives on successful aging: Does it „appeal more than it illuminates"? *The Gerontologist, 55*(1), 26–33. https://doi.org/10.1093/geront/gnu027.

Kessler, R. C., Petukhova, M., Sampson, N. A., Zaslavsky, A. M., & Wittchen, H.-U. (2012). Twelve-month and lifetime prevalence and lifetime morbid risk of anxiety and mood disorders in the United States. *International Journal of Methods in Psychiatric Research, 21*(3), 169–184. https://doi.org/10.1002/mpr.1359.

Kruse, A. (2017). *Lebensphase hohes Alter.* Springer.

Manierre, M. (2018). Binary and nonbinary measures of successful aging: Do they yield comparable conclusions? *Research on Aging, 41*(5), 1–28. https://doi.org/10.1177/0164027518819208.

Martinson, M., & Berridge, C. (2015). Successful aging and its discontents: A systematic review of the social gerontology literature. *The Gerontologist, 55*(1), 58–69. https://doi.org/10.1093/geront/gnu037.

McLaughlin, S. J., Connell, C. M., Heeringa, S. G., Li, L. W., & Roberts, J. S. (2010). Successful aging in the United States: Prevalence estimates from a national sample of older adults. *The Journals of Gerontology. Series B, Psychological Sciences and Social Sciences, 65B*(2), 216–226. https://doi.org/10.1093/geronb/gbp101.

Motel-Klingebiel, A., Ziegelmann, J. P., & Wiest, M. (2013). Hochaltrigkeit in der Gesellschaft des langen Lebens. Theoretische Herausforderung, empirisches Problem und sozialpolitische Aufgabe. [Very old age in an ageing society. Theoretical challenges, empirical problems and sociopolitical responsibilities]. *Zeitschrift für Gerontologie und Geriatrie, 46*(1), 5–9. https://doi.org/10.1007/s00391-012-0458-4.

Nakagawa, T., Cho, J., & Yeung, D. (2020). Successful aging in East Asia: Comparison among China, Korea, and Japan. *The Journals of Gerontology Series B: Psychological Sciences and Social Sciences*. https://doi.org/10.1093/geronb/gbaa042.

Neise, M., Janhsen, A., Geithner, L., Schmitz, W., & Kaspar, R. (2019). Lebensqualitäten in der Hochaltrigkeit. In K. Hank, F. Schulz-Nieswandt, M. Wagner, & S. Zank (Hrsg.), *Alternsforschung. Handbuch für Wissenschaft und Praxis* (S. 581–604). Nomos-Verlag.

Nikitin, J., & Freund, A. M. (2019). The adaptation process of aging. In R. Fernández-Ballesteros, A. Benetos, & J.-M. Robine (Hrsg.), *The Cambridge Handbook of Successful Aging* (S. 281–298). Cambridge University Press.

Plugge, M. (2021). Successful ageing in the oldest old: Objectively and subjectively measured evidence from a population-based survey in Germany. *European Journal of Ageing, 18*(4), 537–547. https://doi.org/10.1007/s10433-021-00609-7.

Ribeiro, O., & Araújo, L. (2019). Defining „Success“ in Exceptional Longevity. In R. Fernández-Ballesteros, A. Benetos, & J.-M. Robine (Hrsg.), *The Cambridge Handbook of Successful Aging* (S. 492–511). Cambridge University Press.

Rolfson, D. (2018). Successful aging and frailty: A systematic review. *Geriatrics, 3*(4). https://doi.org/10.3390/geriatrics3040079.

Rowe, J., & Kahn, R. L. (1997). Successful aging. *The Gerontologist, 37*(4), 433–440. https://doi.org/10.1093/geront/37.4.433.

Rowe, J., & Kahn, R. L. (2015). Successful aging 2.0: Conceptual expansions for the 21st Century. *Journals of Gerontology, Series B: Psychological Sciences and Social Sciences, 70*(4), 593–596.

Rubinstein, R. L., & Medeiros, K. (2015). "Successful Aging", Gerontological theory and neoliberalism: A qualitative critique. *The Gerontologist, 55*(1), 34–42. https://doi.org/10.1093/geront/gnu080.

Smith, J., & Ryan, L. H. (2016). Psychological vitality in the oldest old. In K. W. Schaie, S. L. Willis, B. G. Knight, B. Levy, & D. C. Park (Hrsg.), *Handbook of the Psychology of Aging* (S. 303–319). Elsevier.

Tesch-Römer, C., & Wahl, H.-W. (2017). Toward a more comprehensive concept of successful aging: Disability and care needs. *The Journals of Gerontology. Series B,*

Psychological Sciences and Social Sciences, 72(2), 310–318. https://doi.org/10.1093/geronb/gbw162.

Torres, S. (2001). Understandings of successful aging in the context of migration: The case of Iranian immigrants in Sweden. *Ageing and Society, 21*(3), 333–355.

Tree, J. M. J., Patterson, J. G., Beavers, D. P., & Bowen, D. J. (2020). What is successful aging in lesbian and bisexual women? Application of the aging-well model. *The Journals of Gerontology Series B: Psychological Sciences and Social Sciences., 76*(7), 1371–1387. https://doi.org/10.1093/geronb/gbaa130.

Veenhoven, R. (2000). The four qualities of life. *Journal of Happiness Studies, 1*(1), 1–39. https://doi.org/10.1023/A:1010072010360.

Wagner, M., & Geithner, L. (2019). Die Lebenslaufperspektive. Theorie und Anwendung am Beispiel kultureller Aktivitäten im Alter. In K. Hank, F. Schulz-Nieswandt, M. Wagner & S. Zank (Hrsg.), *Handbuch Alternsforschung* (S. 109–129). Nomos.

Wagner, M., Rietz, C., Kaspar, R., Janhsen, A., Geithner, L., Neise, M., Kinne-Wall, C., Woopen, C., & Zank, S. (2018). Survey on quality of life and subjective well-being in the very old in North Rhine-Westphalia (NRW80+). *Zeitschrift für Gerontologie und Geriatrie, 51*(2), 193–199. https://doi.org/10.1007/s00391-017-1217-3.

Erfolgreiches Altern und die dunklen Seiten des Älterwerdens: Pflegebedürftigkeit als Prüfstein für erfolgreiches Altern

Hans-Werner Wahl und Clemens Tesch-Römer

1 Einleitung

Ausgangspunkt dieses Kapitels ist die bislang kaum hinterfragte Annahme in weiten Bereichen der Gerontologie, dass erfolgreiches Altern und Pflegebedürftigkeit nicht zusammengehen können bzw. sich gegenseitig ausschließen. Wir möchten in diesem Beitrag näher untersuchen, inwieweit existierende Modelle erfolgreichen Alterns tatsächlich inkompatibel mit Altern in Pflegebedürftigkeit sind. Wir fragen: Lassen sich diese Modelle überhaupt auf Pflegebedürftigkeit ein? Oder lassen sie Pflegebedürftigkeit ganz bewusst und grundsätzlich außen vor? Kann man sich im Rahmen dieser Modelle überhaupt vorstellen, dass erfolgreiches Altern unter bestimmten Bedingungen auch mit Pflegebedürftigkeit möglich sein könnte? Und, falls ja, mit welchen konzeptuellen Annahmen könnte dies gelingen? Derartige Überlegungen sind aus unserer Sicht keine theoretischen Spielereien, sondern sie öffnen oder schließen Scheren in unseren Köpfen, beispielsweise in Therapie- und Rehabilitationskontexten: Wäre es möglich, dass Geriaterinnen und Geriater auf die Idee kommen, auf ihren Behandlungsstationen

H.-W. Wahl (✉)
Netzwerk Alternsforschung der Universität Heidelberg und Abteilung für Psychologische Alternsforschung, Psychologisches Institut, Universität Heidelberg, Heidelberg, Deutschland
E-Mail: wahl@nar.uni-heidelberg.de

C. Tesch-Römer
Deutsches Zentrum für Altersfragen, Berlin, Deutschland
E-Mail: clemens.tesch-roemer@dza.de

L. Pfaller und M. Schweda (Hrsg.), *„Successful Aging"?*, Altern & Gesellschaft,
https://doi.org/10.1007/978-3-658-41465-8_4

erfolgreich Alternde zu versorgen? Oder in Pflegeheimen: Könnten Pflegekräfte die Idee ernst nehmen, am erfolgreichen Altern von Bewohnerinnen und Bewohnern zu arbeiten? Schließlich in der Seniorenpolitik: Wäre es möglich, dass politisch Handelnde die Pflegeversicherung auch als ein Mittel zur Förderung von erfolgreichem Altern sehen? Wir hoffen, am Ende des Kapitels gezeigt zu haben, dass alle drei Fragen zumindest mit einem vorsichtigen ‚ja' beantwortet werden können und sollten.

Wir beginnen mit einer Aufgabe, die fast so alt zu sein scheint wie die menschliche Kultur überhaupt und um die die wissenschaftliche Alternsforschung bis heute ‚ringt': Kann Altern positiv gedacht werden? Kann Leben im Alter, und dies muss natürlich das sehr hohe Alter einschließen, ein gutes Leben sein? Nach einem Zwischenfazit gehen wir auf die empirische Realität des heutigen Alterns ein; danach liegen immer längere Phasen von ‚aktiver' *und* ‚inaktiver' Lebenserwartung vor uns. Im nächsten Schritt konfrontieren wir etablierte Modelle erfolgreichen Alterns mit dieser gut bestätigten Empirie. Dies führt zu konzeptuellen Belastungen dieser Modelle oder zur Hinnahme von niedrigen Raten erfolgreichen Alterns vor allem in der späten Lebensphase. Als Konsequenz schlagen wir ein erweitertes Modell erfolgreichen Alterns vor, das vor allem darauf basiert, die traditionell hoch angesetzte Bedeutung von *Agency* (Handlungsfähigkeit) als essentiell für erfolgreiches Altern zurückzufahren und die Rolle von sozial-sorgenden Gemeinschaften *(Communion)* deutlich höher als bislang zu gewichten.

2 Das Ringen der Gerontologie um ein robustes Verständnis von gutem Altern ist alt – und dauert an

Eigentlich fing alles gut an in Bezug auf die nun mindestens 60–70 Jahre lange Suche nach gutem Altern in der Gerontologie. Im Jahr 1961 wurde in der bis heute in der Gerontologie hoch anerkannten Zeitschrift *The Gerontologist* ein Beitrag von Havighurst (1961) mit dem Titel „Successful Aging" publiziert, wobei der Begriff an sich bereits mindestens seit den 1950er Jahren in der gerontologischen Literatur Verwendung findet (Havighurst & Albrecht, 1953). Im selben Jahr wurde dann eine der am häufigsten zitierten Publikationen der Gerontologie veröffentlich (Neugarten et al., 1961), in welcher der sogenannte *Life Satisfaction Index* in die Literatur eingeführt wurde. Dieses aus 20 Items bestehende Instrument (im dichotomen Ja-Nein Antwortformat) ist bis heute konzeptuell bemerkenswert, auch jenseits seines breiten empirischen Einsatzes vor allem in den 1960er bis 1980er Jahren. Das Instrument hatte den Anspruch, die Komplexität und den Facettenreichtum subjektiven Wohlbefindens im Alter umfassend abzubilden. Nach dem englischen Original wiedergegeben:

> (1) zest versus apathy—the degree of involvement in activities, with other persons, or with ideas; (b) resolution and fortitude—the extent that persons take responsibility for their own lives; (c) congruence—the extent to which life goals were achieved; (d) self-concept—the person's concept of self, physically, psychologically, and socially; and (e) mood tone—whether the person holds optimistic attitudes and happy feelings. (Neugarten et al., 1961, zitiert nach Hoyt & Creech, 1983, S. 111)

Der *Life Satisfaction Index* kann bis heute konzeptuell als eine beeindruckende Annäherung der Gerontologie an das gute Leben im Alter betrachtet werden. Lebensfreude *(Zest for Life)* und das Involviertsein in Aktivitäten kommen dem heute vielgenutzten Konzept *Engagement* im Kontext erfolgreichen Alterns bzw. von Modellen zum Erhalt eines möglichst stabilen kognitiven Alterns sehr nahe (Rowe & Kahn, 1997; Hertzog et al., 2009). Sich selbst als „Produzent/Produzentin von Entwicklung" (so im Titel des in der Entwicklungsforschung vielzitierten Werkes von Lerner & Ross-Buschnagel, 1981) mit der entsprechenden Verantwortungsübernahme für eigenes Tun zu sehen, trifft die Essenz von heute hoch gehandelten Entwicklungsregulationsmodellen des (auch) späten Lebens (Diehl & Wahl, 2020), und die Kongruenz zwischen erwünschten und erreichten Lebenszielen ist zentral für etablierte Motivationsmodelle des Alterns – von Erikson (1950) bis zu Heckhausen et al. (2019). Positive Einschätzungen im Sinne von *Possible Selves* werden seit längerem in der Selbstkonzeptforschung als bedeutsame Ressource guter Entwicklung auch spät im Leben betrachtet (Markus & Nurius, 1986) und auch positive Affekte sind heute gesetzt als ‚Elixier' erfolgreicher psychischer und physischer Entwicklung (Fredrickson, 2001; Kunzmann et al., 2000). Wie konzeptuell bescheiden ist demgegenüber die heute weltweit häufig eingesetzte Einzelfrage nach Lebenszufriedenheit auf einer Skala von ‚Ganz und gar zufrieden' bis ‚Ganz und gar unzufrieden', auch wenn große Survey-Studien hier sicher Kompromisse machen müssen (siehe z. B. Sozio-Ökonomische Panel [SOEP], 2017).

Weiter ging es mit der bislang größten Debatte der Gerontologie, die 1961 mit dem Buch von Cumming und Henry *Growing Older,* ebenfalls ein Zitationsklassiker der Gerontologie, ausgelöst wurde. Dem im Buch fokussierten *Disengagement* als Weg zum erfolgreichen Altern wurde im Zuge dieser Debatte das Konzept der *Activity* (Diggs, 2008; Havighurst, 1963) als alternativer Weg zum selben Ziel entgegengesetzt. Wieder sind wir mit der starken Fokussierung von

Aktivität nahe am Konzept des *Engagement* als zentralem Aspekt guten Lebens im Alter. Die *Disengagement*-Aktivitätsdebatte hatte wohl auch einen erheblichen Anteil an der Inauguration des Konzepts des *Active Aging,* das vor allem im Zuge der bedeutsamen *Second World Assembly On Aging* 2002 in Madrid viel Aufmerksamkeit fand (z. B. Walker, 2002). Die von Walker (2002) dargelegten Prinzipien aktiven Alterns haben umfassenden Anspruch. Sie betonen die Rolle sinnvollen Tuns (wieder: *Engagement!*), das als Voraussetzung von hohem Wohlbefinden gesehen wird. Wohlbefinden rückt damit in die zweite Reihe, wird zu einem wichtigen Outcome, gehört aber nicht länger zu den essentiellen Elementen guten Alterns. Neu gegenüber früheren Ansätzen ist die bei Walker (2002) mit *Active Aging* verknüpfte Idee von Rechten und Pflichten älterer Menschen bei aller Anerkennung von individuellen und nationalstaatlichen Diversitäten. Schließlich wird aktives Altern als ein Konzept für alle Älteren betrachtet, auch, wie es bei Walker (2002) heißt, in Bezug auf die älteren Menschen, die als *frail and dependent* eingeschätzt werden. Aktives Altern fand auch 2002 in der Sichtweise der Weltgesundheitsorganisation (WHO) zu weltweiten Fragen des Alterns eine bedeutsame Resonanz, was in der Folge die Nutzung des Konzepts stark unterstützte.

Ferner kamen aus den medizinischen Bereichen der Gerontologie wichtige Impulse, um gutes Altern konzeptuell zu fassen und auch praktisch zu fördern. So fand das Konzept der *Health-Related Quality of Life* (QoL) vor allem in den 1990er Jahren auch in der Alternsforschung viel Beachtung. Die grundlegende Idee ging dahin, Lebensmöglichkeiten guten Alterns jenseits von definierten Diagnosen zu fokussieren (z. B. Birren et al., 1991). Besonders wichtig erscheint, dass das Konzept der gesundheitsbezogenen Lebensqualität von Anfang an von der Annahme ausging, dass objektive Dimensionen (z. B. Wohnverhältnisse) und subjektive Dimensionen (subjektive Gesundheit und subjektives Wohlbefinden) beachtet werden müssen. Nach diesem Ansatz wäre eine Reduktion von gutem Altern nur auf subjektive oder nur auf objektive Indikatoren also nicht statthaft.

Viel Beachtung fand auch das Konzept des *Healthy Aging,* das häufig als mit dem Konzept des erfolgreichen Alterns überlappend betrachtet wird (Depp & Jeste, 2006; McLaughlin et al., 2010). Der Einfluss des Konzepts des gesunden Alterns ist deutlich gewachsen, seitdem die WHO entschieden hat, das im Jahr 2002 favorisierte Konzept des *Active Aging* aufzugeben und stattdessen das Konzept des *Healthy Aging* zu propagieren (WHO, 2015). Zwei Elemente zeichnen aus WHO-Perspektive das Konzept des *Healthy Aging* aus: Der Fokus liegt zum einen ganz auf der funktionalen Fähigkeit *(Functional Ability),* d. h. es geht darum, wie ältere Menschen in ihren Alltagsvollzügen mit unterschiedlichsten Konstellationen von Ressourcenverlusten (z. B. Multimorbidität) zurechtkommen. Zum anderen wird die Rolle von Umweltbedingungen sehr stark gemacht, d. h. die Funktionalität älterer Menschen wird in starkem Maße als durch stützende, fördernde oder behindernde Kontexte mitbestimmt betrachtet. 2020 hat die WHO sogar die *Decade of Healthy Aging* ausgerufen, d. h. es ist anzunehmen, dass das Konzept des ‚gesunden Alterns' in den nächsten Jahren starken Auftrieb erfahren wird.

3 Zwischenfazit: Erfolgreiches Alter – Ja oder Nein?

Was kann man nun aus dieser ersten Übersicht ableiten? Können wir eventuell das Konzept des erfolgreichen Alterns einfach als überholt vergessen? Das wäre wohl keine gute Idee, denn dann würden wir als Alternsforschende mit nur halbgefüllten Händen dastehen, wenn wir gefragt würden, was gutes Altern bedeutet. Sollen wir andererseits stets all die genannten Konzepte – ‚erfolgreiches', ‚aktives' und ‚gesundes Altern' – verwenden? Das wäre wohl eine Überforderung. So ist unsere Antwort, sich auf jenes Konzept zu konzentrieren, das bislang die fruchtbarsten Diskussionen in der Gerontologie ausgelöst hat und weiter auslöst. Dies scheint uns nur für das Konzept des erfolgreichen Alterns der Fall zu sein.

Zum Ersten sind die Arbeiten zu subjektivem Wohlbefinden zwar sicher eines der markierenden Gebiete der modernen Alternsforschung wie der Sozial- und Verhaltenswissenschaften generell (Diener et al., 2017); aber es besteht zwischenzeitlich auch weitgehende Einigkeit darüber, dass eine rein subjektiv ausgerichtete Perspektive in Bezug auf gutes Altern zu kurz greifen würden. Biogerontologie, Geriatrie, aber auch die Alterssoziologie, Ökologische Gerontologie und andere würden ihr Veto einlegen.

Zum Zweiten hat sich aus unserer Sicht die Debatte um aktives Altern nicht so entwickelt, dass sie für ein umfassendes Verständnis von gutem Altern heute ausreichen würde. Eher ist es so, dass sich nach einem umfassenden Anspruch das Konzept des *Active Aging* mittlerweile immer stärker auf einige wichtige Positionen zurückgezogen hat, nämlich auf Sichtweisen der alternden Arbeitsgesellschaft und der gesellschaftlichen Ressourcen von Altern heute, insgesamt also eher auf eine politische Forderungsperspektive. Das ist wichtig, aber für gutes Altern wohl zu sehr auf der ‚Makroebene' lokalisiert.

Drittens ist das Konzept des *Healthy Aging* ein sperriges. Es kommt gemäß der stets ausgeprägten WHO-Ambitionen mit einem hohen Anspruch, scheint aber wenig intellektuelles Potenzial für profunde Auseinandersetzungen mit Fragen des guten Alterns mitzubringen. Wir können jedenfalls nicht erkennen, dass dieses Konzept bislang konzeptuelle und empirische Arbeiten in der Gerontologie wirklich reichhaltig und kontrovers angeregt hätte.

So bleibt viertens nur das Konzept des *Successful Aging,* das zumindest einige Kriterien des Ringens der Alternsforschung um ein Verständnis guten Alterns erfüllt (Tesch-Römer et al., 2022): Es hat ausgiebige Debatten, Kontroversen und empirische Studien ausgelöst, die sich z. B. in zwei Special Issues der Zeitschriften *The Gerontologist* (2015) und *Journal of Gerontology* (2017) manifestierten. Vielleicht kann man vor allem John Rowe und Robert Kahn (1987, 1997, 2015), also jene, die heute vor allem mit Modellen zu *Successful Aging* in der Gerontologie verbunden werden, als moderne Antipoden von Cumming und Henry (1961) sehen. Keine Arbeit bzw. keine Konzeptualisierung sonst in der Gerontologie hat in den zurückliegenden 30 Jahren so viel Kommentare und Kritik ausgelöst wie Rowe und Kahns Modell. Die Vorwürfe sind vielfältig: Zu einseitig, zu elitär, zu sehr in objektiven Indikatoren verhaftet, die dunklen Seiten des Alterns bewusst ignorierend.

Wir möchten im Folgenden daher primär einen anderen Aspekt beleuchten: Wie gehen Modelle des erfolgreichen Alterns mit einem *Testing-the-Limits* um, das darin besteht, dass wir bereits heute und erst recht in Zukunft sehr lange Phasen an gesunder Lebenserwartung, aber auch keineswegs kurze Phasen der Lebenserwartung in Krankheit sowie Pflegebedürftigkeit zu vergegenwärtigen haben? Und damit, dass beide mit der sich fortsetzenden Gesamtlebenserwartung (Kontis et al., 2017) in ähnlicher Proportion zu dieser verhalten, also nicht die eine gegenüber der anderen an relativer Länge gewinnt? Vielmehr scheinen sich in den, im Zuge des weiteren Anstiegs der Lebenserwartung, ‚gewonnenen Jahren‘ sowohl die Phasen gesunder wie kranker Lebenszeit zu verlängern. Mehr Gutes und zugleich mehr Schlechtes also in der Zukunft des Älterwerdens?

4 Realitäten des heutigen und zukünftigen Alterns: Mehr Gutes und mehr Schlechtes als gleichzeitig erwartbare Realität des Alterns

Altwerden hat sich in den zurückliegenden 120 Jahren fundmental gewandelt. Wir leben heute je nach Weltregion grob geschätzt etwa 5–12 Jahre länger als um 1960 und es gilt als robuste Evidenz, dass Ältere rezenter Kohorten funktional und kognitiv gegenüber Gleichaltrigen früherer Kohorten deutlich Kompetenzen hinzugewonnen haben. Das gilt sogar für Hochaltrige über 90-Jahre, wie eine Arbeit von Christensen et al. (2013) gezeigt hat. Auch kohortenbezogene Auswertungen des Deutschen Alterssurveys, einer Repräsentativbefragung von 40- bis 85-Jährigen, die seit 1996 läuft und immer wieder neue, also historisch jüngere Kohorten einbezogen hat, unterstützen den Anstieg unterschiedlicher Gesundheitsindikatoren über die zurückliegenden Dekaden hinweg (Wolff et al., 2017). In den zurückliegenden Jahrzehnten ist aber nicht nur die Lebenserwartung insgesamt angestiegen, sondern auch der relative Anteil der sog. gesunden Lebenserwartung an der Gesamtlebenserwartung (*Healthy Life Expectancy;* Harper, 2014). Das Modell der *Compression of Morbidity* sagte schon Anfang der 1980er Jahren (Fries et al., 2011) voraus, dass sich schwere Erkrankungen und funktionale Behinderungen im historischen Wandel immer stärker am Lebensende verdichten könnten. Gründe dafür wären die allgemeine Verbesserung von Lebensverhältnissen, der medizinische Behandlungsfortschritt allgemein sowie das immer stärkere Ausschöpfen lebenslanger Präventionsstrategien durch immer gesündere Lebensstile (Fries et al., 2011). In einem idealen Zukunftsszenario würde die Wahrscheinlichkeit des Auftretens von schweren Erkrankungen und Behinderungen sich immer mehr abschwächen und die Wahrscheinlichkeit, lange ohne schwerwiegende Einschränkungen zu leben, immer mehr anwachsen.

Die heute verfügbare empirische Datenlage ergibt demgegenüber ein ziemlich gemischtes Bild. Es gibt bedeutsame Studien, die eine historisch anwachsende Kompression in funktionalen Einschränkungen (Manton et al., 2008; Stallard, 2016) und schlechter subjektiver Gesundheit (Doblhammer & Kytir, 2001) gefunden haben. Auf der anderen Seite existiert aber zwischenzeitlich auch Evidenz für eine Expansion von Morbidität und funktionale Einschränkungen (Crimmins & Beltrán-Sánchez, 2011; Perenboom et al., 2005). Insgesamt wird heute bei aller Vorläufigkeit der Datenlage davon ausgegangen, dass Indikatoren für funktionale Einschränkungen die These der Morbiditätskompression eher unterstützen, Maße der Krankheitslast hingegen eher die These der Morbiditätsexpansion (Chatterji et al., 2015). Zudem spielt soziale Ungleichheit eine Rolle: Wenn Morbiditätskompression nachgewiesen wird, sind die Wirkungen ungleich verteilt: Personen mit höherem SES *(Socioeconomic Status)* profitieren stärker (z. B. Jagger et al., 2008).

Ferner haben sich in umfassenden, weltweit angelegten Analysen zwar auf der einen Seite deutliche Hinweise auf einen weiteren Anstieg der gesunden Lebenserwartung ergeben, allerdings gibt es ebenso deutliche Anzeichen für eine Verlängerung der Spanne an kranken Lebensjahren, der so genannten *Unhealthy Life Expectancy* (Salomon et al., 2012). Des Weiteren zeichnen sich antagonistische Effekte in Bezug auf Alternsphasen ab: Im sog. Dritten Alter (Laslett, 1995; Wahl & Ehni, 2020), etwa zwischen 60 und 80 Jahren, sehen wir weitere Verbesserungen der Gesundheit in der Kohortenfolge; allerdings scheint auch die Dauer der in Krankheit und Behinderung zu verbringenden Jahre im Vierten Alter anzuwachsen, vor allem in Gestalt von Pflegebedürftigkeit und Demenz.

Aus diesen Überlegungen und Datenlagen ergibt sich, dass nicht kürzer werdende, sondern eher länger werdende Perioden von *Unhealthy Life Expectancy* den zukünftigen Alternsverlauf zunehmend bestimmen, also die meisten von uns betreffen werden. Dies führt zu unserer zentralen These: Eine Konzeption des erfolgreichen Alterns, welche diese demografisch-epidemiologische Realität nicht abbildet, ist nicht geeignet, Entwicklungen in der empirischen Wirklichkeit beurteilen zu können.

5 Modell des *Successful Aging* nach Rowe und Kahn – und seine Schwierigkeiten

Rowe und Kahn (1987, 1997, 2015) argumentieren, dass sich Erfolg anhand von drei Kriterien charakterisieren lässt (Abb. 1): (1) Möglichst geringe Wahrscheinlichkeit für das Auftreten von Krankheit und Alltagsbehinderung *(disability)*, (2) möglichst hohe Ausprägung in physischen und kognitiven Funktionen sowie (3) aktives Lebensengagement.

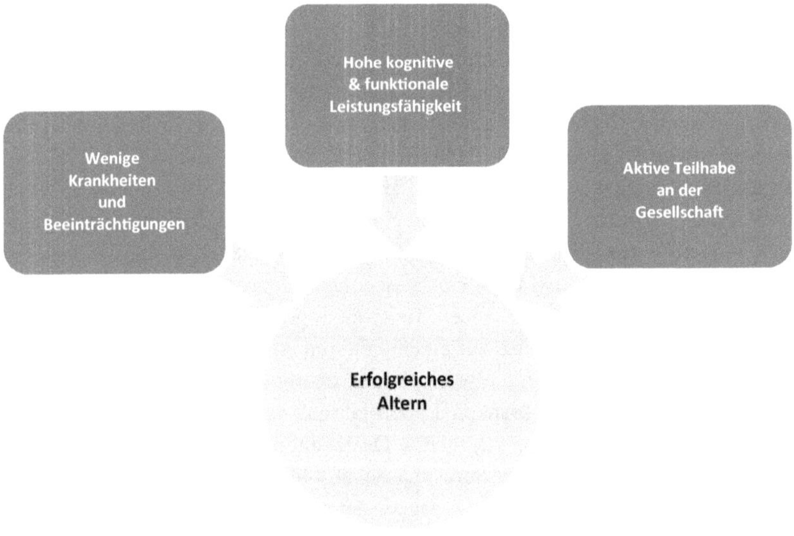

Abb. 1 Das bislang erfolgreichste Modell erfolgreichen Alterns von Rowe und Kahn (modifiziert nach Rowe & Kahn, 1997, S. 433): Drei zentrale Kriterien

Zunächst ist positiv hervorzuheben, dass es Rowe und Kahn in ihren frühen Beiträgen vor allem darum ging, der beharrlichen Defizitperspektive des Alterns eine visionäre Sicht dessen, was auch im höheren Lebensalter grundsätzlich möglich ist, gegenüberzustellen. Auch stellten Rowe und Kahn die Plastizität des Älterwerdens ganz nach vorne und zwar sowohl auf der individuellen wie der kulturellen Ebene. Der Übergang vom einem heute (noch) dominanten *Usual Aging* in ein *Successful Aging* könnte etwa durch deutlich verstärkte und lebenslang angelegte Präventionsanstrengungen unterstützt werden. Auf der kulturellen Ebene könnte es etwa gelten, vorhandene Potenziale älterer Menschen durch niederschwellige Opportunitätsstrukturen noch besser zu nutzen, z. B. Lebens- und Erfahrungswissen von Älteren einbringen, anregende Formen von Freiwilligenarbeit schaffen, Kommunikations- und Informationstechnologien mit Quartiersarbeit vernetzen.

Leider aber ist der Diskurs zu erfolgreichem Altern in der Rowe-Kahn'schen Diktion kein Freund des sehr hohen, sogenannten Vierten Alters und damit sicherlich auch nicht von Pflegebedürftigkeit, die spät im Leben, etwa ab dem 80. Lebensjahr, mit einer wachsenden Wahrscheinlichkeit auftritt. Hank et al. (2011) haben z. B. im europäischen Vergleich mithilfe einer Modellierung der Rowe-Kahn Kriterien anhand von SHARE *(Survey of Health, Ageing and Retirement in Europe)* Daten gefunden, dass selbst in einem Land wie Dänemark nur jede fünfte Person über 65 Jahre als ‚erfolgreich' eingestuft werden konnte; in Polen waren es sogar nur 1,6 % der über 65-Jährigen. McLaughlin et al. (2010) kamen in einer amerikanischen Studie mit der HRS *(Health and Retirement Study)* auf einen Wert von 11,9 % und 6,5 % bei den 75–84-Jährigen und 1,7 % bei den 85+. Rezent wurden in einer großen Stichprobe von 1.863 80 Jahre und Älteren, die in Nordrhein-Westfalen untersucht wurde, 9 % als erfolgreich alternd nach den Kahn-Rowe-Kriterien eingestuft (Plugge, 2021).

Wenn ein allseits in der Gerontologie diskutiertes und rezipiertes Modell des erfolgreichen Alterns nur eine so kleine Minderheit von Menschen im hohen und sehr hohen Alter einschließt, dann dürften die Antworten des Rowe-Kahn Modells auf die eingangs gestellten Fragen als problematisch eingestuft werden. Lässt sich das Modell auf Pflegebedürftigkeit ein? Die Antwort lautet wohl ‚nein'. Lässt es Pflegebedürftigkeit also grundsätzlich außen vor? Hier heißt es wohl ‚ja'. Kann man sich im Rahmen des Modells überhaupt vorstellen, dass erfolgreiches Altern unter den Bedingungen von Pflegebedürftigkeit möglich sein könnte? Auch diese Frage muss man wohl verneinen.

Hinzu kommt, unseren obigen Überlegungen folgend: Wenn es immer mehr zur Realität für uns alle wird, dass wir eine Phase spät im Leben durchlaufen, die nur sehr eingeschränkt mit den Indikatoren des Modells von Rowe und

Kahn kompatibel ist, dann würde der vielleicht ohnehin nicht sehr hohe Anteil an erfolgreich Alternden im Dritten Alter im darauffolgenden Vierten Alter in die Bedeutungslosigkeit versinken. Dies ist eine bedenkliche Vorstellung: Gutes Altern ist möglich für die ‚jüngeren' Alten, doch unrealisierbar für die ‚alten' Alten und Hochbetagten.

6 Erfolgreiches Altern und Pflegebedürftigkeit: Ein integrativer Vorschlag

Wir argumentieren, dass gerade in der fragilen Phase der Hochaltrigkeit das Konzept des erfolgreichen Alterns neu gewendet und fruchtbar gemacht werden kann (Tesch-Römer & Wahl, 2017; Tesch-Römer, 2020; Tesch-Römer et al., 2022; Wahl, 2020). Erfolgreiches Altern könnte auch in der Situation schwerer gesundheitlicher Beeinträchtigungen möglich sein, wenn individuelle, kontextuelle und gesundheitspolitische Weichen für eine umfassende und integrierende Alterskultur gestellt würden. Das könnte beispielsweise niederschwellige und flexible psychosoziale Beratungs- und Schulungsangebote für die oftmals bereits selbst im Dritten Alter befindlichen pflegenden Angehörigen ebenso bedeuten wie Psychotherapie im Pflegeheim (Deutsches Ärzteblatt, 2015) oder die Nutzung von digitalen Medien zur Steigerung von Partizipation im Quartier bei alleinlebenden hochaltrigen Menschen (Czaja et al., 2018). Es müsste auch keineswegs bedeuten, Ideen von *Agency* im Vierten Alter ganz aufzugeben. Hohe Autonomie gehört ja zumindest im europäischen Raum zu den Kennzeichen eines guten Lebens überhaupt; es würde schwierig werden, würden wir diese Idee für eine komplette und durchaus nicht kurze Lebensphase wie das Vierte Alter ganz aufgeben. Aber es geht im Vierten Alter wohl schon um eine signifikante Re-Balancierung von *Agency* und *Communion* (siehe auch Bakan, 1966; Kruse, 2005, 2017). Mit *Communion* sind dabei alle Formen eines sorgenden Miteinanders von informellen Pflegebeziehungen bis hin zu Beziehungen mit Professionellen in Langzeitpflegeeinrichtungen angesprochen.

Nun plädieren wir nicht für ein Aufgeben des Modells von Rowe und Kahn, sondern für dessen Erweiterung bzw. Aussöhnung mit der zunehmenden Wahrscheinlichkeit immer länger werdender Verletzlichkeit im Vierten Alter (Abb. 2).

In unterschiedliche philosophisch-ethische Traditionen eingeordnet könnte dies, wie in Abb. 2 dargestellt, bedeuten, den Pragmatismus von Rowe und Kahn zu verknüpfen mit Annahmen der *Care*-Ethik (Sander-Staudt, 2015; Tronto, 2014) und des *Capability*-Ansatzes von Amartya Sen (1993). Pflegeethik, wie wir sie hier verstehen möchten, geht von der fundamentalen Prämisse aus, dass

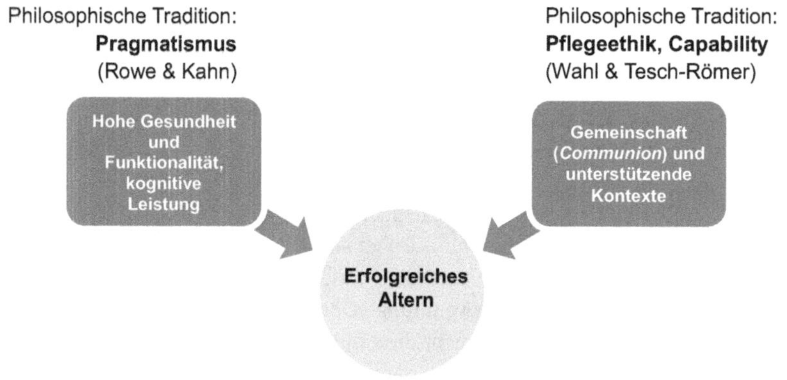

Abb. 2 Ein erweitertes Modell erfolgreichen Alterns

Beziehungen und Abhängigkeiten von Menschen untereinander unverzichtbarer Bestandteil von guter menschlicher Entwicklung sind (Sander-Staudt, 2015). Wie Tronto (2014) argumentiert, sind es insbesondere vier Elemente, die Pflegeethik ausmachen: (1) Pflegebedarfe erkennen *(Caring about)* (2) Verantwortung für Pflege übernehmen *(Taking Care of),* (3) Pflege geben *(Caregiving)* und (4) Pflege erhalten *(Care-Receiving).* Diese Elemente, so die weitere Annahme, besitzen Gültigkeit auf individueller und gesellschaftlich-politischer Ebene: „*Care signifies the principal element in welfare production and the welfare-state institutional network*" (Geissler & Pfau-Effinger, 2005, S. 4). Sens (1993) Ansatz verstehen wir komplementär zu Pflegeethik, ausgehend von seinen drei zentralen und schwer zu übersetzenden Konzepten *Functionings, Commodities* und *Capabilities.* Bei *Functionings* geht es Sen um Lebensziele, bei *Commodities* um vorhandene oder nicht vorhandene Ressourcen und bei *Capabilities* um Opportunitätsstrukturen. Letztere müssen nach Sen im Sinne von Person und Kontext gesehen werden, d. h. Ermöglichungs- oder Unmöglichkeitsstrukturen einschließlich sozialer Ungleichheiten sind zentral für erfolgreiches Altern und Lebensglück. Alle drei Aspekte werden von Sen als zwischen Handelnden höchst divers betrachtet. Das passt gut zu der in der Gerontologie zentral hervorgehobenen Heterogenität des Alterns und gleichzeitig zu der Idee der Äquifinalität von menschlicher Entwicklung, also der grundsätzlich verschiedensten Wege zum Erreichen von Zielen – und damit auch erfolgreichen Alterns unabhängig von der individuellen Lebenslage.

7 Schluss: Zusammenfassende Überlegungen

Pflegebedürftigkeit ist ein bedeutsamer Prüfstein für erfolgreiches Altern und durch Erweiterung des Modells von Rowe und Kahn (1997, 2015) in den Diskurs zu erfolgreichem Altern integrierbar. Allerdings scheint dies nur möglich, wenn der an Handlungsfähigkeit und Funktionalität orientierte pragmatische Ansatz von Rowe und Kahn mit einem an Pflegeethik und *Capabilities* ausgerichteten Zugang verbunden bzw. versöhnt wird. Dabei sind derzeit allerdings die Kriterien von Rowe und Kahn wesentlich deutlicher ausbuchstabiert als die ergänzenden Kriterien der vorgeschlagenen Erweiterung. Denn eines sollte klar sein: Unsere Erweiterung ist nicht so zu verstehen, dass nun jegliche Alternsform als erfolgreich eingeordnet werden kann und damit jegliche Differenzierung verloren ginge. Damit wäre nicht viel gewonnen. Vorstellbar wären z. B. als weitere Kriterien die Bewertung der physisch-technischen Umwelt als vieles ermöglichend *(Enabling)*, was etwa weitgehende Barrierefreiheit, das Vorhandensein von gut zugänglichen und abrufbaren Umweltressourcen wie medizinischen Diensten, Rehabilitationseinrichtungen, öffentlicher Personennahverkehr oder Einkaufsmöglichkeiten beinhalten könnte. Ergänzende Kriterien könnten sein: Angebot und Nutzbarkeit hochwertiger Pflegedienste, ein stabiles soziales Netzwerk und quartiersbezogene Unterstützungsleistungen.

Würden in der Folge derartige Kriterien angewandt, würden die bisher nicht akzeptierbar niedrigen Raten an erfolgreich alternden Personen auch in der Gruppe der hochaltrigen Menschen deutlich ansteigen, aber wohl auch nicht exorbitant. So lebten in 2014 nach Daten des Deutschen Alterssurvey (Nowossadeck & Engstler, 2016) unter 40–85-Jährigen nur 2,9 % in einer barrierearmen Wohnung. Personen, die in 2014 eine Gehhilfe, Rollator oder Rollstuhl benutzten, stand nur in 6,9 % der Wohnungen weitgehende Barrierefreiheit zur Verfügung. Es scheint also, dass beispielsweise ein Element erfolgreichen Alterns bei Pflegebedürftigkeit, nämlich eine optimale angepasste physisch-architektonische Umwelt, bei den etwa 3,5 Mio. pflegebedürftigen Menschen in Deutschland derzeit noch weit verfehlt wird. Kriterien erfolgreichen Alterns würde nach unserem Vorschlag auch die optimale psychosoziale Stützung von pflegenden Angehörigen umfassen. Auch hier würden viele Pflegebeziehungen wohl eher keine guten Noten erhalten und nicht als erfolgreiche Konstellationen eingeschätzt werden (Wilz & Pfeiffer, 2019). Schließlich sind auch die gerade rezent herausgestellten Potenziale digitaler Technologien (Deutscher Bundestag, 2020) bei vielen (aber keineswegs allen) Pflegebedürftigen sowie ihren formellen und informellen Hilfspersonen angekommen. Prognosen in Bezug auf Raten erfolgreicher Pflegebeziehungen sind nach derartigen Überlegungen und skizzierten Kriterien sicher gewagt, aber wir würden sehr grob schätzen, dass sie unter 20 % bleiben würden.

Wie sieht es nach all diesen Erörterungen mit dem heuristischen Wert des Konstrukts *Successful Aging* aus? Es scheint, wie wir oben argumentiert haben, zu den bis heute am meisten rezeptierten (und am stärksten kontrovers diskutierten) Konzepten zu gehören, aber dies mag am Ende nicht als Berechtigungsgrund ausreichen. Wir selbst würden unter Einbezug der vorgeschlagenen Erweiterung speziell des Modells von Rowe und Kahn in der Tat dafür plädieren, an diesem in der Gerontologie gesetzten Konzept festzuhalten – aus vier Gründen: (1) das Konzept ist visionär und impliziert, dass Altern nicht nur unabänderliches biologisches Schicksal, sondern auch durch Interventionen modifizierbar ist. (2) Das Konzept ist verständlich, kann breit und ohne ausufernde Erklärungen verstanden werden. (3) Das Konzept ist normativ und sollte auch in Zukunft auf klar operationalisierten Kriterien aufbauen, was aus unserer Sicht hilfreich für den gesellschaftlichen Diskurs ist. (4) Das Konzept kann Hoffnung verbreiten dahingehend, dass der Übergang vom Dritten Alter ins Vierte Alter keineswegs für viele mit einem Verlassen des Terrains des erfolgreichen Alterns verbunden ist.

Literatur

Bakan, D. (1966). *The duality of human existence*. Rand McNally.

Birren, J. E., Lubben, J., Rowe, J., & Deutchman, D. (Hrsg.). (1991). *The concept and measurement of quality of life in the frail elderly*. Academic Press.

Chatterji, S., Byles, J., Cutler, D., Seeman, T., & Verdes, E. (2015). Health, functioning, and disability in older adults—present status and future implications. *The Lancet, 385*, 563–575. https://doi.org/10.1016/S0140-6736(14)61462-8.

Christensen, K., Thinggaard, M., Oksuzyan, A., Steenstrup, T., Andersen-Ranberg, K., Jeune, B., McGue, M., & Vaupel, J. W. (2013). Physical and cognitive functioning of people older than 90 years: A comparison of two Danish cohorts born 10 years apart. *The Lancet, 382*, 1507–1513. https://doi.org/10.1016/S0140-6736(13)60777-1.

Crimmins, E. M., & Beltrán-Sánchez, H. (2011). Mortality and morbidity trends: Is there compression of morbidity? *The Journals of Gerontology Series B: Psychological Sciences and Social Sciences, 66B*, 75–86. https://doi.org/10.1093/geronb/gbq088.

Cumming, E., & Henry, W. E. (1961). *Growing old: The process of disengagement*. Basic Books.

Czaja, S. J., Boot, W. R., Charness, N., Rogers, W. A., & Sharit, J. (2018). Improving social support for older adults through technology: Findings from the PRISM randomized controlled trial. *The Gerontologist, 58*, 467–477. https://doi.org/10.1093/geront/gnw249.

Deutscher Bundestag. (2020, 13. August). *Achter Bericht zur Lage der älteren Generation in der Bundesrepublik Deutschland: Ältere Menschen und Digitalisierung – und Stellungnahme der Bundesregierung*. https://www.achter-altersbericht.de/bericht.

Deutsches Ärzteblatt. (2015, 10. März). *Psychotherapie mit Hochbetagten: Nicht angemessen versorgt*. https://www.aerzteblatt.de/archiv/168732/Psychotherapie-mit-Hochbetagten-Nicht-angemessen-versorgt.

Depp, C., & Jeste, D. (2006). Definitions and predictors of successful ageing: A comprehensive review of larger quantitative studies. *American Journal of Geriatric Psychiatry, 14*, 6–20. https://doi.org/10.1097/01.JGP.0000192501.03069.bc.

Diener, E., Heintzelman, S. J., Kushlev, K., Tay, L., Wirtz, D., Lutes, L. D., & Oishi, S. (2017). Findings all psychologists should know from the new science on subjective well-being. *Canadian Psychology/Psychologie canadienne, 58*(2), 87–104. https://doi.org/10.1037/cap0000063.

Diggs, J. (2008). Activity theory of aging. In S. J. Loue & M. Sajatovic (Hrsg.), *Encyclopedia of Aging and Public Health*. Springer. https://doi.org/10.1007/978-0-387-33754-8.

Doblhammer, G., & Kytir, J. (2001). Compression or expansion of morbidity? Trends in healthy-life expectancy in the elderly Austrian population between 1978 and 1998. *Social Science and Medicine, 52*, 385–391. https://doi.org/10.1016/S0277-9536(00)00141-6.

Erikson, E. H. (1950). *Childhood and society*. Norton & Company.

Fredrickson, B. L. (2001). The role of positive emotions in positive psychology: The broaden-and-build theory of positive emotions. *American Psychologist, 56*, 218–226. https://doi.org/10.1037/0003-066X.56.3.218.

Fries, J. F., Bruce, B., & Chakravarty, E. (2011). Compression of morbidity 1980–2011: A focused review of paradigms and progress. *Journal of Aging Research,11,* Artikel 261702. https://doi.org/10.4061/2011/261702.

Geissler, B., & Pfau-Effinger, B. (2005). Change in European care arrangements. In B. Pfau-Effinger & B. Geissler (Hrsg.), *Care and social integration in European societies* (S. 3–19). Policy Press.

Hank, K. (2011). How „successful" do older Europeans age? Findings from SHARE. *The Journals of Gerontology: Series B: Psychological Sciences and Social Sciences, 66B*, 230–236. https://doi.org/10.1093/geronb/gbq089.

Harper, S. (2014). Economic and social implications of aging societies. *Science, 346*, 587–591. https://doi.org/10.1126/science.1254405.

Havighurst, R. J. (1961). Successful aging. *The Gerontologist, 1*, 8–13. https://doi.org/10.1093/geront/1.1.8.

Havighurst, R. J. (1963). Successful aging. In R. H. Williams, C. Tibbitts, & W. Donahue (Hrsg.), *Processes of aging* (S. 299–320). Atherton Press.

Havighurst, R. J., & Albrecht, R. E. (1953). *Older people*. Longmans Green.

Heckhausen, J., Wrosch, C., & Schulz, R. (2019). Agency and motivation in adulthood and old age. *Annual Review of Psychology, 70*, 191–217. https://doi.org/10.1146/annurev-psych-010418-103043.

Hertzog, C., Kramer, A. F., Wilson, R. S., & Lindenberger, U. (2009). Enrichment effects on adult cognitive development: Can the functional capacity of older adults be preserved and enhanced? *Psychological Science in the Public Interest, 9*, 1–65. https://doi.org/10.1111/j.1539-6053.2009.01034.x.

Hoyt, D. R., & Creech, J. C. (1983). The life satisfaction index: A methodological and theoretical critique. *Journal of Gerontology, 38*, 111–116. https://doi.org/10.1093/geronj/38.1.111.

Jagger, C., Gillies, C., Moscone, F., Cambois, E., Van Oyen, H., Nusselder, W., Robine, J.-M., & EHLEIS Team. (2008). Inequalities in healthy life years in the 25 countries of the European Union in 2005: A cross-national meta-regression analysis. *The Lancet, 372*(9656), 2124–2131. https://doi.org/10.1016/s0140-6736(08)61594-9.

Kontis, V., Bennett, J. E., Mathers, C. D., Li, G., & Foreman, K. (2017). Future life expectancy in 35 industrialised countries: Projections with a Bayesian model ensemble. *The Lancet, 389*, P1323–1335. https://doi.org/10.1016/S0140-6736(16)32381-9.

Kruse, A. (2005). Selbstständigkeit, bewusst angenommene Abhängigkeit, Selbstverantwortung und Mitverantwortung als zentrale Kategorien einer ethischen Betrachtung des Alters. *Zeitschrift für Gerontologie und Geriatrie, 38*, 273–287. https://doi.org/10.1007/s00391-005-0323-9.

Kruse, A. (2017). *Lebensphase hohes Alter*. Springer.

Kunzmann, U., Little, T. D., & Smith, J. (2000). Is age-related stability of subjective well-being a paradox? Cross-sectional and longitudinal evidence from the Berlin Aging Study. *Psychology and Aging, 15*, 511–526. https://doi.org/10.1037/0882-7974.15.3.511.

Laslett, P. (1995). *Das Dritte Alter – historische Soziologie des Alterns*. Juventa.

Lerner, R. M., & Busch-Rossnagel, N. A. (Hrsg.). (1981). *Individuals as producers of their development: A life-span perspective*. Academic Press.

Manton, K. G., Gu, X., & Lowrimore, G. R. (2008). Cohort changes in active life expectancy in the US elderly population: Experience from the 1982–2004 national long-term care survey. *The Journals of Gerontology Series B: Psychological Sciences and Social Sciences, 63*, S269–S281. https://doi.org/10.1093/geronb/63.5.S269.

McLaughlin, S. J., Connell, C. M., Heeringa, S. G., Li, L. W., & Roberts, J. S. (2010). Successful aging in the United States: Prevalence estimates from a national sample of older adults. *The Journals of Gerontology, Series B: Psychological Sciences and Social Sciences, 65B*, 216–226. https://doi.org/10.1093/geronb/gbp101.

Markus, H., & Nurius, P. (1986). Possible selves. *American Psychologist, 41*, 954–969. https://doi.org/10.1037/0003-066X.41.9.954.

Neugarten, B. L., Havighurst, R. J., & Tobin, S. S. (1961). The measurement of life satisfaction. *Journal of Gerontology, 16*, 134–143. https://doi.org/10.1093/geronj/16.2.134.

Nowossadeck, S., & Engstler, H. (2016). Wohnen und Wohnkosten im Alter. In K. Mahne, J. K. Wolff, J. Simonson, & C. Tesch-Römer (Hrsg.), *Altern im Wandel. Zwei Jahrzehnte Deutscher Alterssurvey (DEAS)* (S. 299–314). Deutsches Zentrum für Altersfragen.

Perenboom, R. J., van Herten, L. M., Boshuizen, H. C., & van Den Bos, G. A. (2005). Life expectancy without chronic morbidity: Trends in gender and socioeconomic disparities. *Public Health Reports, 120*, 46–54. https://doi.org/10.1177/003335490512000109.

Plugge, M. (2021). Successful ageing in the oldest old: Objectively and subjectively measured evidence from a population-based survey in Germany. *European Journal of Ageing, 18*(4), 537–547. https://doi.org/10.1007/s10433-021-00609-7.

Rowe, J. W., & Kahn, R. L. (1987). Human aging: Usual and successful. *Science, 237*, 143–149. https://doi.org/10.1126/science.3299702.

Rowe, J. W., & Kahn, R. L. (1997). Successful aging. *The Gerontologist, 37*(4), 433–440. https://doi.org/10.1093/geront/37.4.433.
Rowe, J. W., & Kahn, R. L. (2015). Successful aging 2.0: Conceptual expansions for the 21st century. *The Journals of Gerontology Series B: Psychological Sciences and Social Sciences, 70*, 593–596. https://doi.org/10.1093/geronb/gbv025.
Salomon, J. A., Wang, H., Freeman, M. K., Vos, T., Flaxman, A. D., Lopez, A. D., & Murray, C. J. (2012). Healthy life expectancy for 187 countries, 1990–2010: A systematic analysis for the global burden disease study 2010. *The Lancet, 380*(9859), 2144–2162. https://doi.org/10.1016/S0140-6736(12)61690-0.
Sander-Staudt, M. (2015). Care ethics. In J. Fieser & B. Dowden (Hrsg.), *The Internet Encyclopedia of Philosophy*. N.a. https://iep.utm.edu/care-ethics/.
Sen, A. (1993). Capability and well-being. In M. C. Nussbaum & A. Sen (Hrsg.), *The quality of life* (S. 30–53). Clarendon.
SOEP. (2017, 17. März). *SOEP-Analyse des DIW Berlin zum Weltglückstag am 20. März: Lebenszufriedenheit in Ostdeutschland holt auf.* [Pressemeldung]. https://www.diw.de/de/diw_01.c.554636.de/soep_analyse_des_diw_berlin_zum_weltglueckstag_am_20_maerz_lebenszufriedenheit_in_ostdeutschland_holt_auf.html.
Stallard, E. (2016). Compression of morbidity and mortality: New perspectives. *North American Actuarial Journal, 20*, 341–354. https://doi.org/10.1080/10920277.2016.1227269.
Tesch-Römer, C. (2020). Successful aging 2.0. In D. Gu & M. E. Dupre (Hrsg.), *Encyclopedia of Gerontology and population aging*. Springer. https://doi.org/10.1007/978-3-319-69892-2_479-1.
Tesch-Römer, C., & Wahl, H.-W. (2017). Successful aging and aging with care needs: Arguments for a comprehensive concept of successful aging. *Journal of Gerontology: Social Sciences, 72*, 310–318. https://doi.org/10.1093/geronb/gbw162.
Tesch-Römer, C., Wahl, H.-W., Rattan, S., & Ayalon, L. (2022). *Successful aging: Ambition and ambivalence*. Oxford University Press.
Tronto, J. (2014). Care ethics. In M. T. Gibbons, D. Coole, E. Ellis, & K. Ferguson (Hrsg.), *The encyclopedia of political thought* (S. 251–263). Wiley-Blackwell.
Wahl, H. (2020). Aging successfully: Possible in principle? Possible for all? Desirable for all? *Integrative Psychological and Behavioral Science, 54*, 251–268. https://doi.org/10.1007/s12124-020-09513-8.
Wahl, H.-W., & Ehni, H.-J. (2020). Advanced old age as a developmental dilemma: An in-depth comparison of established fourth age conceptualizations. *Journal of Aging Studies., 55,* 100896. https://doi.org/10.1016/j.jaging.2020.100896.
Walker, A. (2002). A strategy for active aging. *International Social Security Review, 55*, 121–139. https://doi.org/10.1111/1468-246X.00118.
Wilz, G., & Pfeiffer, K. (2019). *Pflegende Angehörige*. Hogrefe.
Wolff, J. K., Nowossadeck, S., & Spuling, S. M. (2017). Altern nachfolgende Kohorten gesünder? Selbstberichtete Erkrankungen und funktionale Gesundheit im Kohortenvergleich. In K. Mahne, J. K. Wolff, J. Simonson & C. Tesch- Römer (Hrsg.), *Altern im Wandel: Zwei Jahrzehnte Deutscher Alterssurvey (DEAS)* (S. 125–138). Springer VS
World Health Organization (WHO). (2002). *Active ageing: A policy framework.* World Health Organization.

World Health Organization (WHO). (2015). *World Report on Ageing and Health*. World Health Organization.
World Health Organization (WHO). (2020, 30. August). *Decade of Healthy Ageing*. https://www.who.int/ageing/decade-of-healthy-ageing.

Ideal und Lebenswirklichkeit des Älterwerdens

Erfolgreiches Altern: Entwicklungspsychologische Näherungen

Andreas Kruse

> Mein Gott, dir sag ich Dank,
> Dass du die Jugend mir bis über alle Wipfel
> In Morgenrot getaucht und Klang,
> Und auf des Lebens Gipfel,
> Bevor der Tag geendet,
> Vom Herzen unbewacht
> Den falschen Glanz gewendet,
> Dass ich nicht taumle ruhmgeblendet,
> Da nun herein die Nacht
> Dunkelt in ernster Pracht.
>
> *Joseph von Eichendorff (1788–1857)*, „Dank"

1 Einleitung

Was hat dieses Gedicht von Joseph von Eichendorff mit dem Nachdenken über erfolgreiches Altern zu tun? Erfolgreiches Altern lässt sich, folgt man den Aussagen dieses Gedichts, auch als Prozess zunehmend differenzierter Selbst- und Weltgestaltung auf der Grundlage reflektierter Lebenserfahrungen und daraus hervorgehenden Lebenswissens verstehen. Dabei schließt die Reflexion der

A. Kruse (✉)
Universität Heidelberg, Heidelberg, Deutschland
E-Mail: akruse.gero.unihd@gmail.com

L. Pfaller und M. Schweda (Hrsg.), *„Successful Aging"?*, Altern & Gesellschaft,
https://doi.org/10.1007/978-3-658-41465-8_5

Lebenserfahrungen auch den Rückblick auf die Biografie – verstanden als Lebenslauf in seinen *subjektiv* bedeutsamen Aspekten – mit ein, der in diesem Gedicht positiv ausfällt, mithin auf die Annahme des eigenen Lebens (in seinen Höhen wie in seinen Tiefen) deutet. In einer einflussreichen Arbeit zur Rezeption der Lyrik von Eichendorff merkt Theodor Wiesengrund Adorno (1958) übrigens an, dass dieser Dichter das „verherrlicht, was ist" (S. 122) und dabei doch „nicht das Seiende meint" (S. 123); er sei kein Dichter der „Heimat", sondern einer des „Heimwehs" gewesen (S. 124); er habe nicht unmittelbar, sondern vielmehr „mit einem Akzent unfehlbaren metaphysischen Takts" (S. 124) die beseligte Natur ausgesprochen. Dies bedeutet, auf unser Thema bezogen: Dieses Gedicht beschreibt die seelisch-geistige Dimension des Menschen als einen Prozess *lebenslang* gegebener Potenzialverwirklichung, die auf einer in allen Lebensphasen gegebenen *Offenheit* für neue Erlebens- und Erfahrungsqualitäten gründet, mithin auf der Fähigkeit und Bereitschaft, sich auf den *Geschehensfluss,* als der das Psychische immer zu begreifen ist (Bergson, 2016), einzulassen.

Zunächst: Die im ‚hohen Alter' stehende Person sieht sich in die Weite der Natur (man könnte auch sagen: in den Kosmos, in die göttliche Ordnung) gestellt. Sie erfährt sich somit als Teil eines umfassenden Ganzen; ein für das Lebensgefühl alter Menschen bedeutsamer Aspekt (Kruse & Schmitt, 2018; Tornstam, 2005). Die Person blickt auf ihre Biografie zurück, wobei dieser Lebensrückblick als ein ‚konstruktiver', nämlich persönlich gewichtender Prozess zu begreifen ist (Birren & Deutchman, 1991; Butler, 1963); und in diesem Lebensrückblick fällt der Blick auf die Jugend, die selbst dann, wenn sie *auch* von Entbehrungen bestimmt war, doch vielfach als Phase des Aufbruchs, der Lebensfülle und des Perspektivenreichtums gedeutet wird (Pratt et al., 2020). Schließlich rückt in diesem Gedicht das mittlere Erwachsenenalter in das Zentrum: Diesem wird die „Entwicklungsaufgabe" (ein von Robert Havighurst im Jahre 1948 eingeführter Begriff) zugeordnet, sich mit den eigenen Ressourcen *und* Grenzen auseinanderzusetzen (Heckhausen et al., 2019), um auf der Grundlage eines solcherart differenzierten Selbstbildes zu einer persönlich sinnerfüllten Selbst- und Lebensgestaltung im Alter zu gelangen. Das Alter schließlich wird als eine von Erfahrungen der Verletzlichkeit und Endlichkeit *mit*bestimmte Lebensphase gedeutet (Erikson & Erikson, 1998), zugleich aber als Lebensphase, in der das Individuum zu einem erweiterten, vertieften Lebenswissen gelangen kann (Kruse, 2017; Schmitt, 2012; Staudinger, 2005).

Die Tragfähigkeit von Konzepten und Modellen erfolgreichen Alterns als Grundlage oder Kompass individueller wie gesellschaftlicher Bemühungen um die Förderung und Verwirklichung guten, zufriedenen Alterns hängt aus der Perspektive des Autors entschieden davon ab, dass es gelingt, Möglichkeiten und

Grenzen der Selbst- und Weltgestaltung, Vulnerabilität und Potenzialität zu integrieren. Vor diesem Hintergrund werden im Folgenden zunächst gerontologische Leitbilder erfolgreichen Alterns dargestellt und kritisch reflektiert: Inwieweit werden derartige Leitbilder sowohl der individuellen als auch der politischen und sozialen Verantwortung für Ermöglichung und Verwirklichung guten Alterns gerecht (siehe dazu auch Tesch-Römer et al., 2021)? Inwieweit werden soziale Ungleichheiten, die mit unterschiedlichen Möglichkeiten der Gestaltung eigenen Alterns einhergehen, ausreichend reflektiert? Sodann geht der Beitrag auf empirische Untersuchungen ein, die – gerade auch vor dem Hintergrund divergierender Leitbilder und Operationalisierungen erfolgreichen Alterns – versuchen, die Innenperspektive älterer Menschen abzubilden (Birren, 1999).

2 Gerontologische Leitbilder erfolgreichen Alterns

Mit Katz und Calasanti (2015) kann erfolgreiches Altern, unabhängig von substanzieller Kritik, die nach Auffassung der Autorin und des Autors gegen dieses Konzept vorgebracht werden kann, als eine der erfolgreichsten Ideen der Gerontologie bezeichnet werden. Nachdem sich frühe Wurzeln bereits in Abhandlungen der Renaissance finden lassen (Gilleard, 2013), taucht die Idee in ihrer modernen Form in den 1950er Jahren auf und kristallisiert sich seit den 1980er Jahren – bis heute – insbesondere im Werk bzw. in der Tradition von Rowe und Kahn. Als eine erste für die Entwicklung der hier infrage stehenden Forschungstradition(en) wegweisende Arbeit sei die in der ersten Ausgabe des *Gerontologist* im Jahre 1961 unter dem Titel *Successful Aging* erschiene Arbeit von Robert Havighurst genannt (Havighurst, 1961). In dieser werden die beiden konkurrierenden Positionen der *Aktivitätstheorie* und der *Disengagementtheorie* einander gegenübergestellt. Aus der Perspektive ersterer ist erfolgreiches Altern dadurch gekennzeichnet, dass Aktivitäten und Einstellungen des mittleren Erwachsenenalters so lange wie möglich aufrechterhalten werden. Aus der Perspektive letzterer spiegelt sich erfolgreiches Altern darin wider, dass Menschen den zunehmenden Rückzug aus aktiven Lebensbezügen wünschen oder zumindest bewusst akzeptieren. Beiden Theorien geht es letztlich um die Möglichkeit der Aufrechterhaltung von Zufriedenheit im Alternsprozess.

Ursula Lehr und Hans Thomae haben schon früh auf die Notwendigkeit hingewiesen, die psychischen Prozesse, die für die Erhaltung oder Wiederherstellung von Lebenszufriedenheit – einem bedeutenden Kriterium für erfolgreiches Altern – eine große Rolle spielen, unbedingt mitzudenken (Lehr, 1961; Lehr & Thomae, 1965). Als ein zentraler psychischer Prozess wurde dabei die schöpferische (und eben nicht die resignierende) Anpassung an die gegebene Situation gewertet, in der sich die Fähigkeit des Individuums widerspiegelt, die eingetretene Situation neu zu bewerten (Thomae, 1981; Thomae & Lehr, 1986). Diese Neubewertung schließt keinesfalls das Bemühen um eine Veränderung situativer Bedingungen aus; aber je mehr dieses Bemühen an Grenzen stößt, desto wichtiger ist es, dass es zunächst von einer Neubewertung der Situation gerahmt wird, die schließlich sogar mehr und mehr ins Zentrum der Auseinandersetzung mit einer gegebenen Situation treten kann. Das von Jochen Brandtstädter eingeführte Begriffspaar der assimilativen und akkomodativen Bewältigung bringt dieses Changieren zwischen aktiver Veränderung der Situation und schöpferischer Anpassung des Selbst (mit wechselnden Dominanzverhältnissen) zum Ausdruck (Brandtstädter, 2007).

Die besondere Attraktivität der Idee erfolgreichen Alterns besteht insbesondere in der Verbindung von *Antiageist Advocacy,* im Sinne einer Zurückweisung globaler Defizitperspektiven, Abwertungen und Benachteiligungen, mit empirischer Forschung – erwähnenswert erscheint in diesem Zusammenhang die ebenfalls 1961 im *Gerontologist* erschienene Arbeit von Bernice Neugarten, Robert Havighurst und Sheldon S. Tobin über die Messung von Lebenszufriedenheit (Neugarten et al., 1961), die zu den in den *Journals of Gerontology* am häufigsten zitierten Arbeiten zählt (Ferraro & Schafer, 2008). Hinzu kommt, dass das Paradigma die Anpassungsfähigkeit (und aktive Anpassung) des Menschen, die individuelle Gestaltbarkeit des Alternsprozesses (und damit auch die individuelle Verantwortung für diesen) betont. In ähnlicher Weise betonen Rowe und Kahn (1987, 1997, 1998) in ihrem in den 1980er Jahren im Kontext der *MacArthur Foundation Study of Successful Aging* entwickelten und in der Folge zunehmend verfeinertem Verständnis von erfolgreichem Altern gleichfalls die individuelle Gestaltbarkeit des Alternsprozesses (und die sich daraus ergebende individuelle Verantwortung für dessen Verlauf). Dieser stärker biomedizinisch geprägte Ansatz differenziert zunächst zwischen gewöhnlichem *(usual),* im Sinne von nicht-pathologischem, gleichwohl aber mit höheren Risiken behaftetem, und erfolgreichem *(successful),* im Sinne von durch geringere Risiken und besseren Funktionsstatus gekennzeichnetem Altern. Nachdem in früheren Arbeiten erfolgreiches Altern im Sinne der Abwesenheit oder Vermeidung von (chronischen körperlichen) Erkrankungen verstanden wurde, differenziert das später um die Berücksichtigung kognitiver Faktoren und Lebensstilfaktoren erweiterte Verständnis zwischen (1) der Vermeidung von Erkrankungen und Behinderungen, (2) der Erhaltung körperlicher und mentaler Funktionen sowie (3) nachhaltigem Engagement in sozialen und produktiven Aktivitäten als zentralen Merkmalen erfolgreichen Alterns. Letzteres gilt in diesem für die gerontologische Forschung wie für die praktische Gestaltung von Sozial- und Altenpolitik bis heute prägenden Ansatz als das Ergebnis individueller Wahl und Anstrengung – ein Punkt, der nicht ohne Kritik geblieben ist (Mikkelsen, 2016; Lamb, 2019; Rubinstein & de Medeiros, 2015) und auf den wir an späterer Stelle zurückkommen werden.

Aus der Perspektive einer Entwicklungspsychologie der Lebensspanne sind Menschen sowohl als das Produkt wie auch als Produzenten eigener Entwicklung zu betrachten. Das hier zugrunde liegende Verständnis von proaktiver *Agency* (Menschen als Agenten eigener Entwicklung) geht über die erwähnten Ansätze insofern hinaus, als der Fokus stärker auf der Realisierung möglicher Gewinne und den unter dieser Zielsetzung angestellten aktiven Bemühungen, denn auf der Vermeidung von Verlusten liegt. So betonen Paul und Margret Baltes in ihrem einflussreichen SOK-Modell (Baltes & Baltes, 1990) die Investition bestehender und die Schaffung neuer Ressourcen im Prozess der Verfolgung von Zielen, die vor dem Hintergrund individueller Ansprüche und situativer Möglichkeiten gewählt werden. Gleichzeitig gilt das Interesse weniger den (objektiven) Kriterien erfolgreichen Alterns, also dem *Was,* sondern vielmehr den zugrunde liegenden Prozessen, mithin dem *Wie*. Die für Entwicklungstheorien der Lebensspanne charakteristische Betonung der Multidimensionalität und Plastizität der Entwicklung impliziert, dass Zielbindung und Zielablösung, *Engagement* und *Disengagement,* je nach Kontext, Entwicklungsbereich und jeweils im Vordergrund stehendemn Entwicklungsziel einmal förderlich, einmal hinderlich sein können. Aus dem Fokus auf intraindividuelle Verläufe ergibt sich hier das Problem, dass die Bedeutung extraindividueller Einflüsse von Entwicklungskontexten übersehen wird (Zacher & Rudolph, 2017).

Die ausgeprägte Heterogenität von Modellen und Operationalisierungen erfolgreichen Alterns soll im Folgenden anhand von zwei integrativen Übersichtsarbeiten verdeutlicht werden.

Cosco et al. (2014) haben in ihrem systematischen Review der Datenbanken *MedLine, PsycInfo, CINAHL, EMBASE* und *ISI Web of Knowledge* insgesamt 105 operationale Definitionen von *Successful Aging* aus 84 Studien identifiziert. Zum einen wurden Charakteristika der verwendeten operationalen Definitionen, zum anderen Ergebnisse zur Verbreitung erfolgreichen Alterns analysiert. 97 der 105 operationalen Definitionen berücksichtigten physiologische Konstrukte (z. B. körperliche Funktionsfähigkeit), 52 Engagement-Konstrukte (z. B. Beteiligung an freiwilliger Arbeit), 51 Konstrukte des Wohlbefindens (z. B. Lebenszufriedenheit), 27 persönliche Ressourcen (z. B. Resilienz) und 6 extrinsische Faktoren (z. B. Finanzen). 34 Definitionen beruhten auf einem einzelnen Konstrukt, 28 auf zwei Konstrukten, 27 auf drei Konstrukten, 13 auf vier Konstrukten und zwei auf fünf Konstrukten. Den in den eingeschlossenen Studien verwendeten operationalen Definitionen ‚erfolgreichen Alterns' zufolge galten zwischen 1 % und 90 % der Studienteilnehmer als erfolgreich gealtert bzw. alternd. Die Autoren werten ihre Ergebnisse als deutlichen Hinweis auf die Heterogenität und Mehrdimensionalität von Konzepten ‚erfolgreichen Alterns', die sich nicht zuletzt auch in der Schwierigkeit, ‚erfolgreiches' und ‚normales' *(usual)* Altern voneinander abzugrenzen, auswirken. In der aufgezeigten Inkonsistenz operationaler Definitionen ist den Autoren zufolge eine grundlegende Schwäche des Forschungsbereiches zu sehen.

Mit Wahl (2020) lassen sich die vielfältigen theoretischen Konzeptualisierungen erfolgreichen Alterns heuristisch sechs Modellen subsumieren: erfolgreiches Altern (1) als Aufrechterhaltung subjektiven Wohlbefindens im Alternsprozess, (2) als Erfüllung objektiver Kriterien, (3) als Übereinstimmung mit grundlegenden Normen bzw. Werten guten Lebens, (4) als Nutzung effektiver Anpassungsstrategien, (5) als das, was ältere Menschen selbst für Leben als wichtig erachten, (6) als Verlangsamung oder Aussetzung biologischen Alterns. Mit Ausnahme des letztgenannten Modells ist es für alle charakteristisch, dass sie (im Einzelfall allerdings zum Teil sehr unterschiedliche) psychologische, soziale und biophysikalische Indikatoren erfolgreichen Alterns postulieren. Entsprechend werden sie dem, was in der Einleitung zu diesem Beitrag als Selbst- und Weltgestaltung, im Sinne von Neubewertung, schöpferischer Anpassung und Reflexion von Lebensereignissen und Grenzen akzentuiert wurde, in unterschiedlichem Maße gerecht. Vor dem Hintergrund der vorgenommenen Differenzierung zwischen den sechs genannten Modellen beschäftigt sich die Arbeit von Wahl mit drei im Zusammenhang mit erfolgreichem Altern zentralen Fragen: Ist erfolgreiches Altern im Prinzip möglich? Ist es für alle möglich? Ist es für alle wünschenswert? Die erste Frage ist nach Wahl vor dem Hintergrund empirischer Befunde für die ersten fünf Modelle mit ‚Ja' zu beantworten; mit Blick auf das biologische Modell sei allerdings eine Einschränkung vorzunehmen, sodass die Frage *insgesamt* mit ‚Ja, aber' zu beantworten ist. Bezüglich der zweiten Frage erscheint nach Wahl die Annahme deutlich steigender Anteile an Personen, die verschiedene der etablierten Kriterien erfüllen, zu optimistisch, entsprechend wird die Frage mit ‚Nein' beantwortet. Im Zusammenhang mit der dritten Frage kritisiert Wahl die auf den ersten Blick überzeugende Annahme eines generell erstrebenswerten Endzustandes im Alternsprozess, indem er unter anderem die Frage aufwirft, ob erfolgreiches Altern in Zukunft möglicherweise die kulturelle Vielfalt des Alterns unterminieren könnte. Diese Frage wird entsprechend mit ‚Unentschieden' beantwortet. Die beiden letztgenannten Punkte werden uns im Folgenden im Zusammenhang mit kritischen Perspektiven auf gerontologische Leitbilder erfolgreichen Alterns näher beschäftigen.

3 Kritische Perspektiven auf gerontologische Leitbilder erfolgreichen Alterns

Die Idee erfolgreichen Alters ist eng verbunden mit einer als *New Gerontology* bezeichneten Richtung des Faches, die programmatisch traditionelle Defizitperspektiven auf Alter sowie auf diesen (vermeintlich) gründende Abwertungen und Benachteiligungen zurückweist und stattdessen die individuelle Gestaltbarkeit von Alternsverläufen, die Erreichbarkeit eines besseren Alters durch „individual choice and effort" (Rowe & Kahn, 1998, S. 37) betont. Die Vermeidung oder Verzögerung des Auftretens von Erkrankungen und Behinderungen ist ohne Frage von individuellem wie gesellschaftlichem Interesse. Dennoch lässt sich insbesondere (aber nicht nur) gegen jene Modelle, die sich primär oder ausschließlich an biophysiologischen Kriterien erfolgreichen Alterns orientieren, einwenden, dass sie dazu neigen, die Bedeutung von in sozialstrukturellen Merkmalen wie Geschlecht, Minoritätenstatus oder sozioökonomischem Status begründeten Ungleichheiten ebenso banalisieren wie die Bedeutung (epi-)genetischer Einflussfaktoren. Durch die daraus resultierende Vernachlässigung sozialer und politischer Verantwortungsbezüge tragen solche Modelle dazu bei, dass Institutionen und Gesellschaft ihrer Verantwortung nicht gerecht werden, ohnehin marginalisierte Gruppen weiter benachteiligt und für unverschuldete Benachteiligungen weiter verantwortlich gemacht werden:

> Concepts such as successful aging are marked by important and unacknowledged class, race, and gender concerns that result in further marginalizing the already marginalized. The perpetuation of privilege is not a desirable end. (Holstein & Minkler, 2003, S. 794)

Das Aufkommen bzw. ‚der Erfolg' der Idee erfolgreichen Alterns fällt zeitlich zusammen mit und wurde erheblich gefördert durch den amerikanischen Neoliberalismus. Die Konzentration auf die Beeinflussung von Alternsprozessen durch individuelles Handeln sowie der Verzicht auf die Entwicklung einer detaillierten politischen Agenda für die Verwirklichung propagierter sozialer und kultureller Veränderungen tragen nach der Auffassung kritischer Gerontologen und Gerontologinnen implizit dazu bei, dass ein Zwei-Klassen-System etabliert wird, das lediglich den Interessen eines Teiles der älteren Menschen gerecht wird (Rubinstein & Medeiros, 2015).

Mit Lamb (2014) lässt sich das dominante Paradigma erfolgreichen Alterns durch vier zentrale Themen, die populäre wie wissenschaftliche Diskurse dominieren, kennzeichnen: (1) individuelle Handlungsmacht *(Agency)* und Kontrolle,

(2) Aufrechterhaltung produktiver Aktivität, (3) Wertschätzung von Selbständigkeit, Unabhängigkeit und Vermeidung von Abhängigkeit, (4) Selbstkonsistenz *(Permanent Personhood)* im Sinne der Vision einer idealen Person, die lebenslang nicht wirklich altert, sondern eher bleibt, wie sie in früheren Jahren war. Lambs in Indien und den Vereinigten Staaten durchgeführte ethnographische Untersuchung verdeutlicht, dass das dominante Verständnis erfolgreichen Alterns (von ihr gekennzeichnet als *Successful Aging Movement*) Verluste und Mortalität nicht in ausreichendem Maße integriert und akzeptiert. Vor diesem Hintergrund wird die ‚Vision' erfolgreichen Alterns, so inspirierend sie in Teilen (bzw. für Teile) auch sein mag, als ein (auch) kontraproduktives Modell gewertet:

> Successful aging discourse might do well to come to better terms with conditions of human transience and decline, so that not all situations of dependence, debility and even mortality in late life will be viewed and experienced as "failures" in living well. (Lamb, 2014, S. 41)

Vor dem Hintergrund eines Verständnisses von erfolgreichem Altern, das sich im Wesentlichen in der Vermeidung von altersgebundenen Einschränkungen und Verlusten zeigt, Aspekten, die bei näherer (realistischer) Betrachtung vom Alternsprozess nicht zu trennen sind, lässt sich die provokative These aufstellen, dass die als *New Gerontology* gekennzeichnete Bewegung nicht zuletzt auch Gefahr läuft, in einen *New Ageism* zu münden (Holstein & Minkler, 2003). Dabei wäre es aber zu einfach bzw. voreilig, das Ideal eines im Kern nicht alternden Menschen alleine auf wissenschaftliche Tradition oder gesellschaftliche (biopolitische oder medizinische) Praktiken zurückzuführen und mit grundlegenden kulturellen Werten und individuellen Erfahrungen, denen sie nicht gerecht werden, zu kontrastieren:

> … medicine, the state, ethical regimes, cultural ideals, and personal desires intersect in mutually constitutive ways to make the endeavor to eradicate old age seem meaningful, possible, and compelling (…) layers of culture, society, medicine, political economy, and lived experience come together to give meaning to the body, self, and aging, simultaneously spurring and spurred by broader questions about moral personhood and what we wish out of the life course. (Lamb, 2019, S. 265)

Im Zusammenhang mit der Darstellung von gerontologischen Leitbildern erfolgreichen Alterns wurde deutlich, dass erfolgreiches Altern sehr unterschiedlich konzeptualisiert und operationalisiert wird: Auf der Grundlage subjektiver oder objektiver, universeller oder kulturspezifischer Kriterien, in (stärker) biomedizinischer oder psychosozialer Perspektive, als Ergebnis oder Prozess. Entsprechend können begründete Bedenken gegen die uneingeschränkte Eignung des Konzepts als Paradigma für die wissenschaftliche wie gesellschaftliche Auseinandersetzung mit eigenem wie fremden Altern vorgebracht werden. Damit stellt sich die Frage, was ältere Menschen selbst unter erfolgreichem Altern verstehen, welche subjektiven und objektiven Kriterien von älteren Menschen als Aspekte eines guten Alters erachtet werden.

4 Die Innenperspektive älterer Menschen

Offensichtlich bzw. unstrittig erscheint, dass Menschen im Allgemeinen Vorstellungen davon haben, wie sie alt werden wollen, auf welche Kriterien sie selbst Zufriedenheit, Erfüllung und Freude in früheren wie in späteren Lebensphasen gründen bzw. was ihnen für die Zukunft als erstrebenswert oder unerwünscht und nach Möglichkeit zu vermeiden erscheint. Gerade vor dem Hintergrund der Heterogenität des Alters und der Plastizität von Alternsprozessen, insbesondere in Form der Gestaltbarkeit eigenen Alterns, bildet die Abbildung der Innenperspektive älterer Menschen, die Frage, was diese selbst unter erfolgreichem Altern verstehen, von Beginn an ein zentrales Anliegen gerontologischer Forschung.

Reich et al. (2020) berichten Ergebnisse eines systematischen Reviews von Studien, in denen Sichtweisen älterer Menschen von erfolgreichem Altern auf der Grundlage offener Fragen untersucht wurden. Im Analysezeitraum von 2010 bis 2020 wurden 23 Studien (alle nach erfolgreichem peer review-Verfahren) identifiziert, die 13 Länder aus Nordamerika, Westeuropa, dem Mittleren Osten, Asien und Ozeanien repräsentieren. Die in den berücksichtigten Arbeiten ermittelten Sichtweisen ließen sich anhand von sechs Kategorien zusammenfassen: (1) Soziales Engagement – Themen wie familiäre Beziehungen, Interaktion mit anderen Menschen, Teilhabe in der Gemeinschaft, (2) Positive Einstellung – Themen wie Optimismus, Resilienz, Anpassung, Akzeptanz, psychologisches Wohlbefinden, Zufriedenheit, Dankbarkeit, Glück oder Genuss, (3) Selbständigkeit – Themen wie finanzielle Unabhängigkeit, körperliche Selbständigkeit, Sicherheit, Freiheit, Arbeitsfähigkeit oder Autonomie, (4) körperliche Gesundheit – Themen wie körperliche Funktionstüchtigkeit, körperliche Aktivität, allgemeine Gesundheit oder Fehlen von Krankheit, (5) geistige Gesundheit – Themen wie kognitive Leistungsfähigkeit, (6) Spiritualität – Themen wie Beziehung zu Gott, Religion, Überzeugungen, Transzendenz.

Über alle vertretenen Regionen hinweg bezogen sich die befragten älteren Menschen in ihren persönlichen Definitionen von erfolgreichem Altern vor allem auf Themen im Zusammenhang mit sozialem Engagement (in allen 23 Studien) und einer positiven Einstellung (in 21 Studien):

> The specific phrases or wording used by older adults varied widely within and across ethnicities, regions, and cultures. However, certain themes emerged consistently as being very prominent in lay older adults' conception of their own successful aging, especially social engagement and positive attitude. (Reich et al., 2020, S. 471)

Ebenfalls häufig thematisiert wurden Aspekte von Selbständigkeit und körperlicher Gesundheit (jeweils in 19 Studien), seltener hingegen kognitive Gesundheit (in 5 Studien) und Spiritualität (in 8 Studien). Dabei zeigen sich zum Teil deutliche Unterschiede zwischen den betrachteten Kulturen und Ländern (Feng & Straughan, 2017). So wurde Spiritualität von ethnischen Minoritäten häufiger genannt. In Schweden war das Gefühl der Zugehörigkeit zu anderen insbesondere bei Immigrierten vom Westbalkan stark ausgeprägt, was darauf hinweist, dass soziales Engagement bei älteren Menschen häufiger durch Spiritualität vermittelt ist (Lood et al., 2016). Insgesamt verweisen die Ergebnisse der Autorinnen und Autoren zufolge zunächst auf die hohe Bedeutung, die professionelle beteiligte Personen (Gesundheitsversorgung, Gesundheitspsychologie, Public Health) einer Förderung von Engagement und Teilhabe beimessen sollten. Des Weiteren betonen sie, dass aus der Innenperspektive der älteren Menschen eine positive Einstellung, Selbständigkeit und Spiritualität offenkundig wichtiger sind als auf der Grundlage von wissenschaftlichen Definitionen erfolgreichen Alterns, die insbesondere die Erhaltung körperlicher und geistiger Gesundheit betonen, vermutet werden könnte.

Nachdem die Autorinnen und Autoren in ihrem systematischen Review Untersuchungen ausgeschlossen haben, die sich exklusiv mit ‚spezifischen Personengruppen' wie Menschen, die unter bestimmten Erkrankungen leiden oder Angehörige von Minoritäten beschäftigen, gehen sie im abschließenden Teil ihrer Arbeit auch auf eine Reihe von zuvor nicht berücksichtigten Studien ein. Diese stützen die berichteten Ergebnisse. So verdeutlicht eine mit älteren Inuit in Kanada durchgeführte Untersuchung die Bedeutung sozialen Engagements – hier insbesondere in Form der Verfügbarkeit und des Zugangs zu kommunalen Ressourcen – für die Erhaltung von Gesundheit und die Möglichkeit, im Alter in der gewohnten Umgebung zu verbleiben (Baron et al., 2020). In einer Studie zu Sichtweisen erfolgreichen Alterns bei älteren HIV-positiven Menschen erwies sich die Möglichkeit der Verwirklichung von Generativität, insbesondere durch die Wahrung von Reziprozität, die Übernahme von Rollen als Betreuende und Lehrende sowie gemeinsames freiwilliges Engagement als ein zentrales Motiv im Bemühen um erfolgreiches Altern (Emlet & Harris, 2020). Eine in Belgien durchgeführte Untersuchung muslimischer Marokkanerinnen verdeutlicht die hohe Bedeutung der Religion für Einstellungen zum eigenen Alter (Ahaddour et al., 2020), eine in der Zirkumpolarregion durchgeführte Studie (Howell & Peterson, 2020) betont Respekt, Naturverbundenheit und Resilienz als aus der Innenperspektive älterer Menschen wichtige Aspekte erfolgreichen Alterns, die Überblicksarbeit von Chen et al. (2019) zu Konzepten erfolgreichen Alterns in Taiwan unterstreicht die hohe subjektive Bedeutung einer positiven Einstellung sowie der Selbständigkeit und Spiritualität. Diese Studien legen die Aussage nahe, dass unterschiedliche Forschungsstrategien ein durchaus kohärentes Bild von Sichtweisen erfolgreichen Alterns bei älteren Menschen vermitteln (Reich et al., 2020).

Teater und Chonody (2020) haben in ihrem Überblick zu Definitionen, Erfahrungen und Perspektiven erfolgreichen Alterns aus der Sicht älterer Menschen Arbeiten aus den Jahren 2002 bis 2017 berücksichtigt. Auch hier war die Verwendung offener Fragen zur Rekonstruktion der Sichtweisen älterer Menschen eine Voraussetzung für die Aufnahme von Studien. Identifiziert wurden insgesamt 22 Studien, deren Ergebnisse zur Innenperspektive älterer Menschen in zwölf Themen zusammengefasst wurden, die im Folgenden in der Reihenfolge ihrer relativen Bedeutung wiedergegeben werden: (1) Soziale Beziehungen und Interaktionen (19 Studien), (2) positives Denken, Einstellung und Optimismus (17 Studien), (3) körperliche Gesundheit (15 Studien), (4–6) finanzielle Sicherheit, Akzeptanz und Engagement (jeweils 13 Studien), (7) Spiritualität (11 Studien), (8–9) Umwelt und (Sozial-)Politik sowie Autonomie und Selbständigkeit (jeweils 7 Studien), (10–11) kognitive Gesundheit und körperliche Aktivität jeweils 6 Studien), (12) gutes Sterben (2 Studien).

Die aufgeführten Themen verdeutlichen, dass ältere Menschen erfolgreiches Altern sowohl unter ihrer eigenen wie auch unter externer Kontrolle sehen. Ihre Sichtweisen und Erfahrungen lassen sich als Kombination von sozialen, psychologischen, physischen, finanziellen, umweltbezogenen und spirituellen Aspekten kennzeichnen, spiegeln mithin die Multidimensionalität von Lebenssituationen und Alternsprozessen wider. Des Weiteren zeigen die vorliegenden Studien, dass ältere Menschen nicht nur Gesundheit und Wohlbefinden als zentrale Merkmale werten, sondern gleichzeitig altersgebundene Veränderungen wie zurückgehende Mobilität, sensorische Beeinträchtigungen, chronische Erkrankungen, Behinderungen und Schmerzzustände berücksichtigen, die jenseits der Möglichkeiten eigener Einflussnahme liegen, wobei erfolgreiches Altern auch bei Vorliegen solcher Bedingungen als möglich erscheint, wenn diesen mit positivem Denken, Spiritualität und Akzeptanz begegnet wird. Des Weiteren werden die individuellen Möglichkeiten erfolgreichen Alterns als durch vorhandene oder fehlende externe Ressourcen beeinflusst gesehen. Insgesamt sprechen die vorliegenden Studien nach Teater und Chonody (2020) für umfassende und facettenreiche Perspektiven:

> In fact, when comparing this study's findings to successful aging, a wider range of factors is found than those suggested by the theory, which focuses primarily on what one does. (...) The message from the older adults appeared clear in that aging comes with natural changes and difficulties that cannot always be avoided, but aging successfully requires the utilization of their social and psychological supports to adapt, accept, move forward, and maintain a sense of self, pride, and dignity. (Teater & Chonody, 2020, S. 620)

Aus der Innenperspektive der älteren Menschen ist erfolgreiches Altern deutlich mehr als möglichst lange gesund und leistungsfähig zu bleiben. Wenn, wie berichtet, sozialen, kognitiven und körperlichen Aktivitäten große Bedeutung beigemessen wird, dann sind damit Aspekte der Selbst- und Weltgestaltung angesprochen, die wir im einleitenden Teil dieses Beitrags herausgestellt haben. Des Weiteren wurde deutlich, dass ältere Menschen im Allgemeinen in der Lage sind, altersgebundene Veränderungen zu akzeptieren und in ihre eigenen Perspektiven auf erfolgreiches Altern zu integrieren. Die zunehmende Vulnerabilität wird durchaus im Sinne einer unabänderlichen Grenze gedeutet, die – wie im einleitenden Teil betont – neue Herausforderungen mit sich bringt, Veränderungen anstößt, kreative Auseinandersetzung erfordert und Neuorientierung notwendig macht. Erfolgreiches Altern meint in diesem Sinne nicht lediglich, dass spezifische Kriterien weiterhin erfüllt sind, sondern insbesondere auch, dass Menschen offen für Neues (geblieben) sind.

Sich selbst und andere auf Grenzsituationen des hohen Alters vorzubereiten, zählt für James Birren zu den im hohen Lebensalter bestehenden Möglichkeiten produktiver Lebensführung (Birren, 1999), wobei er den Begriff der Produktivität in einem umfassenderen Sinne gebraucht: nämlich im Sinne schöpferischen Handelns, dessen Ergebnisse nicht nur die eigene Entwicklung, sondern auch die *Entwicklung anderer Menschen* fördern (Kruse, 2016; Staudinger, 1996). Die Art und Weise, wie sich alte Menschen mit Grenzsituationen auseinandersetzen, kann Birren zufolge zum Beispiel jüngeren Menschen dabei helfen, die im Laufe des Alternsprozesses auftretenden Aufgaben und Herausforderungen zu antizipieren und zum Zeitpunkt ihres Auftretens kompetent zu lösen. Die Beschäftigung mit der eigenen Endlichkeit, so argumentiert er weiter, sei eng verknüpft mit der Frage nach der Interpretation des eigenen Lebens, der ‚Innensicht' des Alternsprozesses, die in der wissenschaftlichen Auseinandersetzung nicht selten übersehen werde. In der Annahme einer mit dem Alter zunehmenden Angst – so argumentiert Birren weiter – spiegele sich lediglich die Tatsache wider, dass jüngere Menschen ihre eigenen Ängste auf Ältere projizierten.

Nachfolgend soll James Birren (1999) selbst zu Wort kommen. Zunächst geht er auf seine eigene Haltung zum Alter und zum Leben im Alter ein macht dabei implizit deutlich, wie wichtig es ist, in einer Analyse erfolgreichen Alterns die Innensicht der Person differenziert abzubilden – so zum Beispiel die Werte und Normen, von denen sich diese leiten lässt:

> I should continue to seek information and learning and avoid dogmatic positions and postures. May I be a source of experience for solving or moderating the problems of life! I should foster my physical and mental health. Should I have poor health, I should cushion its impact so that it does not weigh unduly upon others, and I should refrain from seeking an unreasonable share of resources and placing a disproportionate load upon others. I should prepare myself and others for my death. May I promote my passing with poise, dignity and peace! I should leave the land and its people better than I found them. May I plant seeds that bloom for others in the springs, I will not see! (Birren, 1999, S. 2)

Schließlich transzendiert er die Beschreibung seiner persönlichen Haltung zu einer Reflexion über die generelle Bedeutung, die die Erfassung der Innenperspektive für ein differenziertes Verständnis von erfolgreichem Altern wie auch von seelisch-geistigen Entwicklungsprozessen im Alter besitzt:

> Ageing can be looked at in two ways. (...) Many of us are doing studies by looking at the outside of ageing: Looking at the ageing individual, looking at the disease processes. Another thing we have to explore is the inner experience of ageing; looking at the inside of ageing. It is an interpretation of life by individuals. (...) We tend to project onto the older person their problems as we see them, not the way the older person is viewing them. (...) Behind the projections of young people onto older people are young persons' fears of death. (...) Older persons, I'm discovering, are not afraid of death. They are afraid of the circumstances of dying. Will I be alone? Will I fall down and break my leg and can't move out of my room? Will I be in pain? (...) Professional staff needs more training in relating to older people. (...) Eldercare personnel need to know more about the inside of older persons. (...) Exploring the inside of ageing has to do with guided autobiography. (Birren, 1999, S. 3–4)

5 Schluss

Diese Charakterisierung führt uns noch einmal zur Einleitung zurück. In dieser wurde hervorgehoben, dass erfolgreiches Altern – in einer seelisch-geistigen Perspektive – bedeutet, auch in der Erfahrung eigener Verletzlichkeit und Endlichkeit bedeutsame Entwicklungsschritte zu tun; wobei hier die Offenheit wie auch die Fähigkeit und Bereitschaft, sich auf den Geschehensfluss des Psychischen einzulassen, schließlich für die Annahme des eigenen Lebens eine bedeutende Grundlage bilden. Dabei ist die Verwirklichung von seelisch-geistigen Entwicklungspotenzialen in der Erfahrung von Verletzlichkeit (mit denen das Alter früher oder später konfrontiert) auch als eine ‚Leistung' – im Sinne einer umfassenden inneren Aktivität – der Person zu deuten, die vor allem dann erkennbar ist, wenn diese innerhalb wie außerhalb ihrer selbst etwas erkennt, für das sich einzusetzen, zu engagieren sich lohnt. Dieses ‚Etwas' kann dabei auch im Sinne der schöpferischen ‚Sorge' für und um die Welt gedeutet werden.

In einem allgemeineren Sinne liegt der Beitrag entwicklungspsychologischer Forschung zum Verständnis von erfolgreichem Altern zunächst in der theoretisch und empirisch fundierten Abbildung von *biografischen Prozessen,* die Grundlage für das Selbst- und Welt-Erleben wie auch für das Verhalten und Handeln der Person bilden und damit den Grad ihrer Offenheit, produktiven Anpassungsfähigkeit (im Sinne von Plastizität und Resilienz) und Bewältigungskompetenz im Alter mitbestimmen. Mit der produktiven Anpassungsfähigkeit wie auch mit der Bewältigungskompetenz sind dabei zwei zentrale psychologische Merkmale von erfolgreichem Altern angesprochen: Inwieweit gelingt es der Person, sich in der inneren und äußeren Auseinandersetzung, also in der Verarbeitung und Bewältigung von belastenden Situationen, Grenzsituationen und Traumata an ihren – im Verlauf der Biografie entwickelten und verfeinerten – Kriterien eines guten Lebens zu orientieren, diese aber zugleich an situative Rahmenbedingungen, die nicht mehr verändert werden können (zu denken ist hier an massive gesundheitliche Einbußen oder den Verlust von An- und Zugehörigen), in schöpferischer oder produktiver Weise anzupassen (Kruse, 2021)? Dabei ist die produktive Anpassung auch an die Fähigkeit zur Neubewertung der gegebenen Situation wie auch an die Motivation zum vermehrten Engagement in jenen Lebensbereichen zu deuten, mit Blick auf die ein ausreichendes Maß an Ressourcen oder vielleicht sogar besondere Ressourcen bestehen. Das zu Beginn angeführte Gedicht von Josef von Eichendorff lässt diese produktive Anpassung anklingen – und rahmt sie mit einer grundlegenden, tiefen Dankbarkeit des Menschen für das Leben, einer Haltung also, deren Grundlagen auch schon in der Biografie zu finden sind.

Literatur

Adorno, T. W. (1958). Zum Gedächtnis Eichendorffs. In T. W. Adorno (Hrsg.), *Noten zur Literatur I* (S. 105–145). Suhrkamp.

Ahaddour, C., Van den Branden, S., & Broeckaert, B. (2020). "What goes around comes around": Attitudes and practices regarding ageing and care for the elderly among Moroccan Muslim women living in Antwerp (Belgium). *Journal of Religion and Health, 59,* 986–1012. https://doi.org/10.1007/s10943-018-0562-x.

Baltes, P. B., & Baltes, M. M. (1990). Psychological perspectives on successful aging: The model of selective optimization with compensation. In P. B. Baltes & M. M. Baltes (Hrsg.), *Successful aging: Perspectives from the behavioral sciences* (S. 1–34). Cambridge University Press. https://doi.org/10.1017/CBO9780511665684.003.

Baron, M., Fletcher, C., & Riva, M. (2020). Aging, health and place from the perspective of elders in an Inuit community. *Journal of Cross-Cultural Gerontology, 35,* 133–153. https://doi.org/10.1007/s10823-020-09398-5.

Bergson, H. (2016). *Zeit und Freiheit.* Meiner. https://doi.org/10.28937/978-3-7873-2862-8.

Birren, J. E., & Deutchman, D. E. (Eds.) (1991). *Guiding autobiography groups for older adults.* John Hopkins University Press. https://doi.org/10.1353/book.3469.

Birren, J. E. (1999). The inner-experience of ageing – Implications for productive ageing and eldercare. *Age Concerns, 5,* 1–4.

Brandtstädter, J. (2007). Hartnäckige Zielverfolgung und flexible Zielanpassung als Entwicklungsressourcen: Das Modell assimilativer und akkommodativer Prozesse. In J. Brandtstädter & U. Lindenberger (Hrsg.), *Entwicklungspsychologie der Lebensspanne* (S. 413–445). Kohlhammer.

Butler, R. N. (1963). The life review: An interpretation of reminiscence in old age. *Psychiatry: Journal for the Study of Interpersonal Processes, 26,* 65–76. https://doi.org/10.1080/00332747.1963.11023339.

Chen, S.-N., Riner, M. E., Stocker, J. F., & Hsu, M.-T. (2019). Uses and perspectives of aging well terminology in Taiwanese and international literature: A systematic review. *Journal of Transcultural Nursing, 30,* 64–74. https://doi.org/10.1177/1043659618776353.

Cosco, T. D., Prina, A. M., Perales, J., Stephan, B. C., & Brayne, C. (2014). Operational definitions of successful aging: A systematic review. *International Psychogeriatrics, 26*(3), 373–382. https://doi.org/10.1017/S1041610213002287.

Emlet, C. A., & Harris, L. (2020). Giving back is receiving: The role of generativity in successful aging among HIV-positive older adults. *Journal of Aging and Health, 32*(1–2), 61–70. https://doi.org/10.1177/0898264318804320.

Erikson, E. H., & Erikson, J. M. (1998). *The life cycle completed (extended version).* Norton & Company.

Feng, Q., & Straughan, P. T. (2017). What does successful aging mean? Lay perception of successful aging among elderly Singaporeans. *The Journals of Gerontology Series B: Psychological Sciences and Social Sciences, 72*(2), 204–213. https://doi.org/10.1093/geronb/gbw151.

Ferraro, K. F., & Schafer, M. H. (2008). Gerontology's greatest hits. *The Journals of Gerontology Series B: Psychological Sciences and Social Sciences, 63,* 3–6. https://doi.org/10.1093/geronb/63.1.S3.

Gilleard, C. (2013). Renaissance treatises on „successful ageing". *Ageing and Society, 33*(2), 189–215. https://doi.org/10.1017/S0144686X11001127.

Havighurst, R. J. (1948). *Developmental tasks and education.* University of Chicago Press.

Havighurst, R. J. (1961). Successful aging. *The Gerontologist, 1,* 8–13. https://doi.org/10.1093/geront/1.1.8.

Heckhausen, J., Wrosch, C., & Schulz, R. (2019). Agency and motivation in adulthood and old age. *Annual Review of Psychology, 70,* 191–217. https://doi.org/10.1146/annurev-psych-010418-103043.

Holstein, M. B., & Minkler, M. (2003). Self, society, and the „New Gerontology". *The Gerontologist, 43,* 787–796. https://doi.org/10.1093/geront/43.6.787.

Howell, B.M., Peterson, J.R. "With Age Comes Wisdom:" a Qualitative Review of Elder Perspectives on Healthy Aging in theCircumpolar North. *J Cross Cult Gerontol, 35,* 113–131 (2020). https://doi.org/10.1007/s10823-020-09399-4

Katz, S., & Calasanti, T. (2015). Critical perspectives on successful aging: Does it "appeal more than it illuminates"? *The Gerontologist, 55*(1), 26–33. https://doi.org/10.1093/geront/gnu027.

Kruse, A. (2016). Benefactors or burden? The social role of the old. In G. Scarre (Hrsg.), *The Palgrave Handbook of Philosophy of Aging* (S. 401–424). Palgrave Macmillan.

Kruse, A. (2017). *Lebensphase hohes Alter. Verletzlichkeit und Reife.* Springer. https://doi.org/10.1007/978-3-662-50415-4.

Kruse, A. (2021). *Vom Leben und Sterben im Alter. Wie wir das Lebensende gestalten können.* Kohlhammer.

Kruse, A., & Schmitt, E. (2018). Spirituality and transcendence. In R. Fernández-Ballesteros, A. Benetos, & J.-M. Robine (Hrsg.), *The Cambridge handbook of successful aging* (S. 426–454). Cambridge University Press. https://doi.org/10.1017/9781316677018.025.

Lamb, S. (2014). Permanent personhood or meaningful decline? Toward a critical anthropology of successful aging. *Journal of aging studies, 29,* 41–52. https://doi.org/10.1016/j.jaging.2013.12.006.

Lamb, S. (2019). On being (not) Old: Agency, self-care, and life-course aspirations in the United States. *Medical Anthropology Quarterly, 33*(2), 263–281. https://doi.org/10.1111/maq.12498.

Lehr, U. (1961). Veränderungen der Daseinsthematik der Frau im Erwachsenenalter. *Vita humana,* 193–228.

Lehr, U., & Thomae, H. (1965). *Konflikt, seelische Belastung und Lebensalter.* Westdeutscher Verlag. https://doi.org/10.1007/978-3-322-98530-9.

Lood, Q., Häggblom-Kronlöf, G., & Dellenborg, L. (2016). Embraced by the past, hopeful for the future: Meaning of health to ageing persons who have migrated from the Western Balkan region to Sweden. *Ageing & Society, 36,* 649–665. https://doi.org/10.1017/S0144686X1400155X.

Mikkelsen, H. H. (2016). Unthinkable solitude: Successful aging in Denmark through the Lacanian real. *Ethos, 44*(4), 448–463. https://doi.org/10.1111/etho.12144.

Neugarten, B. L., Havighurst, R. J., & Tobin, S. S. (1961). The measurement of life satisfaction. *Journal of Gerontology, 16,* 134–143. https://doi.org/10.1093/geronj/16.2.134.

Pratt, M. W., Lawford, H. L., Matsuba, M. K., & Villar, F. (2020). The lifespan development of generativity. In L. Arnett Jensen (Hrsg.), *The Oxford handbook of moral development: An interdisciplinary perspective* (S. 366–384). Oxford University Press. https://doi.org/10.1093/oxfordhb/9780190676049.013.20.

Reich, A. J., Claunch, K. D., Verdeja, M. A., Dungan, M. T., Anderson, S., Clayton, C. K., Goates, M. C., & Thacker, E. L. (2020). What does "Successful Aging" mean to you?—Systematic review and cross-cultural comparison of lay perspectives of older adults in 13 countries, 2010–2020. *Journal of Cross-Cultural Gerontology, 35,* 1–24. https://doi.org/10.1007/s10823-020-09416-6.

Rowe, J. W., & Kahn, R. L. (1987). Human aging: Usual and successful. *Science, 237,* 143–149. https://doi.org/10.1126/science.3299702.

Rowe, J. W., & Kahn, R. L. (1997). Successful aging. *The Gerontologist, 37*(4), 433–440. https://doi.org/10.1093/geront/37.4.433.

Rowe, J. W., & Kahn, R. L. (1998). *Successful aging*. Random House.

Rubinstein, R. L., & de Medeiros, K. (2015). "Successful aging", gerontological theory and neoliberalism: A qualitative critique. *The Gerontologist, 55*(1), 34–42. https://doi.org/10.1093/geront/gnu080.

Schmitt, E. (2012). Altersbilder, Altern und Verletzlichkeit. In A. Kruse, T. Rentsch, H. P. Zimmermann (Hrsg.), *Gutes Leben im hohen Alter. Das Altern in seinen Entwicklungsmöglichkeiten und Entwicklungsgrenzen verstehen* (S. 3–32). Akademische Verlagsgesellschaft.

Staudinger, U. M. (1996). Psychologische Produktivität und Selbstentfaltung im Alter. In M. M. Baltes & L. Montada (Hrsg.), *Produktivität und Altern* (S. 344–373). Campus.

Staudinger, U. M. (2005). Lebenserfahrung, Lebenssinn und Weisheit. In S.-H. Filipp & U. Staudinger (Hrsg.), *Entwicklungspsychologie des mittleren und höheren Erwachsenenalters* (S. 740–761). Hogrefe.

Teater, B., & Chonody, J. M. (2020). How Do Older Adults Define Successful Aging? A Scoping Review. *International Journal of Aging and Human Development, 91*, 599–625. https://doi.org/10.1177/0091415019871207.

Tesch-Römer, C., Wahl, H. W., Rattan, S., & Ayalon, L. (2021). *Successful ageing. Ambition and ambivalence*. Oxford University Press.

Thomae, H. (1981). Expected unchangeability of life stress in old age. A contribution to a cognitive theory of aging. *Human Development, 24*, 229–239. https://doi.org/10.1159/000272684.

Thomae, H., & Lehr, U. (1986). Stages, crises, conflicts, and life-span development. In A. B. Sorensen, F. E. Weinert, & L. R. Sherrod (Hrsg.), *Human development and the life course: Multidisciplinary perspectives* (S. 293–340). Lawrence Erlbaum Associates Publishers.

Tornstam, L. (2005). *Gerotranscendence: A developmental theory of positive aging*. Springer. https://doi.org/10.1017/S0144686X06225261.

Wahl, H. W. (2020). Aging successfully: Possible in principle? Possible for all? Desirable for all? *Integrative Psychological and Behavioral Science, 54*(2), 251–268. https://doi.org/10.1007/s12124-020-09513-8.

Zacher, H., & Rudolph, C. W. (2017). Successful aging at work and beyond: A review and critical perspective. *Age Diversity in the Workplace, 17,* 35–64. https://doi.org/10.1108/S1877-636120170000017004.

Gesundheit als höchstes Gut? Schlagworte des guten Alterns in subjektiven Perspektiven

Selma Kadi und Hans-Jörg Ehni

1 Einleitung

Der Mediziner John W. Rowe und der Psychologe Robert L. Kahn schlugen in einem grundlegenden *Science*-Artikel von 1987 vor, dass die Gerontologie die Kategorie ‚erfolgreiches Altern' einführen sollte (Rowe & Kahn, 1987). Zu diesem Zeitpunkt unterschied man lediglich ‚pathologisches' von ‚normalem' Altern, um den Einfluss von einzelnen bestimmten Krankheiten von demjenigen der körperlichen Alternsprozesse zu trennen. Der Grundgedanke der beiden Autoren besagt, dass die Gerontologie sich viel zu sehr auf Verlusterfahrungen und körperliche Erkrankungen konzentriert habe, denn manche Menschen würden mit zunehmendem Alter nur geringe oder sogar gar keine physiologischen Verluste erleiden. Damit legt der *Science*-Artikel den Grundstock für ein umfangreiches Forschungsprogramm zum erfolgreichen Altern: Wodurch zeichnet sich erfolgreiches Altern genau aus, also durch welche funktionalen oder gesellschaftlichen Merkmale? Und wie kann man Alternsprozesse beeinflussen, damit man erfolgreich altert? In der Tat ist es Rowe und Kahn in der Folge gelungen, ihre Kategorie des ‚erfolgreichen' Alterns in die Gerontologie einzubringen und ent-

S. Kadi (✉)
Europäisches Zentrum für Wohlfahrtspolitik und Sozialforschung, Forschungsgruppe Gesundheit & Pflege, Wien, Österreich
E-Mail: kadi@euro-centre.org

H.-J. Ehni
Institut für Ethik und Geschichte der Medizin, Universität Tübingen, Tübingen, Deutschland
E-Mail: hans-joerg.ehni@uni-tuebingen.de

L. Pfaller und M. Schweda (Hrsg.), *„Successful Aging"?*, Altern & Gesellschaft,
https://doi.org/10.1007/978-3-658-41465-8_6

sprechende Forschungen durchzuführen und weiter anzuregen. Dies schließt mittlerweile einige Alternativen zum erfolgreichen Altern ein, wie ‚aktives' oder ‚gesundes' Altern.

Das Konzept des ‚erfolgreichen Alterns' zeichnet ein bestimmtes Ziel des Lebensverlaufs als erstrebenswert aus. Außerdem geht es nicht nur darum herauszufinden, wie diese Ziele von denjenigen erreicht wurden, die erfolgreich gealtert sind. Es geht auch um Handlungsanweisungen für diejenigen, die die entsprechenden ‚Erfolgsrezepte' nachvollziehen wollen. Aus Perspektive der Ethik kann man daher gerontologische Konzepte wie erfolgreiches Altern auf die Theorie des guten Lebens beziehen. Sie legen ein Streben nach einem bestimmten Gut nahe, bewerten eine Lebensphase und den Lebensverlauf dahingehend, ob dieses Streben umgesetzt wird, und erteilen Ratschläge, die sich als pragmatische Imperative beschreiben lassen[1]. Erfolgreiches Altern und seine verwandten gerontologischen Konzepte lassen sich daher aus ethischer Sicht unter dem Überbegriff ‚Konzepte des guten Alterns' zusammenfassen.

Solche Konzepte des guten Alterns werden seit Jahrzehnten in der Gerontologie entwickelt und reflektiert (z. B. Katz, 2000), wobei die ethische Forschung erst seit einigen Jahren auf sie aufmerksam geworden ist (Ehni et al., 2018; Pfaller & Schweda, 2019). Schlagworte, die auf diese Konzepte zurückgehen, werden immer häufiger auch in der Politik zur Bezeichnung positiver Ziele hinsichtlich des demographischen Wandels herangezogen (Foster & Walker, 2015). Dadurch wird weitergeführt, was bereits vor Jahrzehnten, beispielsweise durch Rowe und Kahns Konzept des erfolgreichen Alterns mit erreicht werden sollte: die Stärkung von Alternativen zu negativen Altersbildern (Rowe & Kahn, 1998).

Die wissenschaftliche Diskussion um Konzepte des guten Alterns hat eine ganze Reihe unterschiedlicher Konzepte hervorgebracht. Dabei fragen Gerontologinnen und Gerontologen danach, wer eigentlich definiert, was erfolgreiches Altern sei (Bowling & Dieppe, 2005). Manche Konzepte, wie das von Rowe und Kahn, definieren gutes Altern ohne Rückgriff darauf, wie wissenschaftliche Laien aus subjektiver Perspektive gutes Altern definieren. Andere Ansätze (Phelan & Larson, 2002; Cosco et al., 2013) erforschen genau die Frage, welche Bestandteile gutes Altern aus diesen Perspektiven hat. Wir fügen diesen unterschiedlichen Herangehensweisen eine dritte hinzu, indem wir danach fragen, welche Assoziationen Menschen unterschiedlichen Alters zu fünf ausgewählten Schlagworten

[1] Zu Strebensethik, gutem Leben und pragmatischen Imperativen vgl. z. B. Höffe, 2007, insbes. S. 76–79 und 220.

des guten Alterns beschreiben. Anstatt also zu untersuchen, wie gutes Altern objektiv ohne die Definition aus nichtwissenschaftlicher Perspektive, oder subjektiv aus eben dieser Perspektive zu definieren ist, interessieren wir uns für die Schlagworte als Schnittpunkte zwischen Gerontologie, Alterspolitik und Wissenschaftsrezeption und erforschen die subjektive Perspektive auf ausgewählte Schlagworte.

Dazu haben wir im Rahmen einer Interviewstudie zum Thema ‚Was ist für Sie gutes Altern?' den Teilnehmenden Karten mit fünf unterschiedlichen Schlagworten vorgelegt. In unserer Untersuchung werden Begriffe aus der wissenschaftlichen Debatte also aus Laienperspektive kommentiert. Im folgenden Text beschreiben wir zunächst unser methodisches Vorgehen. Daran anschließend stellen wir die Ergebnisse zu unseren drei Forschungsfragen vor und diskutieren, inwiefern die Schlagworte unterschiedlich aufgenommen werden.

2 Methode

Insgesamt wurden 45 Interviews durchgeführt, wobei Antworten zu den untersuchten Fragen in 43 Interviews aufgenommen wurden (bei den beiden nicht berücksichtigten Interviews hat einmal das Aufnahmegerät in diesem Teil des Interviews nicht funktioniert, das andere Mal wurde der hier behandelte Fragenblock versehentlich übergangen). Die folgende Auswertung basiert daher auf Material aus 43 Interviews, die im Zeitraum Mai 2018 bis April 2019 stattfanden. Die Studienteilnehmenden wurden mithilfe von vier unterschiedlichen Strategien gewonnen: Veröffentlichung eines Inserats in der regionalen Tageszeitung, Auslegung von Flugblättern in einer Begegnungsstätte für Ältere, Kontaktierung unterschiedlicher Freizeitorganisationen und Weitervermittlung, teilweise durch Teilnehmende. Die Mehrheit der Teilnehmenden wurde über das Inserat in der regionalen Tageszeitung erreicht. Alle Studienteilnehmenden wohnten zum Zeitpunkt des Interviews in Tübingen oder der näheren Umgebung und waren zwischen 26 und 91 Jahren alt. Fünf Personen waren 26–30 Jahre, vier Personen 31–55 Jahre, neun Personen 56–65 Jahre, 12 Personen 66–75 Jahre, sieben Personen 76 bis 80 Jahre alt und fünf Personen älter als 80 Jahre. 33 Teilnehmende waren Frauen und zehn Männer. Sechs Personen haben Migrationserfahrung (Migration nach Deutschland) und eine Person hat keine Angabe dazu gemacht. 15 Personen leiden an chronischen Erkrankungen und/oder Behinderungen und eine Person hat dazu keine Angaben gemacht.

Alter	
26–30 Jahre	5 Personen
31–55 Jahre	4 Personen
56–65 Jahre	9 Personen
66–75 Jahre	12 Personen
76–80 Jahre	7 Personen
80–91 Jahre	5 Personen
Keine Angabe	0 Personen
Migrationserfahrung nach Deutschland	
Ja	6 Personen
Nein	36 Personen
Keine Angabe	1 Person
Chronische Erkrankungen und/oder Behinderungen	
Ja	15 Personen
Nein	27 Personen
Keine Angabe	1 Person

Die Interviews fanden im Institut für Ethik und Geschichte der Universität Tübingen und teilweise bei den Teilnehmenden zuhause statt. Nach dem Interview wurden mittels eines Kurzfragebogens auch demographische Angaben abgefragt. Die Interviews wurden durch professionelle Dienstleistende transkribiert und pseudonymisiert. Für die Auswertung wurde das Datenverwaltungsprogramm NVivo benutzt.

Die verwendeten Schlagwörter waren: ‚erfolgreiches Altern', ‚gesundes Altern', ‚aktives Altern', ‚gelingendes Altern' und ‚schönes Altern'. ‚Erfolgreiches Altern' und ‚gesundes Altern' sind Beispiele für besonders weitverbreitete Konzepte. Das erfolgreiche Altern entstammt dem US-amerikanischen Kontext, wurde aber auch jenseits desselben weiterentwickelt (Baltes & Baltes, 1990; Pruchno, 2015). Das ‚gesunde Altern' wird ebenso häufig und zunehmend als Definition des guten Alterns eingesetzt und insbesondere von der Weltgesundheitsorganisation (WHO, 2015) und den Vereinten Nationen (siehe auch die 2021 gestartete *Decade of Healthy Ageing;* United Nations [UN], 2021) als Definition für guten Alterns herangezogen. ‚Aktives Altern' wird ebenso häufig im Rahmen der Alterspolitik eingesetzt. ‚Gelingendes Altern' findet sich besonders in der deutschsprachigen Diskussion als weiteres Konzept des guten Alterns (Kumlehn & Kubik, 2012). Das ‚schöne Altern' als fünftes Schlagwort ist in der deutschsprachigen Diskussion nicht zur Bezeichnung eines Konzepts des guten Alterns geläufig. Wir haben es in Anlehnung an *Ageing Gracefully* (Ehni et al., 2018) gewählt, ein Schlagwort, dass das Altern aus ästhetischer Sicht positiv qualifiziert. Statt der wörtlichen Übersetzung ‚anmutig' haben wir mit ‚schön' ein gängigeres Adjektiv gewählt. Der ästhetische Schwerpunkt greift dabei wie manche der anderen Schlagworte ein negatives Altersbild, in diesem Fall das des ‚hässlichen Alterns' auf.

Wir interessieren uns also dafür, auf welche Resonanz die Schlagworte des guten Alterns in einer altersheterogenen Gruppe von Teilnehmenden, die sich alle für Interviews zum Thema des guten Alterns bereiterklärt hatten, stoßen. Dabei wollen wir zunächst wissen, inwiefern eine Distanzierung von Konzepten des guten Alterns stattfindet. Ist gutes Altern, wie Stephens (2017) argumentiert, ein Imperativ, dem man sich schwer entziehen kann? Besteht eine hohe Akzeptanz für alle fünf Schlagworte bei Personen, die Interviews zum guten Altern geben? Oder werden manche Schlagwortvarianten auch abgelehnt? Außerdem wollen wir untersuchen, inwiefern die subjektive Sicht auf die Schlagworte womöglich die wissenschaftliche Debatte um einzelne Konzepte widerspiegelt. Darüber hinaus wollen wir wissen, inwiefern sich in den Assoziationen zu den Schlagworten unterschiedliche Verständnisse davon, was das Altern ausmacht, herauslesen lassen.

Für die Auswertung mittels Themenanalyse (Schreier, 2012) wurden zunächst jene Segmente identifiziert, in denen die Interviewteilnehmenden die Frage nach Assoziationen zu den fünf Schlagworten beantworten. Dann wurden die Segmente gesichtet und ein Kodierschema (induktiv und deduktiv) entwickelt, in dem zunächst zwischen Beschreibung des Schlagworts und Bewertung des Schlagworts unterschieden wurde. Diese Kategorien wurden aus dem Datenmaterial entwickelt. Bei der Bewertung der Schlagworte wurde zwischen positiven und negativen Bewertungen sowie der Einstufung als ‚nicht sinnvoll' unterschieden. Die Assoziationen wurden auch dahingehend kodiert, ob sich gängige Argumente aus der wissenschaftlichen Diskussion um Konzepte des guten Alterns in den Assoziationen wiederfinden und wenn ja, welche. Darüber hinaus wurden auch alternative Schlagworte oder Definitionen, sofern diese vorgeschlagen wurden, kodiert.

3 „Also gesundes Altern hat absolute Priorität" Ergebnisse der Interviewanalyse

3.1 Distanzierung von Schlagworten des guten Alterns

Mehrere Teilnehmende nahmen durchaus eine kritische Haltung gegenüber einigen oder allen Konzepten ein. Es wird also nicht jedes Konzept von allen angenommen. Tatsächlich gibt es lediglich zwei Teilnehmende, die der Meinung sind, dass alle Konzepte gleich gut tauglich sind, um gutes Altern zu beschreiben. Das verweist darauf, dass für einen Großteil der Interviewten die Schlagworte tatsächlich relevante Unterschiede bei Konzepten des ‚guten Alterns' herausarbeiten.

Ein Beispiel für die Distanzierung von einzelnen Schlagworten findet sich bei Frau Huber, die ihre Kritik am gelingenden Altern folgendermaßen ausdrückt:

> *(…) wenn ich alle Aktivitäten, [die] der Staat mir anbietet und die verschiedenen Stufen durchmache, dann gibt mir der Staat eine Plakette, Frau [Huber] hat gelingende[s] Altern. Furchtbar!* (Frau Huber[2], 65 Jahre)

Hier wird beim gelingenden Altern von der Interviewteilnehmerin selbst angenommen, dass das gelingende Altern die staatliche Perspektive bezeichnet. Für Frau Huber ist Altern mit dem Verlust von körperlichen Fähigkeiten verbunden, die nicht durch positive Schlagworte überdeckt werden sollten. Sie plädiert dafür, Altern als Teil des gesamten Lebenslaufs zu betrachten. Ein anderes Beispiel für die Distanzierung sind die Assoziationen von Frau Müller zum erfolgreichen Altern:

> *Erfolgreich, ich bin kein ehrgeiziger Typ, damit kann ich auch weniger anfangen.* (Frau Müller, 55 Jahre)

Hier wird das Schlagwort nicht aufgrund dessen, dass es die Perspektive eines bestimmten anderen Beteiligten widerspiegelt, abgelehnt. Stattdessen wird es anhand der eigenen Persönlichkeit (welcher Typ bin ich) als wenig brauchbar wahrgenommen. Frau Müller lehnt erfolgreiches Altern für sich persönlich als Ziel ab und definiert gutes Altern über einen guten Gesundheitszustand. Sowohl das gesunde wie das schöne Altern wurde von niemandem als prinzipiell sinnvoll, aber nicht empfehlenswert eingestuft. Das ‚schöne Altern' ist jenes Schlagwort, das in der deutschsprachigen Diskussion nicht geläufig ist und eine ästhetische Perspektive betont. Die Annahme des gesunden Alterns als erstrebenswerter Prozess bei jenen, die dies als sinnvolle Wortkombination sahen, verweist auf die zentrale Rolle von Gesundheit bei Fragen des guten Alterns.

Die Distanzierung von den vorgeschlagenen Schlagworten drückt sich aber auch in alternativen Vorschlägen aus. Hier findet sich etwa das ‚erfüllte Leben'

[2] Die Namen aller Teilnehmenden wurden pseudonymisiert.

gemeinsam mit der Abkehr von einer isolierten Betrachtung des Alterns und stattdessen einem Fokus auf die Lebensspanne. Weitere Vorschläge sind die Begriffe ‚gutes Altern' und ‚reifes Altern'. Nur zwei der Schlagworte – ‚gesundes Altern' und ‚schönes Altern' werden von allen, die diese als sinnvoll erachten, auch als empfehlenswert angesehen, während die anderen immer wieder als sinnvoll aber für die interviewte Person selbst nicht als Ziel annehmbar eingestuft werden.

3.2 Vergleich mit der wissenschaftlichen Diskussion um die Konzepte guten Alterns

Die wissenschaftliche Diskussion um Konzepte des guten Alterns ist sehr umfangreich. Es kann aber gezeigt werden, dass sich Elemente dieser Diskussion auch in den subjektiven Perspektiven wiederfinden. So wird am erfolgreichen Altern beispielsweise kritisiert, dass suggeriert wird, gutes Altern sei eine Leistung.

> *Also erfolgreiches Altern, da tue ich [mir] ein bisschen schwer mit dem Begriff, weil das hat so einen Leistungsaspekt. Und wer beurteilt das oder gibt es dafür eine Skala? Was ist erfolgreich? Muss man da dann auch irgendwie bestimmte Dinge haben oder machen können, um erfolgreich zu altern? Also das finde ich blöd, das Wort, ehrlich gesagt.* (Frau Maier, 59 Jahre)

Dieses Zitat reiht sich in die Diskussion um das erfolgreiche Altern ein, weil es beschreibt, was Rowe & Kahn, 1998 postulierten, nämlich, dass erfolgreiches Altern von Leistung und Entscheidungen des Individuums abhängt und zugleich auch die gerontologische Kritik daran anklingen lässt (z. B. Bowling & Dieppe, 2005; Martinson & Berridge, 2015). Für Frau Maier, die sowohl beruflich wie im privaten Umfeld mit der Pflege älterer Menschen zu tun hat, ist erfolgreiches Altern ein schwieriger Begriff, da er suggeriert, dass es sich um eine Leistung handelt. Frau Maier selbst definiert gutes Altern über Selbständigkeit und soziale Kontakte. Von den Interviewteilnehmenden wird auch hervorgehoben, dass Erfolg im späteren Leben in sehr unterschiedlichen Bereichen stattfinden kann.

Im Unterschied zur häufigen Verwendung des aktiven Alterns im Bereich der Alterspolitik und der Kritik an der Fokussierung auf Erwerbstätigkeit und Pensionen (Foster & Walker, 2015), wird aktives Altern von den Interviewteilnehmenden häufig mit Bezug auf körperliche Tätigkeit, aber auch mentale Fähigkeiten und Interaktion mit der Welt beschrieben.

Aktives Altern, ich würde sagen, das passt zu mir. Das ist was, wo ich eben die Dynamik spüre, ja? Da ist noch der, der da drin ist, der will noch was von der Welt. Oder der macht noch was für die Welt. (Herr Wallner, 82 Jahre)

Herr Wallner, der gutes Altern über Freundschaften, Partnerschaft, Beweglichkeit und Neugier definiert, sieht aktives Altern als geeignetes Schlagwort für ebendieses an. Die Assoziationen um das Schlagwort des gesunden Alterns zeigen eine Kritik an der Vorstellung des Alterns ohne Krankheit und Behinderung, die beispielweise in der Diskussion um erfolgreiches Altern stark thematisiert wird (Tesch-Römer & Wahl, 2017; Timonen, 2016; Minkler & Fadem, 2002):

Gesundes Altern, ist an der Grenze zum Albernen, finde ich auch hier. Ich meine, sowas gibt es. (…) Es gibt Menschen, die bekommen einen Herzinfarkt und dann sind sie weg. Und vorher waren sie gesund. In Anführungsstrichen. Die Realität ist, dass die Anzahl an Erkrankungen mit steigendem Alter zunimmt. So, und die Wahrscheinlichkeit gesund zu altern abnimmt. (Herr Schuster, 61 Jahre)

Für Herrn Schuster ist gesundes Altern für die meisten Menschen nicht erreichbar, denn Altern ist in der Regel mit körperlichen Einschränkungen verbunden. Gutes Altern definiert er als das Gelingen, mit den Einschränkungen des Alterns zurechtzukommen und die nötige Unterstützung zu bekommen. Der Verweis auf die Häufigkeit des Alterns mit Einschränkungen erinnert an die biogerontologische Position, dass gesundes Altern ein Widerspruch in sich darstellt, weil es einfach nicht möglich ist (Ehni, 2014). Gesundes Altern wird von Studienteilnehmenden auch durch Fähigkeiten und nicht nur als Abwesenheit von Erkrankungen definiert, wie es sich auch in der Definition der Weltgesundheitsorganisation (WHO, 2015) wiederfindet:

(…) also gesundes Altern hat absolut Priorität. Ich kann mich selbst anziehen, ich kann mich selbst waschen, ich kann mich selbst pflegen. Ich kann mich selbst verpflegen. Und ich kann mich auch noch genießen. (Herr Schmied, 71 Jahre)

Während gesundes Altern für manche ein Ziel ist, das angepeilt aber nicht unbedingt erreicht wird, sehen andere gesundes Altern als Bedingung für aktives Altern. Für Frau Binder unterstreicht dieses Schlagwort, dass gutes Altern wesentlich vom Verhalten des Einzelnen abhängt:

Ja, ich kann gesund altern. Wobei ich da, man sagt die Konstellation, die erblichen Voraussetzungen sind gegeben. Wobei ich also ganz stark darauf setze – das sind halt alles Meinungen, man kann das ja statistisch nicht nachvollziehen, nicht eruie-

ren – dass jeder seines Glückes Schmied ist. Wenn man also ein Leben lang raucht, ein Leben lang zu jedem Fest Alkohol trinkt und so, dann kann man halt nicht gesund altern. (Frau Binder, 79 Jahre)

Für Frau Binder ist gutes Altern neben dem Leben in Würde durch das eigene Bemühen um eine gute Gesundheit bestimmt. Die gute Gesundheit ist wichtig, um nicht von anderen abhängig zu sein. Damit beschreibt sie – ähnlich wie Rowe und Kahn (1998) – Altern als vom Individuum steuerbar und nicht, wie in der kritischen Gerontologie hervorgehoben, ebenso wesentlich durch soziale Determinanten (die z. B. zu gesundheitlicher Ungleichheit führen) geprägt (Timonen, 2016).

Beim Schlagwort des ‚schönen Alterns' finden sich in den Assoziationen der Interviewteilnehmenden der Verweis auf den respektvollen Umgang mit sich selbst, individuell zu definierende Zufriedenheit, einen bestimmten Wohnort, die Ausübung bestimmter Sportarten und besonders häufig Beziehungen:

Schönes Altern würde für mich bedeuten, dass jemand im Alter beglückende zwischenmenschliche Beziehungen pflegen kann, die mal so, mal so in der Bilanz sind. Also mal der Eine, mal der Andere mehr profitiert. Aber nicht wirtschaftlich, sondern seelisch, menschlich. Das wäre für mich schönes Altern. (Frau Weber, 78 Jahre)

Frau Weber definiert gutes Altern vor allem über soziale Kontakte und Menschen, die sie bei Hilfsbedürftigkeit professionell begleiten würden. Ähnlich beschreibt dies auch Herr Schmied:

Dann schönes Altern, ja, würde ich als nächstes wollen. Wenn neben diesem Gesundheitsaspekt noch diese, ja, wenn die Gesellschaft noch dazu passt, ja? Also wenn Familie und Freunde und sowas, wenn das noch dazu passt, ist es ein schönes Altern. Es kann auch schön sein, in so einer Phase, wie ich jetzt bin, ohne Frau. Aber schöner ist es halt, wenn du einen Partner hast, mit dem du das genießen kannst dann. (Herr Schmied, 71 Jahre)

Beim gelingenden Altern wird von einigen Teilnehmenden der Aspekt der Tätigkeit hervorgehoben, der insbesondere hinsichtlich des Konzepts des aktiven Alterns in der dortigen Ausformulierung kritisiert wird (Katz, 2000):

(...) gelingend hat noch eine gewisse Aktivität notwendig, ich tu was damit es gelingt, es kommt nicht von selber, also so würd ich das jetzt definieren wollen. Also ein gelingendes Alter ist, dass ich bewusst in diese Zeit hineingehe, mir klar mache, jetzt ist irgendwas fällig, ob das eine Veränderung ist oder ob [es] eine neue

> *Aktivität ist, so dass mir mein Alter besser gelingt, dass ich also nicht eben (...) auf der Strecke bleib und am Ende in der Ecke sitz und an die Wand guck.* (Frau Bauer, 82 Jahre)

Für Frau Bauer zeichnet sich gutes Altern durch einen offenen Blick auf die Welt und Begegnungen mit anderen Menschen aus. Frau Schuster beschreibt gelingendes Altern ähnlich dem erfolgreichen Altern nach Baltes und Baltes (1990), mit Betonung der Anpassung an die gegebene Situation:

> *(...) wenn es jemand gelingt (...) mit den Einschränkungen im Alter, mit dem zunehmenden Alter, auf eine gute Art und Weise umzugehen. Also seine Ansprüche an sich selber und an seine Umwelt, anzupassen. [Das] ist ein gelungener Alterungsprozess.* (Frau Schuster, 61 Jahre)

Für andere ist gelingendes Altern eine Kombination aus schönem, gesundem und aktivem Altern. Insgesamt finden sich Elemente der wissenschaftlichen Diskussion auch in den Assoziationen wieder, allerdings manchmal bei anderen Schlagworten, als sie in der wissenschaftlichen Diskussion aufzufinden sind.

3.3 Definitionen des Alterns: Ergeben die Schlagworte Sinn?

Die dritte Frage, die wir uns im Hinblick auf die Assoziationen gestellt haben, ist jene nach unterschiedlichen Definitionen des Alterns. Schlagworte können abgelehnt werden, weil die darunter verstandenen Konzepte als nicht empfehlenswert eingestuft werden. Sie können aber alternativ auch abgelehnt werden, weil die Kombination aus Adjektiv und Nomen als paradox oder nicht sinnvoll eingestuft wird. Darin, dass dasselbe Schlagwort von den einen als sinnvoll und von den anderen als nicht sinnvoll verstanden wird, zeigen sich auch unterschiedliche Verständnisse davon, was Altern ist. Jedes der Schlagworte wird von mindestens einer Person als nicht sinnvoll bezeichnet, besonders häufig das ‚erfolgreiche' und das ‚schöne Altern'.

> *Also erfolgreiches Altern, das würde ich aussortieren. Denn Altern ist ja etwas, was ich nicht aktiv begehe. Und insofern kann ich auch nicht, also Erfolg kann ich nur nach getaner Anstrengung haben. Und das Altern kommt, ob ich mich anstrenge oder nicht.* (Frau Binder, 79 Jahre)

Ähnlich äußert sich Frau Maier zum aktiven Altern:

> *Also alt wird man, und da kann man nichts dagegen tun. (…) Aktives Altern, das hört sich an, wie wenn man den Prozess beschleunigen könnte oder so. (…) klingt ein bisschen komisch.* (Frau Maier, 59 Jahre)

Auch das ‚gesunde Altern', obwohl es von jenen, die das Schlagwort für sinnvoll halten auch für empfehlenswert gehalten wird, wird von anderen als nicht sinnvoll wahrgenommen:

> *(…) gesundes Altern (…) assoziiere [ich] sofort mit (…) Sarg mit 20, also an irgendwas müssen wir sterben und zwar jede (…) also gesundes Altern, völliger Blödsinn.* (Frau Huber, 65 Jahre)

Ebenso wird ‚schönes Altern' nicht von allen als sinnvoll akzeptiert:

> *Also das hier, schönes Altern, finde ich albern. Ja was soll daran schön sein? Es ist nicht schön. Also diese Gesichter da zu sehen und diese körperlichen Einschränkungen. Und die nachlassende Leistungsfähigkeit. Die ist nicht schön.* (Frau Schuster, 61 Jahre)

Ähnlich bei der Bewertung des erfolgreichen Alterns als nicht sinnvoll, wird auch gelingendes Altern von einer Person als nicht sinnvoll wahrgenommen, weil der Prozess des Alterns ohne eigenes Zutun stattfindet:

> *Also gelingendes Alter das ist für mich auch, das passt nicht. Weil das Altern vollzieht sich ohne mein Wissen. Und wenn etwas gelingt, dann assoziiere ich, dass man da eigene Fähigkeiten und Anstrengungen, die eben zum Gelingen führen, mit Glück oder auch nicht, aber zum Altern brauche ich kein Glück und keine Anstrengungen, das (…) kommt von alleine, nicht?* Frau Binder, 79 Jahre

4 Schluss: Implikationen für Gerontologie und Ethik

Die Ergebnisse zeigen, dass eine Distanzierung von einzelnen Konzepten durchaus stattfindet und die Laienperspektiven kritisch auf die Konzepte sehen. Lediglich zwei Personen empfanden alle Schlagworte als ähnlich gut geeignet. Die Assoziationen zu den Schlagworten spiegeln die wissenschaftliche Diskussion wider. Dabei kommt der Frage nach der Fähigkeit des einzelnen, das gute Altern zu beeinflussen, eine besondere Rolle zu. Wo Schlagworte als nicht sinnvoll wahrgenommen werden geht es häufig darum, dass einige der Schlagworte eine Aktivität des Einzelnen zu vermitteln scheinen (‚erfolgreiches', ‚gelingendes' und ‚aktives Altern'). Dem steht eine Perspektive auf das Altern gegenüber, die es per se als Prozess ansieht, der sowieso stattfindet. Dadurch scheinen dann die positiven Altersbilder, die speziell Aktivität der Einzelperson suggerieren, als wenig überzeugend. Während die Schlagworte in unterschiedlichen politischen Kontexten vermehrt verwendet werden (z. B. ‚aktives Altern' im Bereich der Rentenpolitik, ‚gesundes Altern' in den Konzepten der Weltgesundheitsorganisation), setzen wissenschaftliche Laien die Konzepte ebenso ein, um Nuancen zwischen unterschiedlichen Vorstellungen eines erstrebenswerten Alter(n)s auszudrücken.

Dem gesunden Altern kommt eine besondere Stellung zu – da es gemeinsam mit dem schönen Altern wenn als sinnvoll, dann auch als empfehlenswert eingestuft wird und zugleich aber sehr viel weniger häufig als das schöne Altern als nicht sinnvoll wahrgenommen wird. Womöglich ist dies ein Anzeichen dafür, dass es sich um einen Imperativ (Stephens, 2017) handelt, dem man sich nur schwer entziehen kann. Trotzdem finden sich selbst unter denen, die ‚gesundes Altern' als sinnvoll beschreiben, unterschiedliche Definitionen davon, was gesundes Altern ist, und auch unterschiedliche Wahrnehmungen dazu, inwiefern es vom Individuum beeinflussbar ist. Insofern findet man hier unterschiedlichste Positionen aus der wissenschaftlichen Diskussion wieder, von gutem Altern als Gesundheitszustand bei Rowe und Kahn (Foster & Walker, 2015) bis zum guten Altern, das keineswegs frei von Erkrankungen ist (Boudiny, 2013).

Die Konzepte des guten Alterns sind durchaus Interventionen, die zur Veränderung bestehender Altersbilder beitragen sollen. Die Assoziationen zu den Schlagworten zeigen, dass die Laienperspektiven ähnliche Fragen wie die innergerontologische Diskussion verhandeln und somit vermutlich wichtige Brücken zwischen den beiden Bereichen darstellen.

Betrachtet man die Assoziationen zu den fünf Schlagworten des guten Alterns, die wir den Interviewteilnehmenden vorgelegt haben, zeigt sich, dass keines auf allgemeine Akzeptanz stößt. In einer pluralistischen Gesellschaft mit unterschiedlichen Lebensentwürfen sollte dieser Umstand weder erstaunen noch ein Problem darstellen. Einzelne Personen werten die Veränderungen, mit denen das Altern einhergeht, entsprechend ihren Lebensentwürfen und ihren religiösen oder moralischen Überzeugungen sehr unterschiedlich. Ebenso vielfältig gestalten sich mögliche Haltungen und Vorgehensweisen, wie das Altern und die Lebensphase Alter zu leben sei. Norberto Bobbio hält fest, dass es zwei extreme Positionen dazu gebe: „[s]elbstzufriedene Alte" und „verzweifelte Alte". Dazwischen gebe es ein „Labyrinth zahlloser, einander widersprechender Werte" (Bobbio, 1997,

S. 40). Gerontologische Konzepte des gelingenden Alterns können nur weitere Sinnangebote sein, wie man sich in diesem Labyrinth zurechtfinden kann. Sie können jedoch keine Grundlage für verbindliche Regeln bieten, wie das Alter zu leben sei.

Die für eine bestimmte Person handlungsleitenden Überlegungen entstehen aus der Erfahrung und der Diskussion darüber, was Altern und gutes Altern ist. Ob es wesentlich durch Fitness oder durch eine bestimmte Haltung bestimmt ist, oder ob es stark mit Beziehungen in Zusammenhang steht, lässt sich nicht verbindlich vorgeben. Was die wissenschaftliche Diskussion jedoch leisten kann, ist einerseits ein Anstoßen der Debatte darüber, wie gutes Altern zu definieren ist und andererseits ein Aufzeigen der Pluralität der altersbezogenen Lebensentwürfe. Diese sind nicht nur unterschiedliche Vorstellungen davon, was gutes Altern ausmacht, sondern auch davon, was Altern bedeutet. Gerade dadurch, dass es so viele Verbindungen zwischen der wissenschaftlichen Diskussion um die Konzepte des guten Alterns und den Assoziationen der Befragten gibt, ergeben sich hervorragende Möglichkeiten für eine nicht nur wissenschaftsinterne sondern öffentliche Diskussion, in der auch herausgearbeitet werden kann, welche unterschiedlichen Formen der Unterstützung des guten Alterns notwendig sind, um dieses möglichst vielen Menschen zu ermöglichen.

Dieses Kapitel enstand im Rahmen des vom Bundesministerium für Gesundheit aufgrund eines Beschlusses des Deutschen Bundestags gefödeten Projekts „‚Gelingendes‘ und ‚gesundes‘ Alter(n) in der pluralistischen Gesellschaft. Systematische Übersicht etischer Fragen“.

Literatur

Baltes, P. B., & Baltes, M. M. (1990). *Successful aging: Perspectives from the behavioral sciences*. Cambridge University Press. https://doi.org/10.1017/CBO9780511665684.

Bobbio, N. (1997). *Vom Alter*. Wagenbach.

Boudiny, K. (2013). „Active ageing“: From empty rhetoric to effective policy tool. *Ageing & Society, 33*(6), 1077–1098. https://doi.org/10.1017/S0144686X1200030X.

Bowling, A., & Dieppe, P. (2005). What is successful ageing and who should define it? *BMJ, 331*(7531), 1548–1551. https://doi.org/10.1136/bmj.331.7531.1548.

Cosco, T. D., Prina, A. M., Perales, J., Stephan, B. C. M., & Brayne, C. (2013). Lay perspectives of successful ageing: A systematic review and meta-ethnography. *British Medical Journal Open, 3*(6), e002710. https://doi.org/10.1136/bmjopen-2013-002710.

Ehni, H.-J. (2014). A conflict of interpretations in Gerontology. In A. K. Leist, J. Kulmala, & F. Nyqvist (Hrsg.), *Health and cognition in old age* (S. 21–86). Springer International Publishing. https://doi.org/10.1007/978-3-319-06650-9_6.

Ehni, H. J., Kadi, S., Schermer, M., & Venkatapuram, S. (2018). Toward a global geroethics – Gerontology and the theory of the good human life. *Bioethics, 32*(4), 261–268. https://doi.org/10.1111/bioe.12445.

Foster, L., & Walker, A. (2015). Active and successful aging: A European policy perspective. *The Gerontologist, 55*(1), 83–90. https://doi.org/10.1093/geront/gnu028.

Höffe, O. (2007). *Lebenskunst und Moral oder Macht Tugend glücklich?* Beck.

Katz, S. (2000). Busy Bodies: Activity, aging and the management of everyday life. *Journal of Aging Studies, 14*(2), 135–152. https://doi.org/10.1016/S0890-4065(00)80008-0.

Kumlehn, M., & Kubik, A. (2012). *Konstrukte gelingenden Alterns.* Kohlhammer.

Martinson, M., & Berridge, C. (2015). Successful aging and its discontents: A systematic review of the social gerontology literature. *The Gerontologist, 55*(1), 58–69. https://doi.org/10.1093/geront/gnu037.

Minkler, M., & Fadem, P. (2002). "Successful Aging": A Disability Perspective. *Journal of Disability Policy Studies, 12*(4), 229–235. https://doi.org/10.1177/104420730201200402.

Phelan, E. A., & Larson, E. B. (2002). „Successful aging"–where next? *Journal of the American Geriatrics Society, 50*(7), 1306–1308. https://doi.org/10.1046/j.1532-5415.2002.t01-1-50324.x.

Pfaller, L., & Schweda, M. (2019). Excluded from the good life? An ethical approach to conceptions of active ageing. *Social Inclusion, 7*(3), 44–53. https://doi.org/10.17645/si.v7i3.1918.

Pruchno, R. (2015). Successful aging: Contentious past, productive future. *The Gerontologist, 55*(1), 1–4. https://doi.org/10.1093/geront/gnv002.

Rowe, J. W., & Kahn, R. L. (1987). Human aging: Usual and successful. *Science, 237*(4811), 143–149. https://doi.org/10.1126/science.3299702.

Rowe, J. W., & Kahn, R. L. (1998). *Successful aging*. Pantheon Books.

Schreier, M. (2012). *Qualitative content analysis in practice*. Sage.

Stephens, C. (2017). From success to capability for healthy ageing: Shifting the lens to include all older people. *Critical Public Health, 27*(4), 490–498. https://doi.org/10.1080/09581596.2016.1192583.

Tesch-Römer, C., & Wahl, H. W. (2017). Toward a more comprehensive concept of successful aging: Disability and care needs. *The Journals of Gerontology. Series B, Psychological Sciences and Social Sciences, 72*(2), 310–318. https://doi.org/10.1093/geronb/gbw162.

Timonen, V. (2016). *Beyond successful and active ageing: A theory of model ageing*. Policy Press. https://doi.org/10.51952/9781447330189.

United Nations. (o. J.). *Decade of healthy ageing*. The Platform. https://www.decadeofhealthyageing.org/. Zugegriffen: 1. Mai 2021.

World Health Organization. (2015). *World report on ageing and health.* World Health Organization. https://apps.who.int/iris/handle/10665/186463. Zugegriffen: 1. Mai 2021.

‚Zwischen Idealisierung und Schreckensszenarien' – Zu einer empirisch informierten ethischen Reflexion erfolgreichen Alterns

Merle Weßel, Lena Stange, Niklas Ellerich-Groppe, Larissa Pfaller und Mark Schweda

1 Einleitung

In der seit mehreren Jahrzehnten anhaltenden kritischen Auseinandersetzung mit dem *Successful Aging* haben sich verschiedene Vorbehalte und Einwände gegenüber Konzepten gelingenden, ‚erfolgreichen' Alterns herauskristallisiert. So wurde insbesondere aus sozialwissenschaftlicher Sicht immer wieder

M. Weßel · L. Stange · N. Ellerich-Groppe · M. Schweda
Abteilung Ethik in der Medizin, Department für Versorgungsforschung, Fakultät VI Medizin und Gesundheitswissenschaften, Carl von Ossietzky Universität Oldenburg, Oldenburg, Deutschland
E-Mail: merle.wessel@uni-oldenburg.de

L. Stange
E-Mail: lena.stange@uni-oldenburg.de

N. Ellerich-Groppe
E-Mail: niklas.ellerich-groppe@uni-oldenburg.de

M. Schweda
E-Mail: mark.schweda@uni-oldenburg.de

L. Pfaller (✉)
Institut für Soziologie, Friedrich-Alexander-Universität Erlangen-Nürnberg, Erlangen, Deutschland
E-Mail: larissa.pfaller@fau.de

L. Pfaller und M. Schweda (Hrsg.), *„Successful Aging"?*, Altern & Gesellschaft,
https://doi.org/10.1007/978-3-658-41465-8_7

beanstandet, dass es sich dabei letztlich um Modelle handele, die wesentlich von wissenschaftlichen – medizinischen, psychologischen oder gerontologischen – Expertinnen und Experten formuliert wurden und daher die unterschiedlichen lebensweltlichen Perspektiven und Situationen der Betroffenen selbst nicht hinreichend berücksichtigten (Bowling, 2006; Jopp et al., 2015). Dabei erscheint insbesondere nicht klar, inwieweit Erfahrungen körperlicher oder psychischer Beeinträchtigung sowie sozialer Benachteiligung und kultureller Marginalisierung in den betreffenden Konzepten überhaupt angemessen mitgedacht werden (Minkler & Fadem, 2002; Ranzijn, 2010).

Neben und häufig in Verbindung mit diesem Einwand wird sowohl aus sozialwissenschaftlicher als auch aus moralphilosophischer Perspektive bemängelt, dass *Successful Aging*-Modelle bestimmte evaluative und normative Vorstellungen hinsichtlich der Ziele und Maßstäbe erfolgreichen Alterns voraussetzen, die nicht als solche ausgewiesen oder begründet werden (Ehni et al., 2018; Pfaller & Schweda, 2019). Auf diese Weise würden spezifische, durch bestimmte disziplinäre Perspektiven oder gesellschaftliche Wertvorstellungen vorgegebene Zielsetzungen wie z. B. Gesundheit, Aktivität, Adaptivität oder sozioökonomische Produktivität ohne jede weitere Reflexion oder Rechtfertigung als allgemein verbindliche, gleichsam objektive Bedingungen gelingenden Alterns ausgegeben. *Successful Aging*-Diskurse seien daher letztlich Ausdruck einer ideologisch verzerrten Sicht auf das Altern und das höhere Lebensalter, die zur Normierung des Alterns und dem Ausschluss bzw. der Stigmatisierung bestimmter Erfahrungen und Personengruppen beitrügen (Katz & Calasanti, 2015).

Vor diesem Hintergrund geht der vorliegende Beitrag der Frage nach, wie sich die in der Gerontologie gebildeten wissenschaftlichen Konzepte zu lebensweltlichen Vorstellungen erfolgreichen Alterns verhalten. Zu diesem Zweck kombinieren wir im Sinne einer empirisch informierten Ethik Methoden empirischer Sozialforschung und moralphilosophischer Reflexion, um den gerontologischen Expertendiskurs entlang der Prämissen ethisch ausgewiesener Bedingungen guten Lebens mit lebensweltlichen Vorstellungen vom Alter(n) abzugleichen. In einem ersten Schritt geben wir einen kurzen Überblick zur kritischen Auseinandersetzung um das Konzept des *Successful Aging* und erläutern dabei insbesondere den Expertokratie- und den Ideologieeinwand ausführlicher. Im Anschluss stellen wir die Methoden und Ergebnisse einer Analyse empirisch erhobener lebensweltlicher Vorstellungen guten, gelingenden Alterns aus Fokusgruppendiskussionen zu Altern und Gesundheit in Deutschland dar. Wie sich dabei zeigt, finden sich die Maßgaben des gerontologischen Expertendiskurses zum erfolgreichen Altern durchaus in alltagsweltlichen Vorstellungen wieder und werden auch als Ansprüche an das alternde Individuum aufgefasst, dabei allerdings zugleich im Horizont je eigener Wertvorstellungen und Lebensorientierungen kritisch diskutiert, abgewogen und mitunter relativiert oder zurückgewiesen. Die Ergebnisse unterstreichen die Bedeutung einer empirisch informierten und moralphilosophisch sensibilisierten Auseinandersetzung mit Fragen guten, gelingenden Alterns.

2 Hintergrund

Das Konzept des *Successful Aging* (Rowe & Kahn, 1997, 1998) hat – wie auch verwandte Konzepte des *Active Aging* (Walker, 2002), *Productive Aging* (Butler & Gleason, 1985) oder *Healthy Aging* (WHO, 2015) – Eingang in die Altenarbeit und in sozialpolitische Programme gefunden und prägt auch politische Zielsetzungen in den alternden Gesellschaften der Gegenwart (Holstein & Minkler, 2003; Boudiny, 2013). In Deutschland lässt sich dieser Einfluss beispielhaft am fünften ‚Altenbericht' der Bundesregierung ablesen, der „Potenziale des Alters in Wirtschaft und Gesellschaft" (Bundesministerium für Familie, Senioren, Frauen und Jugend [BMFSFJ], 2006) darstellt und diskutiert.

Das Werk von John W. Rowe und Robert L. Kahn (1987, 1997, 1998) bildet heute den zentralen Bezugspunkt der Debatte über *Successful Aging*. Ihr Modell hat zahlreiche empirische Studien und praktische Anwendungen geprägt (für einen umfassenden Überblick vgl. Depp & Jeste, 2006). Der Ansatz identifiziert drei Aspekte, die für ein erfolgreiches Altern ausschlaggebend sind und durch den eigenen Lebensstil mitgestaltet werden können: 1) die Vermeidung von Krankheit und Behinderung, 2) den Erhalt von hoher physischer und kognitiver Funktionsfähigkeit und 3) die Teilhabe an sozialen und produktiven Aktivitäten (Rowe & Kahn, 1997, 1998).

Ungeachtet ihrer weiten Verbreitung sind solche Konzeptionen allerdings keineswegs unumstritten. Dabei lassen sich zwei zentrale Linien der Kritik ausmachen: Die erste bezieht sich auf den *expertokratischen Charakter* von Modellen erfolgreichen Alterns, die in der Regel auf medizinischen oder psychologischen Ansätzen und Untersuchungen fußen, die lebensweltlichen Perspektiven der Betroffenen selbst hingegen kaum berücksichtigten (Swift & Tate, 2015). Entsprechend ist weitgehend ungeklärt, wie die individuellen Erfahrungen nachlassender Gesundheit und Funktionalität sowie wachsender Vulnerabilität und Fragilität mit den entsprechenden Leitvorstellungen zu vermitteln sind

(Austin, 1991). Zudem droht die Vorherrschaft einer medizinisch-psychologischen Perspektive zur Vernachlässigung soziokultureller Dimensionen zu führen. Allgemein werden soziale und politische Rahmenbedingungen des Älterwerdens, die für ältere Menschen bestimmte Positionen und Handlungsmöglichkeiten eröffnen bzw. blockieren, selten ausreichend reflektiert (Estes, 2001). Tatsächlich deuten sozialwissenschaftliche Studien auf beträchtliche Diskrepanzen zwischen Konzeptionen erfolgreichen Alterns im wissenschaftlichen Diskurs und den entsprechenden lebensweltlichen Vorstellungen der durch sie adressierten Personen selbst hin (Phelan et al., 2004; Bowling, 2006; Reich et al., 2020).

Zweitens besteht auch aus ethischer Sicht mit Blick auf Konzepte erfolgreichen Alterns erheblicher Klärungsbedarf, der sich vor allem auf ihren *ideologischen Charakter* bezieht (Schroeter, 2004). Insbesondere bleibt das entscheidende Ziel bzw. der grundlegende Maßstab, an dem sich der ‚Erfolg' des Alterns letztlich bemessen lassen soll, ethisch weitgehend unreflektiert (Martin et al., 2015). Stattdessen werden gemeinhin bestimmte medizinische und entwicklungspsychologische Vorstellungen von Gesundheit und Funktionsfähigkeit, psychischem Wohlbefinden und sozialer Beteiligung als maßgeblich vorausgesetzt. Insbesondere wird gelingendes Altern vielfach mit aktivem und gesundem Altern in Beziehung gesetzt (Ehni et al., 2018; Pfaller & Schweda, 2019). In der Folge drohen sie oft als unhinterfragbare objektive Standards menschlichen Alterns zu erscheinen (Rose, 2007). Als Grundlage gesellschaftlicher Praktiken oder politischer Strategien können solche möglicherweise einseitigen Konzepte daher ältere Menschen an der freien Entfaltung ihrer Persönlichkeit hindern und ihre Diskriminierung zur Folge haben (Katz & Calasanti, 2015). Daran anschließend problematisieren Ansätze einer kritischen Gerontologie (z. B. Estes, 2001) normierende, diskriminierende oder gar repressive Auswirkungen verkürzter Leitbilder des Alterns (Dillaway & Byrnes, 2009; Katz & Calasanti, 2015) und sehen die Gefahr einer Fortsetzung von Diskriminierung und Marginalisierung benachteiligter Gruppen (z. B. Ranzijn, 2010).

Die Auseinandersetzung mit derartigen Einwänden legt eine Reflexion der Modelle erfolgreichen Alterns im Lichte lebensweltlicher Perspektiven und ethischer Maßstäbe guten Lebens nahe. So können zum einen lebensweltliche Perspektiven zu einem differenzierteren Bild der Heterogenität unterschiedlicher Vorstellungen eines erfolgreichen Alterns beitragen. Zum anderen können solche Altersbilder unter Rückgriff auf ethische Konzepte guten Lebens im Hinblick auf ihre evaluativen und normativen Voranahmen befragt und vor dem Hintergrund von Bedingungen eines subjektiv erfüllten und objektiv gelingenden Lebens erörtert werden. Tatsächlich liegt unterdessen bereits eine ganze Reihe empirischer Studien vor, die die lebensweltliche Sicht auf Fragen erfolgreichen Alterns untersuchen, ihre Bedeutung hervorheben (z. B. Jopp et al., 2015) und zugleich ihre mangelnde Berücksichtigung in der Diskussion um *Successful Aging* kritisieren (z. B. Martinson & Berridge, 2015). Dabei werden teils erhebliche Unterschiede zwischen den konzeptionellen Ansätzen und den Perspektiven im gelebten Alltag deutlich (Cosco et al., 2013, 2014). Gleich in mehreren Arbeiten zeigt sich, dass in individuellen Biographien auch Alternsverläufe als erfolgreich gewertet werden, die keineswegs den konzeptionellen Kriterien erfolgreichen Alterns entsprechen (Cosco et al., 2013; Gu et al., 2017). Inhaltlich liegt das Potenzial des Einbezugs von Alltagsvorstellungen, das Verständnis von *Successful Aging* zu erweitern, vor allem in der Multidimensionalität, die diese Perspektiven nahelegen (Huijg et al., 2017; Hung et al., 2010). Dabei spielen im Gegensatz zum eher biomedizinischen Fokus des *Successful Aging* psychosoziale Faktoren eine wesentliche Rolle (Cosco et al., 2013; Reich et al., 2020), etwa das soziale Eingebundensein und eine positive Einstellung zum Altern (z. B. Reich et al., 2020) wie auch Familie (Feng & Straughan, 2017). Auch moralphilosophische Überlegungen zu den Bedingungen und Maßstäben guten, gelingenden Alterns wurden in den vergangenen Jahren vermehrt angestellt. Dabei werden vielfach im Rückgriff auf die philosophische Tradition besondere Vorzüge, Tugenden und Potenziale der Lebensphase Alter vergegenwärtigt (Kruse et al., 2012; Remmers, 2020). Eine systematische Verbindung beider Perspektiven und insbesondere eine eingehendere ethische Untersuchung alltagsweltlicher Ansichten zum Altern im Hinblick auf ihre moralischen Implikationen steht jedoch aus.

3 Methode

Die hier vorgestellte Studie zielt darauf ab, die im Expertendiskurs formulierten Konzepte erfolgreichen Alterns im Horizont alltagsweltlicher Perspektiven ethisch zu reflektieren. Zu diesem Zweck wird im Sinne einer empirisch informierten Ethik zunächst empirisches Material aus qualitativer Sozialforschung im Hinblick auf Wertvorstellungen und Lebensorientierungen bezüglich des Alterns ausgewertet. Die Ergebnisse dieser Analyse werden im Anschluss unter ethischen Gesichtspunkten eines guten, gelingenden Lebens beleuchtet.

Das Datenmaterial resultiert aus zwölf Fokusgruppendiskussionen zu Altern und Gesundheit in Deutschland, die im Jahr 2012 in Rostock, Berlin, Göttingen und Erlangen durchgeführt wurden. Die Erhebung fand im Rahmen des vom Bundesministerium für Bildung und Forschung geförderten Projektes „Biomedizinische Lebensplanung für das Altern“[1] statt. Die befragten Personen (n = 76; 22 m, 54w) im Alter von 20 bis 85 Jahren (Durchschnittsalter 56 Jahre) hatten unterschiedliche Bildungs- und sozioökonomische Hintergründe. Sie wurden zu Praktiken medizinischer und gesundheitlicher Vorsorge wie z. B. Präventiv- und *Anti-Aging*-Medizin oder Patientenverfügungen befragt. Das Datenmaterial enthält daher ein breites Spektrum an Vorstellungen zu Altern und Gesundheit.

Die Diskussionen wurden aufgezeichnet, transkribiert und dabei pseudonymisiert. Die Transkripte wurden einer qualitativen Inhaltsanalyse nach Mayring (2015) unterzogen. Dafür wurden sie im Hinblick auf die in den Äußerungen der Teilnehmenden zum Ausdruck kommenden Vorstellungen gelingenden Alters codiert, wobei auch in den Gruppen diskutierte evaluative Gesichtspunkte identifiziert werden konnten. Auf dieser Grundlage können die alltagsweltlichen Vorstellungen auf die im *Successful Aging*-Modell von Rowe und Kahn definierten Parameter der Gesundheit, der körperlichen und kognitiven Funktionsfähigkeit sowie der gesellschaftlichen Teilhabe bezogen und einem Vergleich unterzogen werden. Für die anschließende ethische Diskussion der Ergebnisse wird der Befähigungsansatz *(Capability Approach)* von Martha Nussbaum (2011) herangezogen.

4 Lebensweltliche Vorstellungen gelingenden Alterns

Die drei zentralen Aspekte des *Successful Aging*-Modells von Rowe und Kahn – Gesundheit, hohe kognitive und körperliche Funktionsfähigkeit sowie Möglichkeiten der Teilhabe – werden durchaus auch in den untersuchten Gruppendiskussionen thematisiert. Allerdings zeigt sich in der Analyse eine Spannung zwischen dem Expertendiskurs und der lebensweltlichen Wahrnehmung und Bewertung der relevanten Themenfelder durch die Diskussionsteilnehmenden. Allgemein werden Aussagen über die Bedingungen erfolgreichen Alterns verschiedentlich als anmaßend und überfordernd wahrgenommen, da nicht jeder Aspekt des Alterungsprozesses durch eigenverantwortliche Maßnahmen beeinflusst werden könne. So erklärt eine Teilnehmerin:

[1] FKZ: 01GP1004; 12/2010–02/2014, Projektleitung Prof. Dr. Silke Schicktanz, Universitätsmedizin Göttingen und Prof. Dr. Frank Adloff, Soziologie Erlangen-Nürnberg.

> Also deshalb ist für mich immer dieses „gesund leben“ und „ah, alles gesund und Sport und so“, also ich mag es manchmal gar nicht so hören [...] Weil ich denke, also wisst ihr ganzen Gesundheitsapostel. [...] Es gibt [...] Sachen, die kann man nicht beeinflussen die sind einfach so. (Frau Tietmann, 52)

Ein anderer Teilnehmer bewertet die entsprechenden Vorgaben erfolgreichen Alterns zudem als widersprüchlich und verwirrend. Er hat das Gefühl,

> dass die Gesellschaft von mir verlangt, ich solle mich in einer bestimmten Weise altersgemäß verhalten [...], also ich habe den Eindruck da werden wir als Einzelpersonen zwischen Idealisierung und Schreckszenarien ganz schön alleine gelassen. (Herr Imlau, 37)

Diese Aussage spiegelt zunächst einen Wunsch nach einer verbindlichen Orientierung in Fragen erfolgreichen Alterns wider. Sie zeigt aber auch, dass die gesellschaftlichen Normen erfolgreichen Alterns für das Individuum nicht immer greifbar sind und dadurch als bevormundend erlebt werden. Der Diskussionsteilnehmer sieht sich mit überhöhten Ansprüchen und bedrohlichen Aussichten konfrontiert, die es ihm als Einzelnem nicht nur schwer machen sich zurechtzufinden, sondern auch als unrealistisch angesehen werden.

(a) **Gesundheit**

Altern und Gesundheit sind im *Successful Aging*-Modell von Rowe und Kahn wie auch in den Gruppendiskussionen eng miteinander verknüpft. Viele Diskussionsteilnehmende erkennen die grundlegende Bedeutung der Gesundheit für ein gutes Leben nicht nur im Alter durchaus an. „Gesundheit ist nicht alles im Leben, aber ohne Gesundheit ist alles nichts“ (Herr Akram, 28). Dabei sehen mehrere Teilnehmende die Möglichkeit, das Altern bereits mit einfachen Mitteln selbst und ohne medizinische Hilfe angenehmer und ‚erfolgreicher‘ zu gestalten:

> Ich finde, das ist eine wichtige Sache, sich bewusst zu machen, dass gerade eine gesunde Ernährung und halt auch eine regelmäßige Bewegung sehr, sehr viel mehr bringen können als jetzt eine ganze Ration von Tabletten zu schlucken (Frau Igels, 24).

Der individuellen Eigenverantwortung wird in dieser Perspektive eine große Bedeutung zugemessen. Allerdings hängt ihre Reichweite auch von persönlichen Wünschen und Möglichkeiten ab. So erklärt Frau Bauer (59):

> [D]as finde ich schon gut, dass man das macht, also sich bewegen, sei es spazieren gehen oder Fahrrad fahren, also man muss jetzt ja auch nicht, wenn man finanziell nicht so gut gestellt ist, eben in so ein Fitnessstudio gehen. Man kann eben auch mit

> dem Fahrrad im Sommer oder spazieren gehen im Winter. Klar Essen, ein bisschen drauf achten, dass finde ich schon wichtig. Also ob man's nun immer so einhalten kann, oder auch ob man's immer so macht.

Zudem verändert sich der Stellenwert der Gesundheit über den Lebensverlauf. Gesundheitliche Einschränkungen werden in höherem Lebensalter vielfach anders und als weniger gravierend bewertet als in jüngeren Jahren. In diesem Sinne fragt Frau Bauer (59) auch, „warum müssen wir denn alle so alt werden? Das ist doch der ganz normale Prozess. Wir werden alt, wir werden krank."

Tatsächlich lässt sich festhalten, dass zahlreiche Diskussionsteilnehmende den Alterungsprozess und auch das hohe Lebensalter als einen natürlichen Teil des Lebens verstehen und diesen nicht unbedingt ‚künstlich', zum Beispiel mit medizinischen Maßnahmen, aufhalten wollen.

> Vor allem in der heutigen Zeit, dieses Theater, was um das Altern gemacht wird, dass die Leute nicht mehr alt werden wollen, das finde ich krank. Ich meine, das gehört nun mal zum Leben dazu, genauso wie, wie du geboren wirst, musst du irgendwann mal sterben, und dann werde ich alt und dann wird man gebrechlich und das gehört nun mal dazu (Herr Grundmann, 52).

Entsprechend wenden sich auch viele Teilnehmende gegen die Übersteigerung der Gesundheit zum obersten oder gar alleinigen Gut. Maßgeblich für ihre relative Gewichtung erscheinen vielmehr eigene Wertvorstellungen wie insbesondere die individuelle Selbstbestimmung oder das persönliche Wohlbefinden:

> Weil ich denk, das ist ja auch eine Einstellungssache, was will ich also, was will ich mit meinem Alter machen, ich meine, wenn das für mich in Ordnung ist, zehn Jahre früher zu sterben dafür, weil ich einfach keine Lust auf Sport habe und eben fernsehgucken möchte und das genießen möchte, das ist eben meine Art und Weise mein Alter auszunutzen (Frau Kahn, 25).

In diesem Sinne wird auch der Wert der Langlebigkeit oft an persönlichen Bewertungsmaßstäben bemessen. So sagt Frau Cerni (21):

> Ich finde, auch wenn man länger lebt, dann ist es nur dann wirklich eine Verbesserung, wenn man noch ein paar Jahre gut leben kann, oder gut genug nach den eigenen Maßstäben. Also ich mein, leben einfach um des Überlebens willen – ich sehe darin keinen Wert.

(b) **Kognitive und körperliche Funktionsfähigkeit**

In den Gruppendiskussionen zeigt sich auch eine Ambivalenz in der Bewertung der Wichtigkeit und Hierarchisierung kognitiver und körperlicher Fähigkeiten im Alter. Hier lässt sich eine Verbindung zu dem zweiten Aspekt des Modells erfolgreichen Alterns von Rowe und Kahn herstellen: kognitive und körperliche Funktionsfähigkeit.

Die körperliche Funktionsfähigkeit wird hierbei nicht selten auch in Beziehung zur kognitiven Leistungsfähigkeit gesetzt. Die Vorstellung, im höheren Alter zwar kognitiv leistungsfähig, aber körperlich stark eingeschränkt zu sein, stellt für viele eine schwer zu ertragende Form des Leidens dar:

> Wenn ich sehe, dass du vielleicht geistig noch rege bist und körperlich siech […], und dann kommst du in die Besenkammer und wirst einmal am Tag gewendet – Gotteswillen nee. Das wäre für mich die Hölle. Also denn, das wäre für mich die Hölle (Frau Athmann, 71).

Eine andere Teilnehmerin erläutert an einem konkreten Beispiel, dass sie in einem solchen Zustand der absoluten Abhängigkeit und Unfähigkeit, sich zu äußern, weiterhin von ihrer Möglichkeit zur Selbstbestimmung Gebrauch machen wollen würde, auch wenn dies nur durch Mithilfe von anderen möglich wäre, zum Beispiel durch assistierten Suizid:

> Sie konnte ja gar nichts mehr. Und sie konnte sich nicht mehr rühren und gar nichts mehr. Und in so einem Zustand kann ich das schon verstehen. Also ich möchte nicht, dass es mir so geht. Dass man sich gar nicht mehr artikulieren kann. Dann möchte ich lieber nicht mehr da sein. Und dann wünschte ich mir auch jemanden, der mir helfen würde. Es ist schwierig, das weiß ich (Frau Öttinger, 46).

In Bezug auf die Bedeutung der kognitiven Funktionsfähigkeit für ein gutes Leben im Alter zeigt sich aber auch eine große Bandbreite an Bewertungen. Ein Teil der Diskussionsteilnehmenden betrachtet das kognitive Nachlassen im Alter bis hin zu einer Demenz nicht zwingend als eine schwerwiegende Beeinträchtigung eines guten Lebens, wie Frau Welling (42) an einem Beispiel aus der eigenen Familie erläutert:

> Meine Schwiegermutter ist, das muss ich dazu sagen, körperlich vollkommen gesund, aber die hat Altersdemenz, aber körperlich, nichts. Sie nimmt keine Tabletten, nichts. Mit 91, das finde ich klasse.

Für andere stellt sich das Nachlassen der kognitiven Fähigkeiten hingegen als ein Schreckensszenario dar, das den Wert des eigenen Lebens massiv mindern würde. So erklärt Herr Voigt (54), dass Demenz für ihn „wie die Hölle auf Erden" sei. Insbesondere die individuelle Selbstbestimmung und die Fähigkeit, das eigene Leben noch aktiv entsprechend den eigenen Vorstellungen zu gestalten, bilden hier auch bei anderen Diskussionsteilnehmenden den Bewertungsmaßstab:

> Selbst bestimmen […], was ich mache, wovon, woran ich jetzt vielleicht Spaß habe und was ich noch unternehmen will, kann ich alles nicht mehr. […] Und wenn ich das nicht mehr kann, ist mein Leben für mich nicht mehr lebenswert, dann möchte ich das nicht (Frau Athmann, 71)

Insgesamt wird kognitive und körperliche Funktionsfähigkeit in den Gruppendiskussionen als ein zentraler Aspekt guten Lebens und Alter(n)s empfunden. Dabei wird ein gewisser Rückgang der kognitiven und körperlichen Fähigkeiten im Zuge des Alterungsprozesses in der Regel als natürlich angesehen. Allerdings darf dieser Rückgang aus Sicht der Teilnehmenden nicht zu Leid oder Siechtum führen. Insbesondere das Gefühl der Abhängigkeit und Fremdbestimmung ruft vielfach Abwehr und Missbehagen hervor, sodass mitunter ein „gesundes Sterben" als wünschenswert angesehen wird.

(c) **Teilhabe**

Der dritte Aspekt des Modells erfolgreichen Alterns von Rowe und Kahn ist die Teilhabe. Damit rückt die Interaktion des Individuums mit dem sozialen Umfeld und der Gesellschaft in den Fokus. Die Aussagen in den Gruppendiskussionen deuten darauf hin, dass besonders die Familie eine wichtige Rolle im Hinblick auf soziale Teilhabe, aber auch auf die Vorstellung von erfolgreichem Altern und gutem Leben im Alter spielt.

Für Frau Hauken (61) stellt die Einbettung in einen Familienverbund ein Ideal dar, das allerdings der Vergangenheit angehört, weil „das gar nicht mehr so geregelt werden kann, wie das mal zu früheren Zeiten war, wo die Familie noch ein bisschen mehr Zusammenhalt hatte." Die Teilnehmerin nimmt eine Veränderung der Familienstrukturen wahr, die auch die Teilhabe und Zugehörigkeit im Alter verändert oder sogar erschwert.

Einigen Diskussionsteilnehmenden ist es im Hinblick auf soziale Teilhabe und Zugehörigkeit wichtig, dass sie ihre Angehörigen nicht mit schwierigen stellvertretenden Entscheidungen belasten und ihre eigene Selbstbestimmung wahren, etwa mithilfe gesundheitlicher Vorausverfügungen:

> Und da finde ich eine Patientenverfügung wirklich sehr, sehr sinnvoll. Das finde ich auch wichtig, dass man mit seinen Kindern vorher darüber spricht, was man möchte und was man nicht möchte. Also wir beide haben mit unseren Kindern schon eindringlich gesprochen […]. Also was wir wollen und was wir nicht wollen. Dass sie das dann auch respektieren und nicht denken, na, ja, nun sind sie da, und jetzt sind wir die Bestimmer und machen das nicht so. Wir wollen das nicht so (Frau Roberg, 52).

Allerdings wird Teilhabe nicht allein durch Zugehörigkeit in einen Familienverbund definiert, sondern auch mit einer (produktiven) Aufgabe verbunden. Ein

Teilnehmer merkt etwa an, dass auch die Möglichkeit, weiter beruflich aktiv zu sein, für ältere Menschen eine Bedeutung hat. Das Leben im Alter soll weiterhin mit sinnvollen Tätigkeiten ausgefüllt sein, aber diese sollen nicht mehr von außen auferlegt sein, sondern vorrangig Genuss und Freude bereiten. Die selbstbestimmte Aktivität steht demnach im Vordergrund:

> […] und ich finde das eigentlich eine sehr schöne Vorstellung, das dann im Alter so machen zu können, aber nicht mehr diesen Druck zu haben, dass man das jetzt machen muss, sondern man macht das halt, weil man es gut findet (Frau Saale, 28).

Diese Äußerung verdeutlicht, wie das höhere Lebensalter als eine neue und veränderte Lebensphase wahrgenommen werden kann, in der Selbstbestimmung und eine damit verbundene neue Freiheit noch einmal eine andere Bedeutung für ein gutes Leben bekommen. Insgesamt deuten die Gruppendiskussionen darauf hin, dass es durchaus eine Veränderung der Bewertung und Gewichtung von Aspekten der Teilhabe und der Selbstbestimmung über den Lebensverlauf gibt. Das höhere Lebensalter erscheint aus diesem Blickwinkel nicht notwendig im Zeichen des Lebensendes, sondern kann auch neue Perspektiven eröffnen. Es wird etwa als eine neue Phase des Lebens begriffen, in der es um persönliche Selbstverwirklichung und freiere Lebensgestaltung fernab der vorherigen gesellschaftlichen Zwänge, zum Beispiel der Arbeitswelt, geht.

5 Diskussion und Ausblick

Unsere Analyse zeigt zum einen Entsprechungen zwischen Konzepten des *Successful Aging* und dem Alltagsdiskurs auf. Zum anderen verdeutlicht sie aber auch das ambivalente Verhältnis der Teilnehmenden zu wahrgenommenen gesellschaftlichen Standards erfolgreichen Alterns und den damit verbundenen Anforderungen. Zwar finden sich zentrale Aspekte wie Gesundheit, Funktionsfähigkeit und soziale Teilhabe im Alltagsdiskurs wieder. Allerdings stellen sie für die Befragten nicht die vorrangigen Maßstäbe für die Beurteilung des Alterns dar, sondern werden ihrerseits in einem jeweils eigenen Werthorizont verhandelt. Dabei spielen vor allem Ideen von Selbstbestimmung und Wohlergehen eine maßgebliche Rolle. Auch die Bedeutung individueller Eigenverantwortung wird durchaus anerkannt, aber weniger im Sinne einer auferlegten Pflicht, sondern – gleichsam tugendethisch – als Teil eines guten, gelingenden Lebens aufgefasst.

Diese empirischen Befunde weisen zunächst einmal gewisse Übereinstimmungen mit anderen sozialwissenschaftlichen Studien zu lebensweltlichen

Perspektiven auf Konzepte des *Successful Aging* auf. So zeigt sich auch in unserem Material eine starke Betonung von Aspekten der körperlichen Gesundheit und persönlichen Unabhängigkeit (Reich et al., 2020). Darüber hinaus unterstreichen unsere Ergebnisse ebenfalls die vielfach beobachtete stärkere Gewichtung psychosozialer Aspekte wie beispielsweise einer positiven Einstellung zum Altern oder des sozialen Eingebundenseins gegenüber rein physiologischen und funktionellen Parametern (Cosco et al., 2013). Eine moralphilosophisch ausgerichtete Analyseperspektive ermöglicht abschließend eine differenziertere Herausarbeitung ethisch relevanter Gesichtspunkte und erlaubt so, das Spannungsfeld und die Abweichungen zwischen dem Expertendiskurs über erfolgreiches Altern und den entsprechenden Alltagsdiskursen besser zu verstehen (Strawbridge et al., 2002).

Tatsächlich lassen sich die herausgearbeiteten alltagsweltlichen Wertvorstellungen und Lebensorientierungen aus einem ethischen Blickwinkel als Ausdruck grundlegenderer Perspektiven eines guten, gelingenden Lebens im Alter(n) fassen. Dazu bietet sich der Befähigungsansatz als ein heuristischer Rahmen an, der Gesichtspunkte wie körperliche Integrität, Gefühlserfahrung und geistige Fähigkeiten sowie soziale Verbundenheit als wesentliche Bedingungen eines solchen Lebens auszeichnet (Nussbaum, 2011). So kann die Betonung von Gesundheit sowie kognitiver und körperlicher Funktionsfähigkeit in den Gruppendiskussionen im Rahmen des Befähigungsansatzes als Ausdruck umfassenderer Lebensentwürfe gedeutet werden, die wesentlich die Vollendung einer kompletten Lebensspanne sowie körperliche Integrität und geistige Entfaltungsmöglichkeiten einschließen. Zugleich unterstreicht die Relativierung solcher gesundheitlicher und funktioneller Aspekte gegenüber anderen Wertvorstellungen wie insbesondere Wohlergehen und Selbstbestimmung die Bedeutung einer mehrdimensionalen Perspektive auf Vorstellungen guten Lebens im Alter, für deren Entwicklung der Befähigungsansatz mit Aspekten wie „Gefühlserfahrung" und „Vorstellung des Guten" geeignete Anknüpfungspunkte bietet. Allerdings verweisen die Überlegungen der Teilnehmenden zu altersgemäßen Abstufungen von Gesundheit und Funktionalität sowie natürlichen Grenzen der Lebenserwartung zugleich auf die Notwendigkeit einer Spezifizierung und Differenzierung allgemeiner *Capabilities* wie „Leben", „körperliche Integrität" und „kognitive Fähigkeiten" mit Blick auf den Verlauf und die verschiedenen Phasen eines guten Lebens. Ähnlich wird auch die in den Gruppendiskussionen betonte Möglichkeit der sozialen Teilhabe im Rahmen des Befähigungsansatzes als zentrale Bedingung eines guten menschlichen Lebens im Alter verständlich, verweist dabei aber mit der starken Betonung der Freiwilligkeit und Selbstbestimmtheit ebenfalls auf Vorstellungen altersgemäßer Betätigungsweisen und Teilhabemöglichkeiten, etwa im Sinne einer „späten Freiheit" (Rosenmayr, 1983).

Das in der vorliegenden Studie genutzte qualitative Datenmaterial ist nicht repräsentativ, erlaubt allerdings einen explorativen Einblick in lebensweltliche Perspektiven auf das Altern. Die Grundlage der Untersuchung bildete ein Datenkorpus, das ursprünglich im Rahmen einer Fragestellung zu Präventiv- und *Anti-Aging*-Medizin sowie Patientenverfügungen entstanden ist. Es kann davon ausgegangen werden, dass einige für die vorliegende Fragestellung relevante Aspekte somit keine Erwähnung fanden, sodass sich möglicherweise ein unvollständiges Bild der lebensweltlichen Perspektiven ergibt, die hier untersucht werden sollten. Bei den an den Fokusgruppen freiwillig teilnehmenden Personen kann von einem gewissen Interesse an den abgefragten Themen ausgegangen werden, sodass die Untersuchung ihrer Beiträge einen Einblick in ihre Vorstellungen zu gutem Leben im Alter erlaubt, allerdings die Ansichten all jener ausschließt, die (aus unbekannten Gründen) nicht an den Gesprächen teilnehmen wollten. Gleichwohl vermittelt die sozialwissenschaftliche Analyse und moralphilosophische Einordnung des empirischen Materials einen Einblick, wie Expertendiskurse und Alltagsvorstellungen gelingenden Alterns unter ethischen Gesichtspunkten aufeinander bezogen werden können. Dabei wurde insbesondere deutlich, dass es wichtige Unterschiede zwischen der wissenschaftlichen Auseinandersetzung und den entsprechenden lebensweltlichen Perspektiven gibt, die sich in moralphilosophischen Kategorien persönlicher Wertvorstellungen und Lebensorientierungen weiter aufschlüsseln lassen. Umgekehrt lässt sich die ethische Diskussion um gutes Leben im Alter durch derartige sozialwissenschaftliche Untersuchungen zugleich ihrerseits empirisch anreichern und differenzieren. Das gilt etwa für den hier der ethischen Auseinandersetzung zugrunde gelegten Befähigungsansatz, der bislang keine Besonderheiten unterschiedlicher Lebensphasen oder Veränderungen über den Lebensverlauf berücksichtigt. Dabei zeigt sich insbesondere die Relevanz einer alterns- und lebensverlaufssensiblen Perspektive für Theorien guten Lebens, die es in zukünftiger moralphilosophischer und sozialphilosophischer Forschung weiter zu erkunden und zu entwickeln gilt.

Literatur

Austin, C. D. (1991). Aging well: What are the odds? *Generations: Journal of the American Society on Aging, 15*(1), 73–75.

Boudiny, K. (2013). 'Active ageing': From empty rhetoric to effective policy tool. *Ageing & Society, 33*(6), 1077–1098.

Bowling, A. (2006). Lay perceptions of successful ageing: Findings from a national survey of middle aged and older adults in Britain. *European Journal of Ageing, 3*(3), 123–136.

Bundesministerium für Familie, Senioren, Frauen und Jugend (BMFSFJ) (2006). *Fünfter Bericht zur Lage der älteren Generation in der Bundesrepublik Deutschland: Potenziale des Alters in Wirtschaft und Gesellschaft. Der Beitrag älterer Menschen zum Zusammenhalt der Generationen.* Bericht der Sachverständigenkommission. https://www.bmfsfj.de/resource/blob/79080/8a95842e52ba43556f9ebfa600f02483/fuenfter-altenbericht-data.pdf.

Butler, R. N., & Gleason, H. P. (1985). *Productive aging: Enhancing vitality in later life.* Springer.

Cosco, T. D., Prina, A. M., Perales, J., Stephan, B. C. M., & Brayne, C. (2013). Lay perspectives of successful ageing: A systematic review and meta-ethnography. *BMJ Open, 3*(6). Artikel E002710. https://doi.org/10.1136/bmjopen-2013-002710.

Cosco, T. D., Prina, A. M., Perales, J., Stephan, B. C. M., & Brayne, C. (2014). Whose 'successful ageing'? Lay- and researcher-driven conceptualisations of ageing well. *European Journal of Psychiatry, 28*(2), 124–130. https://doi.org/10.4321/S0213-61632014000200006.

Depp, C. A., & Jeste, D. V. (2006). Definitions and predictors of successful aging: A comprehensive review of larger quantitative studies. *The American Journal of Geriatric Psychiatry, 14*(1), 6–20.

Dillaway, H., & Byrnes, M. (2009). Reconsidering successful aging. *Journal of Applied Gerontology, 28*(6), 702–722. https://doi.org/10.1177/0733464809333882.

Ehni, H. J., Kadi, S., Schermer, M., & Venkatapuram, S. (2018). Toward a global geroethics—gerontology and the theory of the good human life. *Bioethics, 32*(4), 261–268. https://doi.org/10.1111/bioe.12445.

Estes, C. L. (2001). *Social policy & aging: A critical perspective.* Sage. https://doi.org/10.4135/9781452232676.

Feng, Q., & Straughan, P. T. (2017). What does successful aging mean? Lay perception of successful aging among elderly Singaporeans. *The Journals of Gerontology. Series B, Psychological sciences and social sciences, 72*(2), 204–213. https://doi.org/10.1093/geronb/gbw151.

Gu, D., Feng, Q., Sautter, J. M., Yang, F., Ma, L., & Zhen, Z. (2017). Concordance and discordance of self-rated and researcher-measured successful aging: Subtypes and associated factors. *The Journals of Gerontology. Series B, Psychological sciences and social sciences, 72*(2), 214–227. https://doi.org/10.1093/geronb/gbw143.

Holstein, M. B., & Minkler, M. (2003). Self, society, and the "new gerontology". *The Gerontologist, 43*(6), 787–796. https://doi.org/10.1093/geront/43.6.787.

Huijg, J. M., van Delden, A. L., van der Ouderaa, F. J., Westendorp, R. G., Slaets, J. P., & Lindenberg, J. (2017). Being active, engaged, and healthy: Older persons' plans and wishes to age successfully. *The Journals of Gerontology. Series B, Psychological sciences and social sciences, 72*(2), 228–236. https://doi.org/10.1093/geronb/gbw107.

Hung, L., Kempen, G. I. J. M., & De Vries, N. K. (2010). Cross-cultural comparison between academic and lay views of healthy ageing: A literature review. *Ageing & Society, 30*(8), 1373–1391. https://doi.org/10.1017/S0144686X10000589.

Jopp, D. S., Wozniak, D., Damarin, A. K., De Feo, M., Jung, S., & Jeswani, S. (2015). How could lay perspectives on successful aging complement scientific theory? Findings from a U.S. and a German life-span sample. *The Gerontologist 55*(1), 91–106. https://doi.org/10.1093/geront/gnu059.

Katz, S., & Calasanti, T. (2015). Critical perspectives on successful aging: Does it „appeal more than it illuminates"? *The Gerontologist, 55*(1), 26–33. https://doi.org/10.1093/geront/gnu027.

Kruse, A., Rentsch, T., & Zimmermann, H. P. (2012). *Gutes Leben im hohen Alter. Das Alter in seinen Entwicklungsmöglichkeiten und Entwicklungsgrenzen verstehen.* Akademische Verlagsgesellschaft.

Martin, P., Kelly, N., Kahana, B., Kahana, E., Willcox, B. J., Willcox, D. C., & Poon, L. W. (2015). Defining successful aging: A tangible or elusive concept? *The Gerontologist, 55*(1), 14–25. https://doi.org/10.1093/geront/gnu044.

Martinson, M., & Berridge, C. (2015). Successful aging and Its dicontents: A systematic review of the social gerontology literature. *The Gerontologist, 55*(1), 58–69. https://doi.org/10.1093/geront/gnu037.

Mayring, P. (2015). *Qualitative Inhaltsanalyse. Grundlagen und Techniken.* Beltz.

Minkler, M., & Fadem, P. (2002). „Successful Aging:" A disability perspective. *Journal of Disability Policy Studies, 12*(4), 229–235. https://doi.org/10.1177/104420730201200402.

Nussbaum, M. C. (1999). *Gerechtigkeit oder Das gute Leben.* Suhrkamp.

Nussbaum, Martha M. C. (2011). *Creating capabilities: The human development approach.* Belknap Press of Harvard University Press.

Pfaller, L., & Schweda, M. (2019). Excluded from the good life? An ethical approach to conceptions of active ageing. *Social Inclusion 7*(3), 44–53. https://doi.org/10.17645/si.v7i3.1918.

Phelan, E. A., Anderson, L. A., Lacroix, A. Z., & Larson, E. B. (2004). Older adults' views of "successful aging"—how do they compare with researchers' definitions? *Journal of the American Geriatrics Society, 52*(2), 211–216. https://doi.org/10.1111/j.1532-5415.2004.52056.x.

Ranzijn, R. (2010). Active ageing: Another way to oppress marginalized and disadvantaged elders? Aboriginal elders as a case study. *Journal of Health Psychology, 15*(5), 716–723. https://doi.org/10.1177/1359105310368181.

Reich, A. J., Claunch, K. D., Verdeja, M. A., Dungan, M. T., Anderson, S., Clayton, C. K., Goates, M. C., & Thacker, E. L. (2020). What does 'Successful Aging' mean to you?—Systematic review and cross-cultural comparison of lay perspectives of older adults in 13 countries, 2010–2020. *Journal of Cross-Cultural Gerontology, 35*(4), 455–478. https://doi.org/10.1007/s10823-020-09416-6.

Remmers, H. (2020). Gutes Leben im Alter. Verletzlichkeit und Reife älterer Menschen. In A. Frewer, S. Klotz, C. Herrler, & H. Bielefeldt (Hrsg.), *Gute Behandlung im Alter? Menschenrechte und Ethik zwischen Ideal und Realität* (S. 95–124). Transcript Verlag.

Rose, N. (2007). *Politics of life itself. Biomedicine, power and subjectivity in the twenty-first century.* Princeton University Press.

Rosenmayr, L. (1983). Die späte Freiheit. Das Alter, ein Stück bewußt gelebten Lebens. Severin und Siedler.

Rowe, J. W., & Kahn, R. L. (1987). Human aging: Usual and successful. *Science, 237*(4811), 143–149. https://doi.org/10.1126/science.3299702.

Rowe, J. W., & Kahn, R. L. (1997). Successful aging. *The Gerontologist, 37*(4), 433–440. https://doi.org/10.1093/geront/37.4.433.

Rowe, J. W., & Kahn, R. L. (1998). *Successful aging*. Pantheon.

Schroeter, K. R. (2004). Zur Doxa des sozialgerontologischen Feldes: Erfolgreiches und produktives Altern – Orthodoxie, Heterodoxie oder Allodoxie? *Zeitschrift für Gerontologie und Geriatrie, 37*(1), 51–55. https://doi.org/10.1007/s00391-004-0163-z.

Strawbridge, W. J., Wallhagen, M. I., & Cohen, R. D. (2002). Successful aging and well-being: Self-rated compared with Rowe and Kahn. *The Gerontologist, 42*(6), 727–733. https://doi.org/10.1093/geront/42.6.727.

Swift, A. U., & Tate, R. B. (2015). A bidirectional approach to lay definitions vs. theories of successful aging: The Manitoba Follow-up Study. *Healthy Aging Research, 4*(28), 1–13. https://doi.org/10.12715/har.2015.4.38.

Walker, A. (2002). A strategy for active ageing. *International Social Security Review, 55*(1), 121–139.

WHO (2015). *World report on ageing and health*. WHO.

Ars senescendi: Altern im Zeichen von Lebenskunst

Heinz Rüegger

1 Einleitung

Altern ist ein Prozess, der Menschen nicht einfach widerfährt, sondern in vielerlei Hinsicht beeinflussbar und gestaltbar ist: biologisch, sozial, psychologisch, aber auch philosophisch im Blick auf das Selbstverständnis alternder Personen. Solches Gestalten des Alternsprozesses braucht Orientierung, die sich in Auseinandersetzung mit gerontologischen und gesellschaftlichen Leitbildern gelingenden Alterns vollzieht. Dieser Beitrag geht darum der Bedeutung des schon auf die Antike zurückgehenden Anliegens der Selbstsorge im Sinne einer Lebenskunst nach (Abschn. 1) und zeigt auf, wie dieses Thema in jüngster Zeit auch in der Gerontologie zu einer Reflexion über eine Kunst des Alterns (eine *ars senescendi*) geführt hat (Abschn. 2). Diese basiert auf der Überzeugung, dass der Prozess des Alterns und das Alter als Lebensphase bewusst zu bejahen sind, weswegen Gerontologie entgegen manchen derzeit gängigen Bestrebungen eines *Anti-Aging* einem Ansatz des *Pro-Aging* verpflichtet ist (Abschn. 3). Im Zentrum dieses Beitrags stehen exemplarische Hinweise darauf, was inhaltliche Perspektiven einer Lebenskunst des Alterns sein können (Abschn. 4 und 5). So sehr es bei dieser Angelegenheit primär um ein individualethisches Thema geht, so sehr ist damit auch die sozialethische Herausforderung verbunden, gesellschaftliche Rahmenbedingungen zu schaffen, die es alternden Menschen ermöglichen, so etwas wie eine Lebenskunst des Alterns zu entwickeln und als

H. Rüegger (✉)
Institut Neumünster, Zollikerberg, Schweiz
E-Mail: h.rueegger@outlook.com

L. Pfaller und M. Schweda (Hrsg.), *„Successful Aging"?*, Altern & Gesellschaft,
https://doi.org/10.1007/978-3-658-41465-8_8

Beitrag zum intergenerationellen Miteinander in das Leben der Gesellschaft als Ganzes einzubringen. Davon soll am Schluss der folgenden Ausführungen die Rede sein (Abschn. 6).

2 Lebenskunst als bewusste Lebensführung

Ist von menschlichem Lebensverlauf die Rede, geht es um mehr als um einen biologisch-physiologischen Prozess, der einfach nach vorgegebenen naturgesetzlichen Regeln verläuft. Er ist immer auch ein psychisch-mentales Phänomen, insofern Menschen ein Selbstverständnis entwickeln und sich zu sich selbst, zu ihren Möglichkeiten und Herausforderungen in ein bewusstes Verhältnis setzen, also eine Seinsweise der Subjektivität entfalten können. Sie tun dies in unterschiedlichem Maß, manchmal vielleicht eher unbewusst, aber es gehört zu den fundamentalen Möglichkeiten und Herausforderungen menschlichen Lebens, ein solches Selbstverständnis zu entwickeln. Dieses Sich-in-ein-Verhältnis-Setzen zu sich selbst ist zugleich sozio-kulturell bestimmt und konstruiert (Kruse, 2017, S. 75–76; Schroeter & Künemund, 2010).[1]

Bei alledem ist Leben nicht einfach statisch gegeben, sondern entwicklungsoffen in einem ständigen Prozess des Werdens und Sich-Veränderns, der grundsätzlich plastisch, also eigener Gestaltung zugänglich ist (Kruse, 2017, S. 76). Dieser Prozess bezieht seinen Antrieb aus einer grundlegenden Tendenz des Psychisch-Mentalen zur Selbstaktualisierung, zur Realisierung vorhandener Potenziale auf dem Weg zu authentischer Selbstwerdung, das heißt zur Entfaltung derjenigen Person, die man ist und die man noch werden kann. Fritz de Lange spricht im Blick auf solches zur menschlichen Natur gehörende Streben nach Selbstentfaltung von einer „morality of authenticity and selfrealization" (2015, S. 16).

Wo sich solche Entwicklung als Möglichkeit eigener Selbstgestaltung eröffnet und als solche wahrgenommen wird, stellt sich unweigerlich die Frage, welche Optionen jemand wählen soll und welche Ziele erstrebenswert sind. Und damit drängt sich zugleich eine „Differenzierung zwischen dem bloßen Geschehen von ‚Leben' und seiner Gestaltung zum ‚guten Leben'" (Dierken, 2012, S. 36) auf, ein Unterscheiden zwischen bloßem ‚Leben' und einer gezielten ‚Lebens-

[1] Der vorliegende Beitrag ist eine modifizierte Fassung eines Aufsatzes, der unter dem Titel *Ars senescendi: Gelingendes Altern als Lebenskunst* in der Zeitschrift *Wege zum Menschen* Jg. 73, 2021, S. 256–264 erschienen ist.

führung'. Mit den Worten von Ferdinand Fellmann: Es geht um „mehr als ein bloßes Dahinleben. Das Leben wird ‚geführt', und dazu braucht es der Steuermannskunst" (2009, S. 34). In eben dieser Differenzierung wurzelt die alte, aus der antiken Ethik stammende Programmatik einer Lebenskunst (Horn, 2014; Ernst, 2016). Nach verbreiteter Ansicht kann die ganze Ethik der Antike im Unterschied zu moderner, sich um Normenbegründung bemühender Moralphilosophie als auf Persönlichkeitsbildung ausgerichtete Lebenskunst verstanden werden (Fellmann, 2009, S. 40).

Lebenskunst ist die Besinnung und Verständigung darauf, was ein gutes und verantwortliches Leben ausmacht und wie es praktisch gelebt werden kann, oder mit Thomas Rentsch gesprochen: Lebenskunst widmet sich der „Aufgabe der authentischen Lebensführung" (2012, S. 64, 67) und der Ausbildung eines selbstbestimmten, ethisch qualifizierten Lebensentwurfs mit dem Ziel, dass das Leben durch bewusste Lebensführung erfüllt und sinnvoll werde, dass es gelingen möge.

Michel Foucault hat die antik-philosophische Tradition der Lebenskunst als eine Kultur der Sorge um sich selbst *(epiméleia heautoû/cura sui),* als eine Kunst der Existenz oder eine Ästhetik der Existenz (2019, S. 53–94) wieder ins Gespräch gebracht und Wilhelm Schmid (2004, 2005, 2013, 2016a, b) hat sie im deutschsprachigen Bereich im Anschluss an Foucault in zahlreichen Arbeiten popularisiert und in ihrer Bedeutung für die Gegenwart zu entfalten versucht. Insgesamt kann man seit den letzten Jahrzehnten des 20. Jahrhunderts von einer eigentlichen Renaissance des Themas Lebenskunst als Reaktion auf den Neoliberalismus und ein weit verbreitetes „Unbehagen an der Moderne" (Taylor, 2011) sprechen (Dohmen, 2014, S. 15–16, 22–40), wobei sich die wissenschaftliche Auseinandersetzung mit dieser Thematik als eigenständiges Gebiet der Philosophie etabliert hat. Fellmann versteht Lebenskunst als eine Art „Protoethik" oder „Haltungsethik", „die im Unterschied zur Handlungsethik den ganzen Menschen in seinem charakterlichen wie sozialen Gebundensein betrachtet" (2009, S. 13).

Dabei sind zwei naheliegende Missverständnisse auszuschließen: Es geht der philosophischen Lebenskunst nicht um eine virtuose Spezialdisziplin für besonders begabte Lebenskünstlerinnen und Lebenskünstler oder akademische Philosophinnen und Philosophen, sondern um Grundperspektiven einer bewussten, eigenverantwortlichen Lebensführung für Menschen jeder Art, sofern sie bereit sind, sich darauf einzulassen (Höffe, 2018, S. 177). Entgegen der zuweilen kritisierten elitär-aristokratischen Tendenz philosophischer Lebenskunst verstehen sich die folgenden Überlegungen eher im Sinne der von Günter Gödde und Jörg Zirfas so genannten „demokratisch orientierten Richtung" (2018, S. viii) einer Lebenskunst des gewöhnlichen Lebens, die Menschen dazu ermutigen will,

> mit ihrem Alltag und seinen Banalitäten, ... mit Zufall, Schicksal und Endlichkeit, mit Kontingenz, Unfall, Abhängigkeit und Unveränderlichkeit sowie mit Krankheit, Krise und Entfremdung auf würdige und anmutige Weise fertig zu werden. (Gödde & Zirfas, 2018, S. viii)

Dabei erweist sich die Einübung einer Lebenskunst allerdings durchaus als ein komplexer moralischer Bildungs- und Lernprozess (Dohmen, 2014, S. 16–17). Die folgenden Überlegungen zur Lebenskunst wurzeln nicht einfach in wissenschaftlichen Einsichten der philosophischen Tradition oder der neueren Gerontologie, sondern ergeben sich aus vorakademischer Alltagserfahrung vieler Generationen in Geschichte und Gegenwart, die von Schriftstellerinnen und Schriftstellern, Philosophinnen und Philosophen und Gerontologinnen und Gerontologen festgehalten, reflektiert und systematisiert worden ist (Höffe, 2018, S. 174).

Zu einem zweiten möglichen Missverständnis: Lebenskunst zielt nicht auf ein leichtes, im traditionellen Sinne ‚erfolgreiches' Leben: Sie beinhaltet nicht nur das Positive, Angenehme, sondern auch den Umgang mit dem Unangenehmen, Schmerzlichen, Negativen. Sie will dem Individuum zu einer Selbstmächtigkeit verhelfen, die es ihm ermöglicht, sein Potenzial zu verwirklichen und ein kreatives Verhältnis zu sich selbst und zu den Chancen wie auch den Herausforderungen seines Lebens zu finden. Lebenskunst als die „Ästhetik der Existenz umfasst auch das Misslingen, entscheidend ist, ob das Leben insgesamt als bejahenswert erscheint" (Schmid, 2005, S. 177).

Den existenziellen Imperativ der Lebenskunst kann man wie folgt formulieren: *Führe dein Leben so, dass sein konstruktives Potenzial im Rahmen gegebener Möglichkeiten und Herausforderungen zur Entfaltung kommt und du zu der Person wirst, die du bist und die du noch werden kannst.* Es geht, mit Wilhelm Schmid (2016b, S. 286) gesprochen, um Selbstsorge als Kultur der Selbstaufmerksamkeit jenseits von Selbstverlust auf der einen und von Selbstkult auf der anderen Seite.

3 Die Kunst des Alter(n)s: der Ansatz des *Pro-Aging*

Seit einiger Zeit hält das Konzept der Selbstsorge auch im Altersdiskurs Eingang (exemplarisch dafür etwa Rüegger, 2010, 2011; Schmid, 2015; Grün, 2017; Höffe, 2018; Brenner, 2019). In diesem Kontext steht es in Kontrast zu zwei gängigen Positionen. Zum einen zur Position, die das Altern einfach nimmt, wie es gerade so kommt, ohne sich viele Gedanken zu machen und ohne sich im

Sinne einer selbstbewussten Lebens*führung* um eine bewusste Gestaltung des Alters zu bemühen. Demgegenüber zeichnet sich das Konzept der Selbstsorge im Alter als Lebenskunst des Alter(n)s *(ars senescendi)* durch die Einsicht aus, dass

> das Alter, diese letzte Lebensphase, für das Gelingen des Lebens von besonderer Bedeutung ist. Und eben deshalb soll es auch gestaltet werden, sodass der Mensch im Altern seinen Weg bewusst zurücklegt und von seinem Leben sagen kann, dass es seines gewesen ist. (Brenner, 2019, S. 12)

In diesem Gestaltungsanspruch „wird das Alter nicht als ein Ereignis gesehen, das einen überkommt, sondern als ‚Akt der Wahl' begriffen" (Brenner, 2019, S. 12–13).

Zum andern steht das Konzept einer Lebenskunst des Alter(n)s gegen das breite Feld von Positionen, die unter dem Label des *Anti-Aging* zusammengefasst werden können, insofern sie Ausdruck der Bemühung sind, das Alter zu bekämpfen, es zu überwinden oder mindestens möglichst lange hinauszuschieben (Maio, 2011a; Rüegger, 2011; Spindler, 2014; Pfaller, 2016). So schon fast unüberschaubar vielfältig diese Positionen auch sind, sie haben gemeinsam, dass ihnen Altern und Alter als etwas Unerwünschtes, zu Bekämpfendes gilt. ‚Möglichst lange jung bleiben' *(forever young)* ist das mantrahaft zitierte Motto dieser Bewegung.

Ist von einer Lebenskunst des Alter(n)s, von einer *ars senescendi* die Rede, ist gerontologisch eine konträre Perspektive im Fokus: Es geht um das doppelte Bestreben, einerseits das konstruktive, spezifische Potenzial des Alters zur Entfaltung kommen zu lassen, und andrerseits Möglichkeiten zu erkunden, mit den Schwierigkeiten und Herausforderungen des Alters möglichst lebensdienlich umzugehen. Auf alle Fälle geht es nicht darum, das Alter zu bekämpfen, zu verhindern oder hinauszuschieben, sondern im Sinne eines *Pro-Aging*-Ansatzes (Rüegger, 2010) das Alter als eigene, im Verlauf einer menschlichen Biografie bedeutsame Lebensphase anzuerkennen, zu bejahen und eigenverantwortlich zu gestalten. Dahinter stehen zuweilen entwicklungspsychologische *Life Span Development*-Theorien, wie sie etwa von Erik H. Erikson (2013) entwickelt wurden und davon ausgehen, dass menschliches Leben dann gelingt, wenn ein Individuum im Verlauf seines Lebens eine Reihe aufeinander folgender Lebensphasen durchläuft, die alle ihre je eigenen Chancen, Grenzen und Herausforderungen haben (Schweda, 2014). Es geht darum, jede dieser Phasen intensiv zu leben, dann aber loslassen und sich weiterentwickeln zu können in eine neue Lebensphase hinein. In dieser Perspektive ist das Alter, oder besser: sind das junge und das hochaltrige Alter zwei je eigene Lebensphasen mit unterschiedlichen Kulturen[2], die in ihrer Besonderheit zu durchleben zu einem menschlich erfüllten, gelingenden, zur Reife gelangenden Leben dazugehören.

4 Alter(n) bejahen

Nun ist allerdings mit Jörg Dierken festzustellen, dass Altern in westlichen Gesellschaften

> zumeist dadurch in eine Gelingensperspektive gerückt wird, dass es durch lebenskluge Aktivität, insbesondere für Gesundheit und soziale Einbettung, hinausgeschoben werden soll. ‚Gelingen' scheint in einer wesentlichen Hinsicht auf Verhinderung von Altern hinauszulaufen. Zentrale Merkmale sollen gerade nicht oder möglichst spät in Erscheinung treten. (2012, S. 35)

In diesem Sinne wird gelingendes, erfolgreiches Alter(n) häufig mit *Anti-Aging* in Verbindung gebracht und damit insinuiert, „dass ein gutes Altern nur das sein kann, das die Signaturen des Altseins, nämlich das Nachlassen, nicht zulässt" (Maio, 2011b, S. 11). Jan Baars spricht von einer heute weit verbreiteten „culture of aging as staying young" (2012, S. 9).

Demgegenüber gründet eine *ars senescendi* in der Überzeugung, dass Alter nur gelingen kann, wenn es im Sinne der genannten *Life Span Development*-Perspektive als eigenständige Lebensphase(n) anerkannt und bejaht wird. Das hat – lange vor dem Aufschwung der modernen Gerontologie – bereits Hermann Hesse (1972) scharfsichtig erkannt:

[2] Es ist üblich geworden, mit Peter Laslett (1995) zwischen einer Dritten Lebensphase des jungen Alters (grob zwischen 65 und 80) und einer Vierten Lebensphase des alten oder hohen Alters (ab 80) zu unterscheiden, wobei Erstere eher durch Gesundheit und Aktivität als durch das chronologische Alter bestimmt ist, während von Letzterer vor allem dann die Rede ist, wenn wachsende Fragilität und Unterstützungsbedarf sich abzeichnen. Diese grobe Unterscheidung ist inzwischen noch weiter differenziert worden. So unterteilt François Höpflinger (2014) das Alter in vier verschiedene Phasen: 1. Ende des Erwerbslebens (50–65), 2. Gesundes Rentenalter (65–80), 3. Verstärkte Fragilität (80+), 4. Pflegebedürftigkeit gegen Ende des Lebens, sieht aber vor allem im Blick auf das Dritte (Phase 2) und Vierte (Phase 3+4) Lebensalter „zwei unterschiedliche Alterskulturen mit jeweils anderen sozialen Schwerpunkten und teilweise gegensätzlichen sozial-ethischen Herausforderungen" (Höpflinger, 2014, S. 171) sich entwickeln.

> Um als Alter seinen Sinn zu erfüllen und seiner Aufgabe gerecht zu werden, muss man mit dem Alter und allem, was es mit sich bringt, einverstanden sein. Man muss Ja dazu sagen. Ohne dieses Ja geht uns der Wert und Sinn unsrer Tage verloren. (S. 203)

Alter(n) als Lebenskunst wäre dann die bewusste Entfaltung dieses Ja im Blick auf kreative Möglichkeiten der Lebensführung und der Persönlichkeitsentwicklung im fortgeschrittenen Alter (Rüegger, 2016). Eine solche Lebenskunst würde zu einer „intentionally cultivated culture of aging“ (Baars, 2012, S. 251) oder „art of aging“ (Baars, 2012, S. 198) führen, die Jan Baars als heute dringend nötig erachtet. Sie ist schon darum sinnvoll, weil aufgrund der markanten Zunahme der Lebenserwartung das Alter heute gut und gerne ein Drittel der ganzen Lebenszeit ausmachen kann. Dieses dritte Drittel einfach damit zu verbringen, möglichst lange den Lebensstil des mittleren Drittels aufrecht zu erhalten ohne sich darüber hinaus weiter zu entwickeln, dürfte keine sonderlich kreative Gestalt der Lebensführung im Alter sein. Vielmehr besteht die Herausforderung eines gelingenden Alters darin, bewusst und mit Bejahung alt zu werden, oder mit Goethe gesprochen zu erkennen, dass „älter werden heisst, (…) mit Willen und Bewusstsein das neue Rollenfach (zu) übernehmen“ (2012, Nr. 259).

Eine *ars senescendi* hätte die Funktion einer inneren Ressource, die zu Widerstand gegen eine weit verbreitete Abwertung des Alters in westlichen Gesellschaften befähigt. Und sie kann alt werdende Menschen ermutigen, erhobenen Hauptes ihr Älterwerden und Altsein zu leben und dieses selbstbewusst als Beitrag zum intergenerationellen Miteinander in der Gesellschaft einzubringen, statt krampfhaft zu versuchen, das eigene Älterwerden verschämt zu kaschieren und sich möglichst lange so zu geben wie die Jüngeren. Geht es in einer Lebenskunst des Alter(n)s um ein bewusstes und selbstbewusstes Gestalten des Alter(n) s, lässt sie sich verstehen als „eine primäre Lebensschulung, die sich (…) der Okkupation durch Fremderwartungen entgegenstellt und damit das eigene Selbstbewusstsein [älterer Menschen, H. R.] stärkt“ (Brenner, 2019, S. 68).

5 Altersspezifische Entwicklungen

Eine der Errungenschaften moderner Gesellschaften ist die Flexibilisierung und Pluralisierung von Lebensverläufen und Lebensstilen. Starre Vorstellungen, wie Alter sein müsse und was sich im Lebensvollzug für alte Menschen geziemt und was nicht, sind aufgeweicht worden und haben einer Freiheit zu selbstbestimmter

Gestaltung des Alters Raum gegeben. Diese Freiheit ruft nach einer Lebenskunst, die Orientierung zu geben vermag, wie die Potenziale des Alters realisiert werden können und in welche Richtung die weitere Persönlichkeitsentwicklung gehen könnte. Dabei geht es nicht um neue, starre gesellschaftliche Reglementierungen oder ethische Normierungen des Lebens im Alter. Vielmehr ist das Ziel, sensibel zu werden für mögliche altersassoziierte Entwicklungen, die einen Zugewinn an neuen Perspektiven, Einstellungen und Fähigkeiten mit sich bringen, die in früheren Lebensphasen so nicht gleichermaßen zugänglich waren, nun aber zu einem erweiterten „Werden zu sich selbst im Vergehen" (Rentsch, 2013, S. 183) beitragen können, wie Thomas Rentsch die Sinnrichtung des Alters beschreibt. Gerade die im Alter zunehmende Konfrontation mit existenziellen Grenzsituationen lenkt die Aufmerksamkeit des Menschen in besonderer Weise auf sich selbst und kann die Bereitschaft fördern, sich mit grundlegenden Fragen der altersspezifischen Selbstsorge auseinander zu setzen.

Dabei ist immer zu bedenken, worauf ebenfalls Thomas Rentsch (2016, S. 262) hingewiesen hat, dass sich im fortschreitenden Alter nicht grundsätzlich andere Werte oder Erfahrungen erschließen als in früheren Lebensphasen, sondern dass es eher zu einer Zuspitzung und Radikalisierung der menschlichen Grundsituation und elementarer anthropologischer Grundeinsichten kommt, die prinzipiell für das ganze Leben von Bedeutung sind. Insofern kann eine *ars senescendi* als eine spezifisch akzentuierte *ars vivendi* schlechthin verstanden werden, wie es umgekehrt keine *ars vivendi* geben kann, die nicht das Faktum ernst nimmt, dass Leben immer Altern heißt. In diesem Sinne hält Jan Baars zu Recht fest: „the art of aging is a lifelong process" (2012, S. 2). Gut zu altern ist durch reflektierte Erfahrung lernbar, aber die Grundlagen dafür liegen in Entwicklungsprozessen schon früherer Lebensphasen (Birkenstock, 2008, S. 209).

Über eine Lebenskunst des Alter(n)s ist seit der Antike nachgedacht worden. Frühe Ansätze gehen auf den Stoizismus zurück und sind etwa bei Cicero oder bei Seneca zu finden (Rentsch & Birkenstock, 2004, S. 617). Dabei geht es nie einfach um eine philosophische Theorie. Im Fokus steht immer eine reflektierte und durch Übung angeeignete Lebenspraxis, die zu einem guten oder gelingenden Alter führen soll. Solche Erfahrungen von Menschen mit ihrem Alter bzw. Beobachtungen von jüngeren an älteren Menschen im Blick auf deren Entwicklung im Alter haben zu Erkenntnissen und Erfahrungen geführt, die im Sinne nicht von verbindlichen Normen, sondern von optionalen Ratschlägen der Lebensklugheit (Gödde & Zirfas, 2018, S. 467) in der Diskussion einer heutigen *ars senescendi* zu bedenken und sich anzueignen lohnen dürfte.

6 Inhaltliche Aspekte einer *ars senescendi*

Ich kann hier nur ganz wenige Hinweise geben, was für inhaltliche Aspekte einer Lebenskunst des Alter(n)s auf dem Hintergrund der philosophischen Tradition einer Lebenskunst und neuerer psychogerontologischer Einsichten zu diskutieren wären.

Zu denken wäre etwa an die innere Freiheit, die durch die Entwicklung von mehr *Gelassenheit* (im dreifachen Sinne von loslassen, zulassen und sich überlassen) im Umgang mit sich selbst, mit anderen und mit der Welt insgesamt entstehen kann (Strässle, 2013). Hermann Hesse spricht in diesem Zusammenhang von der Ausprägung einer *„vita contemplativa"* im Alter (1972, S. 205). Zu erinnern ist auch an die philosophische Haltung der *resignatio* als höchster Form von Freiheit (Rentsch, 2014, S. 284). Klaus Schroeter (2017) sieht in der Gelassenheit den Inbegriff der Kräfte im Alter, die sich dem Aktivitäts- und Produktivitäts-Imperativ entgegenstemmen können (siehe Schroeter in diesem Band).

Zu einer Kunst des Alters gehört, insbesondere im hohen Alter, auch die Fähigkeit, im Rückblick auf das schon gelebte Leben Gelungenes und Missglücktes in die eigene Biographie zu integrieren und das zu erreichen, was Erik H. Erikson *Ich-Integrität* genannt hat (2013, S. 118–120). Solche Klärung der eigenen Identität kann einen wesentlichen Beitrag leisten zu einer gelassenen Lebenseinstellung, die das Unvollkommene, das Fragmentarische und Brüchige im eigenen Leben und in der Welt generell zulassen kann und nicht zu überspielen braucht.

Zu einer *ars senescendi* gehört sicher auch die erhöhte Fähigkeit, Verletzlichkeit und Endlichkeit zuzulassen, nicht einfach in einer Opferhaltung, sondern in einer durchaus noch Sinn generierenden Haltung des „aufrechten Leidens" (1994, S. 131), in der für Viktor E. Frankl die höchste Stufe der Wertverwirklichung und Sinnfindung besteht. Andreas Kruse (2017, S. 418) spricht von der eindrücklichen Fähigkeit hochbetagter Menschen, *Reife in und trotz Verletzlichkeit* zu entwickeln. Zu solcher Reife gehört auch das Entwickeln eines „zärtlichen Umgangs mit eigener und fremder Verletzlichkeit" (Judith Giovanelli-Blocher im Gespräch mit dem Autor).

Ein weiterer Aspekt dürfte in einer erhöhten Wertschätzung der *passiven und rezeptiven Seiten des Lebens* (Schroeter, 2017, S. 110) liegen, die in der exzessiven Aktivitäts-Orientierung der mittleren Lebensphase oft nur wenig zum Tragen kommt. Jan Baars hat sehr schön formuliert: „Aging is not only a matter of projects but also of a deeper receptivity“ (2012, S. 252). Und Fritz de Lange (2015) unterstreicht in seiner Altersethik:

> For most of the frail elderly, life is less a matter of what they do than one of what is done to them. If flourishing at an advanced age requires virtue, then it is the virtue of passivity, the art of *receiving*. (2015, S. 19)

In dieser Kunst der Rezeptivität steckt die Erkenntnis, dass Menschen immer schon, aber im Alter wohl besonders, zugleich Handelnde und Leidende sind (Fellmann, 2009, S. 34). Gut zu altern erfordert darum nicht nur einen aktiven Lebensstil, wie Josef Dohmen richtig bemerkt, sondern „bedarf ebenso der Entfaltung einer gewissen Gelassenheit, Passivität und Hingabe, einer *amor fati* (Liebe zum Schicksal), d. h. einer Bejahung des Notwendigen und des Unausweichlichen“. Es geht darum, „eine Balance zwischen aktiver Lebensführung und Hingabe zu finden“ (2014, S. 340). Zu einer solchen Lebenskunst gehört auch eine bewusste Wertschätzung des *Seins vor allem Tun.* Auf diesen Aspekt ist in der gerontogische Diskussion nicht zuletzt durch das Konzept der Gerotranszendenz hingewiesen worden (Tornstam, 2005).

Zu nennen wäre ferner eine im Alter sich vermehrt erschließende Einsicht, wie sehr *Autonomie und Abhängigkeit* miteinander verknüpft sind (Agich, 2003; Rüegger, 2020), wobei Abhängigkeit wohl das Primärphänomen ist und sich allererst als Ermöglichungsgrund von Selbstbestimmung erweist (Wils, 2004). Ingrid Riedel spricht aus psychologischer Sicht geradezu von einer „Kunst der Abhängigkeit“ (1991), die es zu erlernen gilt und zu der alte Menschen wahrscheinlich eher Zugang haben als jüngere. Wilhelm Schmid wiederum verweist auf die zu einer Lebenskunst gehörende grundlegende Einsicht, dass „Selbstbestimmung ein aktiver ebenso wie ein passiver Prozess ist, ein Tun ebenso wie ein Hinnehmen und Lassen, ein eigenes Gestalten wie auch ein Sich-Gestaltenlassen von anderen, von Umständen und Situationen“ (2004, S. 119). Dies zeigt sich im höheren Alter insbesondere in der sich aufdrängenden Auseinandersetzung mit dem bevorstehenden Lebensende, das unter den Bedingungen eines modernen Gesundheitswesens zu einem dialektischen Ineinander von schicksalhaftem Widerfahrnis und selbstbestimmtem Entscheiden geworden ist (Rüegger & Kunz, 2020).

Schließlich sei auf die innere Freiheit der *Mäßigung,* der Selbstbescheidung und Selbstbeschränkung hingewiesen angesichts der Herausforderung, mit zahlreichen Phänomenen der Minderung umgehen zu müssen. Der Soziologe Peter Gross (2013, S. 138) sieht in einer solchen inneren Freiheit zur Mäßigung geradezu den epochalen Sinn des Altwerdens und ein heilsames Korrektiv an der aggressiven und hektischen Dynamik, die moderne Gesellschaften entwickelt haben. Zu solcher Mäßigung kann auch die Entdeckung von „Langsamkeit und Innehalten als alterstypische Haltungen“ (Brenner, 2019, S. 76, siehe auch S. 74–76, S. 897–90) gezählt werden.

Dies sollen nur ein paar exemplarische Hinweise darauf sein, welche inhaltliche Perspektiven im Blick auf eine mögliche Lebenskunst des Alter(n)s im Fokus stehen könnten. Sie dürften deutlich machen, dass eine *ars senescendi,* die bemüht ist, in dem skizzierten Sinne Potenziale des Alters – zuerst einmal für den alten Menschen selber, mittelbar aber auch für die Gesellschaft in ihrem intergenerationellen Miteinander – fruchtbar zu machen, kein schöngeistiger Luxus ist, sondern eine essentielle Grundlage für ein gelingendes Altern (Rüegger, 2010).

7 Schluss: Gesellschaftliche Aspekte

Lebenskunst in der Tradition des antiken Verständnisses von Selbstsorge fokussiert hauptsächlich auf die Haltung von Individuen und deren Verantwortung gegenüber sich selbst im Blick auf die Entfaltung der eigenen Persönlichkeit. Sie ist darum wie alle eudämonistische Ethik des guten Lebens wesentlich individualethisch orientiert. Einer Lebenskunst des Alter(n)s geht es dementsprechend primär um eine Lebensführung älterer Menschen, durch die ihr altersspezifisches Potenzial wahrgenommen, die Herausforderungen ihrer spezifischen Lebensphase gemeistert und ihr letzter Lebensabschnitt sinnvoll und erfüllend gelebt werden kann. Sie ist insofern primär eine *„Verhaltenskunst“* (Gödde & Zirfas, 2018, S. 467).

Nun ist nicht zu bestreiten, dass ein gutes, erfüllendes Leben, wie es mit dem Konzept der Lebenskunst angestrebt wird, zwar vornehmlich, aber nicht nur mit der persönlichen Einstellung eines Individuums zu tun hat. Gesellschaftliche, sozialpolitische Rahmenbedingungen spielen ebenfalls eine wichtige Rolle für ein gutes Leben. Ja, eine Lebenskunst des Alter(n)s steht immer in Wechselwirkung mit einer bestimmten Kultur des Alter(n)s, die in einer Gesellschaft vorherrscht. Zu dieser Kultur gehören kollektive Mentalitäten und Wertvorstellungen, sozialpolitische Institutionen der materiellen Absicherung des Alters oder Angebote und Möglichkeiten der Teilhabe älterer Menschen am kulturellen und sozialen Leben. Lebenskunst ist in diesem Sinne nicht nur Verhaltens-, sondern auch *„Verhältniskunst“* (Gödde & Zirfas, 2018, S. 467).

Hier stellt sich jeder Gesellschaft die sozialethische Herausforderung, Rahmenbedingungen für das solidarische und wertschätzende Zusammenleben aller Generationen zu schaffen. Das heißt zentral, eine Kultur zu realisieren, in der alte Menschen in ihrem Altsein und in ihrer unverlierbaren Würde respektiert werden, in der sie sich mit ihren altersspezifischen Werten, Interessen und Bedürfnissen einbringen können und als integraler Teil der Gesellschaft anerkannt und berücksichtigt werden. Dazu gehört auch die Zuerkennung des Rechts auf Selbstbestimmung, das die Ermöglichung einschließt, auf ihre je eigene Weise ein Leben im Alter zu führen, das ihnen als gut und wünschbar erscheint (Höffe, 2018).

In einer Zeit, in der sozialpolitische Tendenzen zu erkennen sind, aus Gründen knapper staatlicher Finanzen Leistungen an unterstützungsbedürftige Alte zu kürzen, ist sicherzustellen, dass wichtige Rahmenbedingungen für ein gutes Alter(n) nicht unverantwortlich abgebaut und deren Kompensation der Eigenverantwortung der betroffenen Alten aufgebürdet wird. Ein gutes Leben im Alter bedarf beider Elemente: einer von den Alten selbst bewusst gelebten *ars senescendi* auf der individualethischen Ebene und einer gesellschaftlichen Kultur des solidarischen und würdigenden Umgangs mit alten Menschen auf sozialethischer und sozialpolitischer Ebene.

Ein Verständnis von Alter(n) im Zeichen von Lebenskunst macht damit ernst, dass die Art, wie Menschen altern und die Lebensphase Alter erleben, in nicht unwesentlichem Maße von ihrer eigenen Einstellung zum Prozess des Alterns abhängt: ob sie sich bewusst auf diesen Prozess einlassen, seine Herausforderungen annehmen und die Entwicklungschancen wahrnehmen, die sich im Alter ergeben. Eine *ars senescendi* fordert dazu heraus, Alter nicht nur als Widerfahrnis hinzunehmen oder gar zu bekämpfen, sondern als Lebensphase zu verstehen, die bewusst gestaltet und geführt werden will. Dabei sei nochmals wiederholt: Es geht nicht um eine starre gesellschaftliche, soziale oder ethische Normierung, wie man heute ‚erfolgreich' zu altern hat. Schon gar nicht kann es darum gehen, allgemein gültige Standards aufzustellen, an denen der Erfolg oder eben auch Misserfolg des Alterns gemessen werden könnte. Hier liegen Gefahren des Konzeptes eines *Successful Aging*, die es im Auge zu behalten gilt. Einer Lebenskunst des Alterns geht es darum, im Sinne einer Ethik des guten Lebens Optionen (nicht Normen!) von Haltungen, Einstellungen und Lebensweisen zu diskutieren, durch die Alter nach Ausweis und Einsicht jahrhundertelanger Menschheitserfahrung soweit gelingen kann, dass es individuell erfüllend und bejahenswert erlebt werden kann.

Mit der Rede von einer Kunst des Alter(n)s kommt zugleich zum Ausdruck, dass es sich bei der Gestaltung des Alters um einen unabschließbaren Bildungs- und Entwicklungsprozess handelt, durch den im Alter noch wesentliche Kapitel des biografischen „Werdens zu sich selbst" (Rentsch, 2013) geschrieben werden können. Dabei ist wesentlich, dass es letztlich um ein Werden, nicht einfach um ein Tun geht, um ein Geschehenlassen und Sich-Entwickeln, nicht um irgendwelche Leistungen. Hier geht eine Lebenskunst des Alter(n)s über eine einseitig am Paradigma des aktiven Alterns *(Active Aging)* orientierte Perspektive hinaus.

Schließlich mag in der Rede von der Lebenskunst des Alter(n)s die Einsicht aufleuchten, dass entgegen nach wie vor verbreiteter einseitig negativer Altersbilder das Alter eine Lebensphase darstellt, die ihre eigene Schönheit und Sinnhaftigkeit enthält, die durch eine entsprechende Einstellung zum Leben in fortgeschrittenem Lebensalter zum Ausdruck kommen kann.

Literatur

Agich, G. J. (2003). *Dependence and autonomy in old age. An ethical framework for long-term care.* Cambridge University Press. https://doi.org/10.1017/CBO9780511545801.

Baars, J. (2012). *Aging and the art of living.* John Hopkins University Press. https://doi.org/10.1353/book.18096.

Birkenstock, E. (2008). *Angst vor dem Altern? Zwischen Schicksal und Verantwortung.* Alber. https://doi.org/10.5771/9783495997253.

Brenner, A. (2019). *Altern als Lebenskunst.* Die Graue Edition.

Dierken, J. (2012). Gelingendes Leben – gelingendes Altern. In M. Kumlehn & A. Kubik (Hrsg.), *Konstrukte gelingenden Alterns* (S. 35–51). Kohlhammer.

Dohmen, J. (2014). *Wider die Gleichgültigkeit. Plädoyer für eine moderne Lebenskunst.* Rüffer & Rub.

Erikson, E. H. (2013). *Identität und Lebenszyklus. Drei Aufsätze* (26. Aufl.). Suhrkamp.

Ernst, G. (Hrsg.). (2016). *Philosophie als Lebenskunst: Antike Vorbilder, moderne Perspektiven.* Suhrkamp.

Fellmann, F. (2009). *Philosophie der Lebenskunst zur Einführung.* Junius.

Foucault, M. (2019). *Sexualität und Wahrheit: Bd. 3. Die Sorge um sich* (14. Aufl.). Suhrkamp.

Frankl, V. E. (1994). Grundriss der Existenzanalyse und Logotherapie. In V. E. Frankl (Hrsg.), *Logotherapie und Existenzanalyse. Texte aus sechs Jahrzehnten* (S. 57–184). Quintessenz.

Gross, P. (2013). *Wir werden älter. Vielen Dank. Aber wozu? Vier Annäherungen.* Herder.

Grün, A. (2017). *Gelassen älter werden. Eine Lebenskunst für hier und jetzt* (5. Aufl.). Herder.

Goethe, J. W. (2012). *Maximen und Reflexionen.* VMA.

Gödde, G., & Zirfas, J. (2018). *Kritische Lebenskunst. Analysen – Orientierungen – Strategien.* Metzler. https://doi.org/10.1007/978-3-476-04644-4.

Hesse, H. (1972). *Eigensinn. Autobiographische Schriften.* Suhrkamp.

Höffe, O. (2018). *Die hohe Kunst des Alterns. Kleine Philosophie des guten Lebens.* Beck.

Höpflinger, F. (2014). Demografisch-gesellschaftliche Wandlungen und soziale Folgen. In S. Becker & H. Brandenburg (Hrsg.), *Lehrbuch Gerontologie. Gerontologisches*

Fachwissen für Pflege- und Sozialberufe. Eine interdisziplinäre Aufgabe (S. 161–184). Huber.
Horn, C. (2014). *Antike Lebenskunst: Glück und Moral von Sokrates bis zu den Neuplatonikern* (3. Aufl.). Beck.
Kruse, A. (2017). *Lebensphase hohes Alter: Verletzlichkeit und Reife.* Springer. https://doi.org/10.1007/978-3-662-50415-4.
Lange, F. de (2015). *Loving later life. An ethics of aging.* Eerdmans.
Laslett, P. (1995). *Das dritte Alter: Historische Soziologie des Alterns.* Juventa.
Maio, G. (2011a). *Altwerden ohne alt zu sein? Ethische Grenzen der Anti-Aging-Medizin.* Alber.
Maio, G. (2011b). Vom Sinn des Alters. Reflexionen zum Alter jenseits des Fitnessimperativs. In G. Maio (Hrsg.), *Altwerden ohne alt zu sein? Ethische Grenzen der Anti-Aging-Medizin* (S. 11–19). Alber.
Pfaller, L. (2016). *Anti-Aging als Form der Lebensführung.* Springer. https://doi.org/10.1007/978-3-658-13257-6_6.
Rentsch, T. (2012). Ethik des Alterns: Perspektiven eines gelingenden Lebens. In A. Kruse, T. Rentsch, & H.-P. Zimmermann (Hrsg.), *Gutes Leben im hohen Alter. Das Altern in seinen Entwicklungsmöglichkeiten und Entwicklungsgrenzen verstehen* (S. 63–72). Akademische Verlagsgemeinschaft AKA.
Rentsch, T. (2013). Alt werden, alt sein – Philosophische Ethik der späten Lebenszeit. In T. Rentsch, H.-P. Zimmermann & A. Kruse (Hrsg.), *Altern in unserer Zeit. Späte Lebensphasen zwischen Vitalität und Endlichkeit* (S. 163–187). Campus.
Rentsch, T. (2014). Werden zu sich selbst: Das Altern und die Zeitlichkeit des guten Lebens. *Zeitschrift für Praktische Philosophie, 1,* 263–288. https://doi.org/10.22613/zfpp/1.1.7.
Rentsch, T. (2016). Kultur humanen Alterns. Ethische Perspektiven. In H.-P. Zimmermann, A. Kruse, & T. Rentsch (Hrsg.), *Kulturen des Alterns. Plädoyer für ein gutes Leben bis ins hohe Alter* (S. 257–267). Campus.
Rentsch, T., & Birkenstock, E. (2004). Ethische Herausforderungen des Alters. In A. Kruse & M. Martin (Hrsg.), *Enzyklopädie der Gerontologie* (S. 613–626). Huber.
Riedel, I. (1991). Die Kunst der Abhängigkeit. In P. Buchheim, M. Cierpka, & T. Seifert (Hrsg.), *Lindauer Texte: Psychotherapie im Wandel: Abhängigkeit* (S. 197–211). Springer. https://doi.org/10.1007/978-3-642-84473-7_14.
Rüegger, H. (2010). Pro Aging – zur Herausforderung einer zeitgemässen ars senescendi. In W. W. Müller (Hrsg.), *Alter – Bildung. 30 Jahre Seniorenbildung in Luzern* (S. 201–218). Academic Press Fribourg.
Rüegger, H. (2011). Anti-Aging und Menschenwürde. Zu einer Lebenskunst des Alterns jenseits von Leistung und Erfolg. In G. Maio (Hrsg.), *Alt werden ohne alt zu sein? Ethische Grenzen der Anti-Aging-Medizin* (S. 249–272). Alber.
Rüegger, H. (2016). *Vom Sinn im hohen Alter. Eine theologische und ethische Auseinandersetzung.* TVZ.
Rüegger, H. (2020). Beyond Control: Dependence and passivity in old age. In M. Schweda, M. Coors, & C. Bozzaro (Hrsg.), *Aging and human nature. Perspectives from philosophical, theological, and historical Anthropology* (S. 47–57). Springer. https://doi.org/10.1007/978-3-030-25097-3_4.

Rüegger, H., & Kunz, R. (2020). *Über selbstbestimmtes Sterben. Zwischen Freiheit, Verantwortung und Überforderung.* Rüffer & Rub.

Schmid, W. (2004). *Mit sich selbst befreundet sein. Von der Lebenskunst im Umgang mit sich selbst.* Suhrkamp.

Schmid, W. (2005). *Schönes Leben? Einführung in die Lebenskunst.* Suhrkamp.

Schmid, W. (2015). *Gelassenheit. Was wir gewinnen, wenn wir älter werden* (18. Aufl.). Insel.

Schmid, W. (2013). *Dem Leben Sinn geben. Von der Lebenskunst im Umgang mit Anderen und der Welt.* Suhrkamp.

Schmid, W. (2016a). *Philosophie der Lebenskunst. Eine Grundlegung* (14. Aufl.). Suhrkamp.

Schmid, W. (2016b). *Das Leben verstehen. Von den Erfahrungen eines philosophischen Seelsorgers.* Suhrkamp.

Schroeter, K. R. (2017). Miszellen zu den subversiven Kräften des Alters und den ungehobenen Schätzen der Widerspenstigkeit im Alter. In A. C. Messner, A. Bihrer & H.-P. Zimmermann (Hrsg.), *Veröffentlichungen des Instituts für Historische Anthropologie: Bd. 14. Alter und Selbstbeschränkung. Beiträge aus der Historischen Anthropologie.* Böhlau. https://doi.org/10.7767/9783205203728-003.

Schroeter, K. R., & Künemund, H. (2010). ‚Alter' als soziale Konstruktion – eine soziologische Einführung. In K. Aner & U. Karl (Hrsg.), *Handbuch soziale Arbeit und Alter* (S. 293–301). Springer VS. https://doi.org/10.1007/978-3-658-26624-0_49.

Schweda, M. (2014). „Ein Jegliches hat seine Zeit." Altern und die Ethik des Lebensverlaufs. *Zeitschrift für Praktische Philosophie, 1,* 185–232. https://doi.org/10.22613/zfpp/1.1.5.

Spindler, M. (2014). *„Altern ja – aber gesundes Altern". Die Neubegründung der Anti-Aging-Medizin in Deutschland.* Springer. https://doi.org/10.1007/978-3-658-04336-0.

Strässle, T. (2013). *Gelassenheit. Über eine andere Haltung zur Welt.* Hanser.

Taylor, C. (2011). *Das Unbehagen an der Moderne* (7. Aufl.). Suhrkamp.

Tornstam, L. (2005). *Gerotranscendence. A developmental theory of positive aging.* Springer. https://doi.org/10.1017/S0144686X06225261.

Wils, J.-P. (2004). Autonomie und Passivität. Tugenden einer zweiten Aufklärung im medizinischen Kontext. In R. Baumann-Hölzle (Hrsg.), *Leben um jeden Preis? Entscheidungsfindung in der Intensivmedizin* (S. 43–57). Lang.

Leitbilder des Alterns in Gesundheitsversorgung und Sozialpolitik

Von *Successful Aging* zu *Intrinsic Capacity*. Was bedingt gutes Altern?

Cornel Christian Sieber

1 Einführung

Altern als physiologischer Prozess – *Normal Aging* und eben nicht das modernistische Konstrukt *Anti-Aging* – bringt es mit sich, dass ältere und alte Menschen eine erfreulich breit gefächerte Gruppe in unserer Gesellschaft darstellen. So wird gerne vergessen, dass gerade der betagte Mensch als ‚kasuistisches Original' speziell adaptierte präventive und therapeutische Bedürfnisse hat. Es ist gerade diese sehr individuelle Plastizität von Einzelnen, die Alternsforschung und die Altersmedizin bisweilen schwierig, aber eben auch so spannend macht. Es geht dabei um eine Akzeptanz, dass Altern ein normaler Vorgang ist. In diesem Sinne sprechen wir in der Geriatrie gerne von *Pro-Aging* als Gegenpol zu *Anti-Aging,* welche ja altern als vorab pathologischen Vorgang sieht, der revertierbar wäre.

John Rowe und Robert Kahn beschrieben 1987, dass es neben dem *Usual* auch ein *Successful Aging* existiert. Ihr Konzept besagt, dass Altern auch ‚erfolgreich' sein kann, und dies sowohl im physischen wie im psychischen Kontext (Rowe & Kahn, 1987). Im Kern besagt *Successful Aging,* dass die Unausweichlichkeit des Alternsprozesses überbewertet und die modifizierenden Effekte wie Ernährung, körperliche Aktivität, persönliche Gewohnheiten und psychologische Faktoren unterbewertet werden. Da wir davon ausgehen, dass die individuelle Lebensspanne zu etwa einem Drittel genetisch bedingt ist, meint eben auch, dass zwei Drittel modifizierbar sind. Weiter wird immer deutlicher, dass es auch eine

C. C. Sieber (✉)
Institut für Biomedizin des Alterns, Friedrich-Alexander-Universität Erlangen-Nürnberg, Nürnberg, Deutschland
E-Mail: cornel.sieber@fau.de

L. Pfaller und M. Schweda (Hrsg.), *„Successful Aging"?,* Altern & Gesellschaft,
https://doi.org/10.1007/978-3-658-41465-8_9

,kognitive Gerontologie' ist, die zentral mit dem *Successful Aging* verbunden ist (Hartley et al., 2018).

Seit der Beschreibung von *Successful Aging* und damit die positive Haltung, dass Altern über die Chronologie hinweg nicht schicksalshaft gesehen werden muss, sind weitere Konzepte beschrieben und begrifflich gefasst worden. Im Folgenden werden diese Konzepte – *Normal, Successful* und *Healthy Aging* – aus Sicht der Geriatrie diskutiert. Daraufhin werden zwei spezielle geriatrische Herausforderungen für das *Successful Aging* – *Frailty* und Sarkopenie – vorgestellt und Möglichkeiten zu deren Überwindung aufgezeigt. Schließlich diskutiert der Beitrag, wie sich ein ,erfolgreiches Altern' mit dem Konzept *Intrinsic Capacity* im Sinne einer an Ressourcen orientierten Medizin weiterdenken lässt.

2 *Normal, Successful* und *Healthy Aging*

Praktisch alle Organismen altern. Ausnahmen sind gewisse Seeanemonen, die allem Anschein nach biologisch ewig leben, indem sie verlorene Körperteile beständig regenerieren. Der Nacktmull wiederum lebt zwar nicht ewig, zeigt aber praktisch keine Alterungsphänomene. Der Menschen allerdings altert wie die meisten Lebewesen. Das Alter scheint quasi ,naturgegeben' und ist somit als ,normal' anzusehen. Die aktuelle Modeströmung des *Anti-Aging* negiert dies allerdings je nach Ausrichtung partiell bis vollständig. Geschichtlich ist diese Sehnsucht nach Jugendlichkeit und Langlebigkeit nicht etwa neu, gibt es doch seit der Antike Bestrebungen, Alterungsvorgänge zu ralentieren oder gar aufzuheben. Das Bild ,Der Jungbrunnen' von Lucas Cranach dem Älteren hat hier fast schon eine populistische Verbreitung erreicht.

Als Altersmedizinerinnen und Altersmediziner stehen wir dieser *Anti-Aging*-Welle sehr zurückhaltend gegenüber. Wir akzeptieren Altern als physiologischen Vorgang und konnotieren dies lieber mit einer sinnhaften *Pro-Aging*-Strategie. So basal Alterungsprozesse erscheinen, so schwierig bleibt es aber, normales Altern zu messen (Ferrucci et al., 2020) und von einem pathologischen Altern klar abzugrenzen. Von pathologischem Altern kann man wohl dann am ehesten in sinnvoller Weise sprechen, wenn es von normalen Alterungsvorgängen soweit abweicht, dass ihm ein Krankheitscharakter zugeschrieben werden kann.

John Rowe und Robert Kahn beschrieben 1987 unter dem Titel *Human Aging: Usual and Successful* (Rowe & Kahn, 1987) zwei Dinge: Mit *Usual* den Alterungsvorgang als meist präformiert und mit *Successful* die Möglichkeit, in diesen Prozess korrektiv und damit meist verlangsamend eingreifen zu können. Sie betonen weiter – und hier hat sich leider im Bewusstsein vieler Menschen inklusive der Politik nicht viel geändert – den Umstand, dass sich die Alternsforschung vor allem auf altersbedingte Verluste konzentriert und die enorme Heterogenität alternder Menschen praktisch außer Acht lässt. So werden Alterungsprozesse häufig überzeichnet und präferentiell hervorgehoben, während modifizierende Faktoren wie Diät, körperliche Aktivität, persönliche Lebensgepflogenheiten wie auch psychologische Faktoren vernachlässigt werden.

Innerhalb des *Normal Aging* kann somit eine Unterscheidung gemacht werden zwischen *Usual Aging,* wo intrinsische Faktoren Alterungsvorgänge fast obligat bedingen, und *Successful Aging,* wo extrinsische Faktoren eine neutrale oder gar positive Rolle einnehmen. Für die Betagten selbst sind Transitionen zwischen den verschiedenen Stufen eines multi-faktoriell bedingten Alterns von hoher Wichtigkeit, vorab in Bezug auf die Funktionalität, welche ein selbstbestimmtes Alter ermöglicht oder eben nicht. Funktionelle Verluste können von *Successful* zu *Normal* werden, *Usual* zu *Diseased,* und dann vorab relevant von *Diseased* zu *Impaired.* Gerade das Hervorheben von positiven Ressourcen – physisch wie psychisch – macht denn auch ein ‚erfolgreiches Altern' aus.

2020 popagierten die United Nations (UN) das Dezennium des *Healthy Aging* (2021–2030) (United Nations, 2020). Weshalb gerade zu diesem Zeitpunkt und in welchem Kontext? Ziel des ‚Jahrzehntes des gesunden Alterns' ist es, Regierungen, Zivilgesellschaften, Fachpersonen, universitäre Strukturen, Medien sowie den privaten Sektor konzertiert in Richtung kollaborativer Aktivitäten zu verbinden, um das Leben betagter und hochbetagter Menschen, deren Familien, sowie deren Lebensumfeld zu verbessern. Hierbei sollte niemand ausgegrenzt werden und es jeder und jedem möglich sein, das eigene persönliche Potenzial in Würde und einer ‚gesunden' Umgebung leben zu können. Eine solche globale Aktivität erscheint gerade in der jetzigen Zeit wichtig, nicht zuletzt wegen der bekannten gesundheitsschädigenden klimatischen Veränderungen. Weiter zeigt die COVID-19 Pandemie, dass gerade ältere Menschen besonders gefährdet sind. Aktuell leben mehr als 1 Mrd. Menschen auf der Welt, die über 60 Jahre alt sind, die meisten von ihnen in ärmeren Ländern. Vielen von ihnen ist eine integrale Partizipation in der Gesellschaft nicht möglich, was ein *Healthy Aging* gefährdet oder gar verunmöglicht.

Oberstes Ziel bleibt hierbei der Erhalt der funktionellen Kapazitäten. Dies garantiert den Menschen so zu sein und zu leben, wie es ihnen richtig erscheint. Es beinhaltet weiter die Möglichkeit, die basalen Bedürfnisse befriedigen zu können: Zu lernen, zu wachsen und Entscheidungen zu treffen, mobil zu sein, Beziehungen zu pflegen und aufzubauen, inhaltlich in der Gesellschaft Beiträge zu leisten. Diese funktionellen Möglichkeiten ergeben sich aus dem einzelnen Individuum selbst, relevanten Umgebungscharakteristika und der Interaktion zwischen beiden.

All diese Modelle betonen die Möglichkeit eines gelingenden Alter(n)s. Aus Sicht der Geriatrie, die tagtäglich hochbetagten Menschen begegnet, ist mit

Bezug auf ein *Successful Aging* zu beachten, dass wir es hier mit einer Personengruppe zu tun haben, die oftmals unter einer Vielzahl von Krankheiten leidet. Dies soll im Folgenden am Beispiel der Syndrome der *Frailty* und der Sarkopenie dargestellt werden, die als Hindernisse eines *Successful Aging* erscheinen können.

3 *Frailty* und Sarkopenie - Gründe für *Unsuccessful Aging*

Ein Spezifikum des älteren Menschen ist, dass unabhängig von der noch bestehenden Adaptationsfähigkeit im körperlichen wie psychischen Bereich – als Teil der individuellen Plastizität – die funktionellen Reserven in diversen Organsystemen nachlassen. Es ist dies wie oben beschrieben Teil des *Normal Aging* oder *Usual Aging.* So ist zum Beispiel bekannt, dass Menschen mit einer chronischen Herzinsuffizienz im gleichen Stadium ein deutlich schlechteres Überleben haben, wenn sie älter sind. Dies ist als Zeichen einer individuell unterschiedlichen funktionellen Reserve zu werten.

Die erhöhte Vulnerabilität des älteren Menschen – Vulnerabilität hier als nur partiell adäquate Übersetzung des Begriffes *Frailty* gemeint – ist es denn auch, die individuell mitbestimmt, wie eine Lungenentzündung letztendlich verläuft. Diese akute Erkrankung pfropft sich gleichsam praktisch immer auf vorbestehende (chronische) Erkrankungen auf, als Teil der alterstypischen Multimorbidität.

Frailty ist heute als ein geriatrisches Syndrom akzeptiert (Hoogendijk et al., 2019) und findet auch Eingang in internationale Leitlinien, so zum Beispiel in den letzten europäischen Leitlinien zur Therapie der arteriellen Hypertonie. *Frailty* kann verschieden definiert werden nämlich als physische, psychische und soziale *Frailty* (Bergman et al., 2007; Rockwood et al., 2007). Der Autor konzentriert sich hier aufgrund seines Berufsfokus als Internist und Geriater auf den physischen Teil von *Frailty.* Die verbreitetste Definition von *Frailty* ist die von Fried et al. (2001) (Tab. 1):

Tab. 1 Definition von physischer *Frailty*

Frailty ist ein klinisches Syndrom charakterisiert durch mindestens drei der folgenden Kriterien:

- Gewichtsverlust (>5kg in einem Jahr)
- Empfundene Erschöpfung
- Schwäche (Handgriff)
- Langsame Gehweise
- Geringe physische Aktivität

Bei dieser Definition gibt es für die fünf Parameter jeweils Normwerte. Befinden sich alle fünf Domänen in der Norm, kodiert man 0 Punkte. Bei 1–2 Punkten (also ein bis zwei Domänen außerhalb der Normwerte) spricht man von *Pre-Frailty*. Bei mehr als zwei Domänen außerhalb der Norm von *Frailty*.

Das *Frailty*-Syndrom ist in jedem Falle multidimensional verursacht. *Frailty* kann als ein Kontinuum von Frühformen, die nicht klinisch diagnostiziert werden können, bis hin zu Spätformen, welche offensichtlich mit den Aktivitäten des täglichen Lebens negativ interferieren, gesehen werden. Es kann somit sehr schwierig sein, *Frailty* immer klar von fortgeschrittenen Alterungsprozessen per se zu unterscheiden. Zudem spielt auch hier sicherlich die individuelle Möglichkeit zur Anpassungsfähigkeit und Plastizität auch in hohem Alter eine entscheidende Rolle.

Der Begriff Sarkopenie beschriebt die Abnahme der Muskelmasse aufgrund des chronologischen Alters (Rosenberg, 1997). Es gibt aber auch Krankheiten, die zu einem Muskelschwund unabhängig vom Alter führen wie zum Beispiel eine schwere chronisch-entzündliche Darmerkrankung. Quantitativ vorherrschend ist aber die Abnahme der Muskelmasse und noch viel wichtiger der Muskelkraft mit zunehmendem Alter, da dies direkt mit der Funktionalität und damit Selbstständigkeit vergesellschaftet ist.

Die Muskelmasse, die etwa 40 % der Körpermasse ausmacht, nimmt – analog zur Knochenmasse – mit dem Alter ab. Nach dem 40. Lebensjahr beträgt diese Abnahme zirka 1–2 % pro Jahr (Baumgartner et al., 1998). Die Muskelkraft nimmt altersbedingt gar noch schneller ab (Cruz-Jentoft et al., 2019; Rosenberg, 1997). Dies bedingt, dass zur Diagnose der Sarkopenie – anders als bei der Osteoporose – nebst der Messung der Muskelmasse auch die Muskelkraft respektive die Muskelfunktion notwendig ist. Die Prävalenz der Sarkopenie beträgt 7 % bei Männern und 11 % bei Frauen jenseits des 80. Lebensjahres (Baumgartner et al., 1998). Wichtig ist, dass der Funktionalität in der nach 10 Jahren revidierten Definition von Sarkopenie ein größerer Stellenwert als der Muskelmasse zugemessen wird. Dies erlaubt auch eine viel einfachere Diagnostik in der täglichen Praxis (Cruz-Jentoft et al., 2019).

Wenngleich die klinische Relevanz der Sarkopenie primär auf einen Funktionsverlust im Bereich der Gehgeschwindigkeit sowie auf das Sturz-Syndrom fokussiert ist, hat die Muskulatur weitere wichtige Funktionen. Die Auswurfsfraktion des Herzens, die Lungenkapazität, die Glukose-Homöostase wie auch die Insulinsensitivität hängen ebenfalls direkt mit der Muskelmasse zusammen. Weiter ist die Muskulatur der Hauptlieferant für Aminosäuren nebst der Proteinaufnahme durch die Nahrung. Insgesamt hat auch die Sarkopenie eine multifaktorielle Grundlage und klinische Relevanz.

Es gibt große Überschneidungen zwischen dem physischen *Frailty*-Syndrom und der Sarkopenie (Cruz-Jentoft et al., 2017). Dennoch sollten immer auch Aspekte von psychischer und sozialer *Frailty* mit in die diagnostischen und therapeutischen Erwägungen mit einbezogen werden. Von *Sarcopenic Obesity* spricht man bei gleichzeitigem Vorliegen von Sarkopenie und einer erhöhten Fettmasse (Goisser et al., 2015; Zamboni et al., 2008). Da bisher kein Konsens bezüglich der Erfassungsmethodik besteht – als mögliche Adipositasmarker werden ein BMI >30 kg/m^2, ein erhöhter Taillenumfang und der prozentuale Fettanteil diskutiert – variieren die in der Literatur angegebenen Prävalenzraten stark (Kemmler et al., 2016). Aufgrund der zunehmenden Übergewichtsproblematik in Europa wird das Syndrom *Sarcopenic Obesity* im klinischen Alltag aber rasch an Bedeutung gewinnen. Da sowohl Sarkopenie als auch Adipositas mit funktionellen Einschränkungen assoziiert sind, stellt sich hier eine besondere Risikogruppe dar. Hinsichtlich des BMI ist hinzuzufügen, dass dieser nichts über die Körperzusammensetzung aussagt. So kann es auch bei normalgewichtigen älteren Menschen zu ungünstigen Verschiebungen des Verhältnisses aus Fett- und Muskelmasse kommen.

4 Sind *Frailty* und Sarkopenie verhinderbar?

Sowohl eine quantitative (zu geringe Kalorieneinnahme) wie auch qualitative (Zusammensetzung der Nahrung) Ernährung sind klar unterschätzte Ursachen von *Frailty* und der verschwisterten Sarkopenie. Die Malnutrition im Alter ist häufig, klinisch relevant und immer noch viel zu selten gesucht, abgeklärt und behandelt (Sieber, 2019; Volkert et al., 2019). Dabei ist es gerade die Malnutrition bei (Hoch-)betagten, die zentral mit der Funktionalität, damit der Selbständigkeit und so letztendlich der Lebensqualität, interferiert. So ist es wichtig, nach einem Risiko oder gar einer etablierten Malnutrition zu suchen. Es spielt dabei eine große Rolle, dass die Ursachen der Malnutrition und das diagnostisch-therapeutische Vorgehen davon abhängen, in welchem Kontext der betagte Mensch lebt. Praktisch allen Malnutritionszuständen bei Betagten ist aber gemeinsam, dass sie auch die Muskulatur betreffen *(Lean Body Mass)*. Die Mangelernährung älterer Menschen ist deshalb auch ein wichtiger Aspekt des *Healthy Aging* auf europäischer politischer Ebene (de Man et al., 2020).

Ganz allgemein gilt auch für Betagte und Hochbetagte, dass eine mediterrane Kost bzw. Ernährungsweise auf mehreren Wirkungsebenen positive Effekte erzeugt. In Bezug auf eine ausreichende Proteinzufuhr ist zu sagen, dass sich die Empfehlungen für die tägliche Zufuhr nach oben verschieben. Die gemeinhin angegebenen 0,8 g Protein pro Kilogramm Körpergewicht am Tag können nicht für Betagte mit *Frailty*-Syndrom gelten. Die Empfehlungen werden aktuell noch debattiert, doch mindestens 1,0 bis 1,2 g pro Kilogramm Körpergewicht am Tag werden sich wohl als unterer Grenzwert durchsetzen (Volkert et al., 2019). Auch einen Vitamin-D-Mangel, der ebenfalls Sarkopenie sowie *Frailty* hervorrufen kann (Shardell et al., 2012; Tajar et al., 2013), gilt es zu diagnostizieren und bei Bedarf zu substituieren, da Vitamin D eine enge Verbindung zu Knochen- und Muskelstoffwechsel besitzt.

Gewisse ältere Menschen möchten oder können – teilweise auch interkurrent – nicht an körperlichen Trainingsprogrammen teilnehmen. Rezente Studien zeigen, dass auch alleinig mit einer adaptierten Ernährung – und hier mit Supplementen mit einem hohen Anteil an Leuzin – eine Zunahme nicht nur der Muskelmasse, sondern auch der Funktionalität erreicht werden (Bauer et al., 2015, 2020; Nasimi et al., 2020). Als Fazit ergibt sich, dass mit einer proteinreichen ausgewogenen Ernährung, am besten gekoppelt mit körperlicher Aktivität und/oder spezifischen Trainingsprogrammen, viel für ein *Successful Aging* erreicht werden kann. Dies gilt für den physischen Bereich, wobei positive Interaktionen gerade durch diese Faktoren auch auf den psychischen Bereich eines erfüllten Alters gut belegt ist.

Nebst einer adäquaten Ernährung spielt die regelmäßige körperliche Aktivität – und dies nicht nur für das Herz-Kreislaufsystem – eine wichtige Rolle (Billot et al., 2020; Freiberger & Sieber, 2013; Freiberger et al., 2020). Dies gilt nicht nur für ältere Menschen, die zu Hause leben, sondern auch für Betagte in allen verschiedenen Lebenssituationen, inklusive Akutkrankenhaus, Rehabilitationskliniken wie auch Langzeitpflegestrukturen.

5 *Intrinsic Capacity* als ein ressourcenorientiertes Modell – Strategien für ein *Successful Aging*

Das Konzept des *Frailty*-Syndroms wie auch der Sarkopenie kranken daran, dass sie defizit-fokussiert sind. Doch gerade bei (hoch)betagten Menschen geht es in erster Linie darum, noch vorhandene Ressourcen zu eruieren und selektiv zu fördern. Dies ist der Grundgedanke beim von der WHO entwickelten Konzept der *Intrinsic Capacity,* welche verschiedene für den Alltag relevante Domänen erfasst und zu fördern gedenkt (Aranjo de Carvalho et al., 2017). Dieses Konzept findet immer mehr Beachtung im klinischen Alltag, so zum Beispiel jüngst in der COVID-19-Pandemie (Nestola et al., 2020).

Bei der *Intrinsic Capacity* werden fünf Domänen erfasst (Tab. 2):

Tab. 2 Domänen der *Intrisic Capacity*

- Motorik (*Locomotor*)
- Kognition (*Cognitive*)
- Sensorik (*Sensory*)
- Psycho-Soziales (*Psychosocial*)
- Vitalität/Energie (*Vitality/Energy*)

Hervorgehoben werden sollte, dass die Sensorik speziell erfragt wird. Dies ist bedeutsam, weil sensorische Einbußen speziell stark negativ mit einem selbstbestimmten Leben interferieren. Der für ein *Successful Aging* wichtige Faktor der Ernährung wird im Bereich der Vitalität/Energie erhoben.

Mit Blick auf das Modell der *Intrinsic Capacity* wird klar, dass zum Erreichen eines *Successful Aging* die Hinwendung von einer vorab defizitorientierten Medizin und einem entsprechenden Umgang mit Alterungsvorgängen hin zu einer ressourcenorientierten Medizin führen sollte. Wenn wir altern als ‚normal' akzeptieren, geht es also vorab darum, vorhandene Ressourcen zu erhalten, zu stärken und, wo notwendig, zu kompensieren. Dies kann zuerst durch intrinsische Adaptationen erfolgen, wobei hier Einzelne, auch in ihrer sozialen Umgebung, immer wieder erstaunliche Kapazitäten und Potenziale zeigen. Wo das nicht gelingt, kommt dann die Behandlung spezifischer Krankheiten ins Spiel, die in der Geriatrie immer in einem multiprofessionellen und multidisziplinären Kontext stattfindet. Dies ist auch möglich bei Multimorbidität (Vetrano et al., 2019), die im höheren Alter meist vorliegt. Neben den Interaktionen von *Frailty* und Multimorbidität ist hierbei zu betonen, dass nicht die Anzahl der Erkrankungen, sondern deren Beziehung zu Behinderungen nicht nur für die Funktionalität essentiell ist, sondern auch für das Überleben (Landi et al., 2010).

Aus der Sicht der Geriatrie bedarf es deshalb einer Umorientierung der aktuell verfolgten und final auch finanzierten Medizin. Die aktuelle Herangehensweise ist zu spezialisiert und behindert damit einen holistischen Zugang zu den Bedürfnissen betagter Menschen, der erst ein *Successful Aging* ermöglicht. Dies sei hier kurz dargestellt, indem eine organzentrierte Medizin – sowohl für das Individuum wie auch die Gesellschaft – einer ressourcenorientierten Medizin gegenübergestellt wird, wobei gerade die Ressourcen-Orientierung Teil des *Successful Aging* ist (Tab. 3):

Tab. 3 Organ-orientierte vs. Ressourcen-orientierte Medizin

Probleme einer rein Organ-orientierten Medizin sind hierbei:

Organ-orientierte Medizin für ein Individuum

- entspricht nicht der Multimorbidität des (Hoch)betagten;
- unterstreicht fälschlicherweise die Unidirektionalität einer Erkrankung;
- vernachlässigt den physio-psycho-sozio-spirituellen Ansatz der Geriatrie;
- berücksichtigt nicht Medikament-Medikament-, Medikament-Krankheit– und Krankheit-Krankheit-Interaktionen, die gerade beim Betagten mit Multimorbidität und Polymedikation häufig sind.

Organ-orientierte Medizin als gesellschaftliche Herausforderung:

- Fehlpriorisierung aufgrund fälschlicher Fokussierung erzeugt unerwünschte Wirkungen;
- Nichtpriorisierung erzeugt Ineffizienz;
- Organfixierung erschwert Reallokation bei gedeckeltem Budget.

Chancen einer Ressourcen-orientierten Medizin sind:

Ressourcen-orientierte Medizin für ein Individuum

- ermöglicht adaptierte Diagnostik- und Therapiepläne zur Sicherung des Erhaltes einer bestmöglichen Funktionalität, damit Selbständigkeit und schlussendlich Lebensqualität;
- integriert sinnhaft ein multidisziplinäres Team;
- stärkt *Care-Giver*.

Ressourcen-orientierte Medizin als gesellschaftliche Herausforderung

- ermöglicht Integration verschiedener Berufsgruppen;
- bündelt Ressourcen diverser Dienstleister;
- stärkt Sozialträger;
- ermöglicht erst eine integrierte Versorgung;
- bildet Grundlage für Generationenvertrag in der Gesundheitsversorgung;
- erlaubt Wechsel von einem System der ‚Krankheitslast' zu einem der ‚Gesundheitschance'.

Ein mehr holistischer, den Menschen als Ganzes sehender Zugang bei Krankheiten und Funktionsverlust ist die wohl größte, auch gesundheitspolitische Herausforderung in einer alternden Gesellschaft. Die Medizin hat sich – wenngleich die Fortschritte wichtig sind – in viele Fachbereiche fragmentiert. Diese organzentrierte Medizin kommt bei Multimorbidität, wie sie in höherem Alter fast ‚normal' ist, klar an ihre Grenzen.

6 Schluss: Von einem Defizit- zu einem Ressourcen-orientierten Altersbild

Die in diesem Beitrag beschriebenen Termini sowie die damit verbundenen Konzepte haben vieles gemeinsam. Das Konzept der *Intrinsic Capacity* erweitert das Konzept des *Successful Aging* nicht nur im Sinne einer thematischen Fokussierung, sondern erlaubt nebst einem relativ einfachen Assessment auch präventive und therapeutische Intervention. Gerade wenn es um eine adäquate holistische Betreuung betagter Menschen geht, wie sie die Geriatrie anstrebt, müssen bei einer wissenschaftlichen Argumentationskette auch jene Teilaspekte Eingang finden, die eine optimale Ausschöpfung plastischer Möglichkeiten bei älteren Menschen garantieren. Wenn hier die richtigen Prioritäten gesetzt werden, kann Alter jetzt und dereinst wohl noch besser als Chance gesehen und garantiert werden. Wichtig erscheint im Hinblick auf die Ausrichtung der künftigen Forschung, dass neben einer mehr defizitorientierten Herangehensweise wie beim *Frailty*-Syndrom und der pathophysiologisch eng verbundenen Sarkopenie auch eine mehr ressourcenorientierte Forschung verfolgt wird. Hier erscheint speziell der mit dem Konzept der *Intrinsic Capacity* verbundene Ansatz der WHO erfolgversprechend. In den letzten Jahren wurde schon viel erreicht in Bezug auf ein positiv gelebtes Alter für viele Menschen. Dieses ‚gelingende Altern' ist aber stark ausgerichtet auf Menschen in privilegierten Ländern und Bevölkerungsschichten. Das von den United Nations propagierte und gerade angebrochene Jahrzehnt des *Healthy Aging* hat deshalb zum Ziel, möglichst vielen älteren Menschen ein *Successful Aging* zu ermöglichen.

Literatur

Aranjo de Carvalho, I., Martin, F.C., Cesari, M., Sumi, Y., Thiyagarajan, J. A., & Beard, J. (2017). *Operationalizing the concept of intrinsic capacity in clinical settings*. World Health Organization. htps://www.who.int/ageing/health-systems/clinical-consortium/CCHA2017-backgroundpaper-1.pdf.

Baumgartner, R., Koehler, K. M., Gallagher, D., Romero, L., Heymsfield, S. B., Ross, R. R., Garry, P. J., & Lindeman, R. D. (1998). Epidemiology of sarcopenia among the elderly in New Mexico. *American Journal of Epidemiology, 147*(8), 755–763. 10.1093/oxfordjournals.aje.a009520.

Bauer, J. M., Verlaan, S., Bautmans, I., Brandt, K., Donini, L. M., Maggio, M., McMurdo, M. E. T., Mets, T., Seal, C., Wijers, S. L., Ceda, G. P., De Vito, G., Donders, G., Drey, M., Greig, C., Holmbäck, U., Narici, M., McPhee, J., Poggiogalle, E., … & Cederholm, T. (2015). Effects of vitamin D and leucine-enriched whey protein nutritional supplement on measures of sarcopenia in older adults. The PROVIDE study: A randomized, duoble-blind, placebo-controlled trial. *Journal of the American Medical Directors Association, 16*(9), 740–747. https://doi.org/10.1016/j.jamda.2015.05.021.

Bauer, J. M., Mikusova, L., Verlaan, S., Bautmans, I., Brandt, K., Donini, L. M., Maggio, M., Mets, T., Wijers, S. L. J., Garthoff, J. A., Luiking, Y., Sieber, C., Cederholm, T., & PROVIDE Consortium. (2020). Safety and tolerability of 6-month supplementation with a vitamin D, calcium and leucine-enriched whey protein medical nutrition drink in sarcopenic older adults. *Aging Clinical and Experimental Research, 32*(8), 1501–1515. https://doi.org/10.1007/s40520-020-01519-x.

Bergman, H., Ferrucci, L., Guralnik, J., Hogan, D. B., Hummel, S., Karunananthan, S., & Wolfson, C. (2007). Frailty: An emerging research and clinical paradigm – issues and controversies. *The Journals of Gerontology. Series A, Biological Sciences and Medical Sciences, 62*(7), 731–737. https://doi.org/10.1093/gerona/62.7.733.

Billot, M., Clavani, R., Urtamo, A., Sánchez-Sánchez, J. L., Ciccolari-Micaldi, C., Chang, M., Roller-Wirnsberger, R., Wirnsberger, G., Sinclair, A., Vaquero-Pinto, N., Jyväkorpi, S., Öhman, H., Strandberg, T., Schols, J. M. G. A., Schols, A. M. W. J., Smeets, N., Topinkova, E., Michalkova, H., Bonfigli, A. R., & Freiberger, E. (2020). Preserving mobility in older adults with physical frailty and Sarcopenia: Opportunities, challenges, and recommendations for physical activity interventions. *Clinical Interventions in Aging, 15*, 1675–1690. https://doi.org/10.2147/CIA.S253535.

Cruz-Jentoft, A. J., Bahat, G., Bauer, J., Boirie, Y., Bruyère, O., Cederholm, T., Cooper, C., Landi, F., Rolland, Y., Sayer, A. A., Schneider, S. M., Sieber, C. C., Topinkova, E., Vandewoude, M., Visser, M., Zamboni, M., & Writing Group for the European Working Group on Sarcopenia in Older People 2 (EWGSOP2), and the Extended Group for EWGSOP2. (2019). Sarcopenia: Revised European consensus on definitions and diagnosis. *Age and Ageing, 48*(1), 16–31. https://doi.org/10.1093/ageing/afy169.

Cruz-Jentoft, A. J., Kiesswetter, E., Drey, M., & Sieber, C. C. (2017). Nutrition, frailty, and sarcopenia. *Aging Clinical and Experimental Research, 29*(1), 43–48. https://doi.org/10.1007/s40520-016-0709-0.

Ferrucci, L., Gonzalez-Freire, M., Fabbri, E., Simonsick, E., Tanaka, T., Moore, Z., Salimi, S., Sierra, F., & de Cabo, R. (2020). Measuring biological aging in humans: A quest. *Aging cell, 19*(2), Artikel e13080. https://doi.org/10.1111/acel.13080.

Freiberger, C., & Sieber, C. (2013). Mobility in old age: Aspects of training in independently living older people (Original in Deutsch). *Deutsche Medizinische Wochenschrift, 138*(40), 2007–2010. https://doi.org/10.1055/s-0033-1349508.

Freiberger, E., Sieber, C. C., & Kob, R. (2020). Mobility in older community-dwelling persons: A narrative review. *Frontiers in Physiology, 11,* 881. https://doi.org/10.3389/fphys.2020.00881.

Fried, L. P., Tangen, C. M., Walston, J., Newman, A. B., Hirsch, C., Gottdiener, J., Seeman, T., Tracy, R., Kop, W. J., Burke, G., McBurnie, M. A., & Cardiovascular Health Study Collaborative Research Group. (2001). Frailty in older adults: Evidence for a phenotype. *The Journals of Gerontology. Series A, Biological Sciences and Medical Sciences, 56*(3), M146–M156. https://doi.org/10.1093/gerona/56.3.m146.

Goisser, S., Kemmler, W., Porzel, S., Volkert, D., Sieber, C. C., Bollheimer, L. C., & Freiberger, E. (2015). Sarcopenic obesity and complex interventions with nutrition and exercise in community-dwelling older persons—a narrative review. *Clinical Interventions in Aging, 10,* 1267–1282.

Hartley, A., Angel, L., Castel, A., Didierjean, A., Geraci, L., Hartley, J., Hazeltine, E., Lemaire, P., Maquestiaux, F., Ruthruff, E., Taconnat, L., Thevenot, C., & Touron, D. (2018). Successful aging: The role of cognitive gerontology. *Experimental Aging Research, 44*(1), 82–93. https://doi.org/10.1080/0361073X.2017.1398849.

Hoogendijk, E. O., Afilalo, J., Ensrund, K. E., Kowal, P., Onder, G., & Fried, L. P. (2019). Frailty: Implications for clinical practice and public health. *The Lancet, 394*(10206), 1365–1375. https://doi.org/10.1016/S0140-6736(19)31786-6.

Kemmler, W., von Stengel, S., Engelke, K., Sieber, C., & Freiberger, E. (2016). Prevalence of sarcopenic obesity in Germany using established definitions: Baseline data of the FORMOSA study. *Osteoporos International, 27*(1), 275–281. https://doi.org/10.1007/s00198-015-3303-y.

Landi, F., Liperoti, R., Russo, A., Capoluongo, E., Barillaro, C., Pahor, M., Bernabei, R., & Onder, G. (2010). Disability, more than multimorbidity, was predictive of mortality among older persons aged 80 years and older. *Journal of Clinical Epidemiology, 63*(7), 752–759. https://doi.org/10.1016/j.jclinepi.2009.09.007.

de Man, F., Barazonni, R., Garel, P., van Ginkel-Res, A., Green, C., Koltai, T., Pichard, C., Roller-Wirnsberger, R., Sieber, C., Smeets, M., & Ljungqvist, O. (2020). Towards optimal nutritional care for all: A multi-disciplinary patient centred approach to a complex challenge. *Clinical Nutrition, 39*(5), 1309–1314. https://doi.org/10.1016/j.clnu.2020.03.020.

Nasimi, N., Sohrabi, Z., Dabbaghmanesh, M. H., Eskandari, M. H., Bedeltavana, A., Famouri, M., & Talezadeh, P. (2020). A novel fortified dairy product and Sarcopenia measures in Sarcopenic older adults: A double-blind randomized controlled trial. *Journal of the American Medical Directors Association, 22*(4), 809–815. https://doi.org/10.1016/j.jamda.2020.08.035.

Nestola, T., Orlandini, L., Beard, J. R., & Cesari, M. (2020). COVID-19 and intrinsic capacity. *The Journal of Nutrition, Health & Aging, 24*(7), 692–695. https://doi.org/10.1007/s12603-020-1397-1.

Rockwood, K., Andrew, M., & Mitnitski, A. (2007). A comparison of two approaches to measuring frailty in elderly people. *The Journals of Gerontology. Series A, Biological Sciences and Medical Sciences, 62*(7), 738–43. https://doi.org/10.1093.gerona/62.7.738.

Rosenberg, I. H. (1997). Sarcopenia: Origins and clinical relevance. *Journal of Nutrition, 127*(5 Suppl), 990S–991S. https://doi.org/10.1093/jn/127.5.990S.

Rowe, J., & Kahn, R. (1987). Human aging: Usual and successful. *Science, 237*(4811), 143–149. https://doi.org/10.1126/science.3299701.

Shardell, M., D'Adamo, C., Alley, D. E., Miller, R. R., Hicks, G. E., Milaneschi, Y., Semba, R. D., Cherubini, A., Bandinelli, S., & Ferrucci, L. (2012). Serum 25-hydroxyvitamin D, transitions between frailty states, and mortality in older adults: The Invecchiare in Chianti study. *Journal of the American Geriatrics Society, 60*(2), 256–264. https://doi.org/10.1111/j.1532-5415.2011.03830.x.

Sieber, C. C. (2019). Malnutrition and sarcopenia. *Aging Clinical and Experimental Research, 31*(6), 793–798. https://doi.org/10.1007/s40520-019-01170-1.

Tajar, A., Lee, D. M., Pye, S. R., O'Connell, M. D. L., Ravindrarajah, R., Gielen, E., Boonen, S., Vanderschueren, D., Pendleton, N., Finn, J. D., Bartfai, G., Casanueva, F. F., Forti, G., Giwercman, A., Han, T. S., Huhtaniemi, I. T., Kula, K., Lean, M. E. J., Punab, M., & O'Neill, T. W. (2013). The association of frailty with serum 25-hydroxyvitamin D and parathyroid hormone levels in older European men. *Age and ageing, 42*(3), 352–359. https://doi.org/10.1093/ageing/afs162.

United Nations. (2020, 14. Dezember). *United Nations General Assembly – Resolution 75/131.* https://documents-dds-ny.un.org/doc/UNDOC/GEN/N20/363/87/PDF/N2036387.pdf?OpenElement.

Vetrano, D. L., Palmer, K., Marengoni, A., Marzetti, E., Lattanzio, F., Roller-Wirnsberger, R., Lopez Samaniego, L., Rodríguez-Manas, L., Bernabei, R., Onder, G., & Joint Action ADVANTAGE WP4 Group. (2019). Frailty and multimorbidity: A systematic review and meta-analysis. *The Journals of Gerontology. Series A, Biological Sciences and Medical Sciences, 74*, 659–666. https://doi.org/10.1093/gerona/gly110.

Volkert, D., Beck, A. M., Cederholm, T., Cruz-Jentoft, A., Goisser, S., Hooper, L., Kiesswetter, E., Maggio, M., Raynaud-Simon, A., Sieber, C. C., Sobotka, L., van Asselt, D., Wirth, R., & Bischoff, S. C. (2019). ESPEN guideline on clinical nutrition and hydration in geriatrics. *Clinical Nutrition, 38*(1), 10–47. https://doi.org/10.1016/j.clnu.2018.05.024.

Zamboni, M., Mazzali, G., Fantin, F., Rossi, A., & Di Francesco, V. (2008). Sarcopenic obesity: A new category of obesity in the elderly. *Journal Cover for Nutrition, Metabolism & Cardiovascular Diseases, 18*(5), 388–395. https://doi.org/10.1016/j.numecd.2007.10.002.

Erfolgreiches Altern – auch als ‚Pflegefall'? Anmerkungen zu einer Theorie der Pflege alter Menschen

Hermann Brandenburg und Volker Fenchel

"Sometimes my burden seems more than I can bear
It's not dark yet, but it's getting there" (Bob Dylan, 1997)

1 Einleitung

Mit dem Begriff des erfolgreichen Alterns verbindet sich ein individualisierender Fokus auf die Erhaltung der Gesundheit bzw. Vermeidung von Krankheit und körperlichen Einschränkungen. Solch eine Sichtweise hat zum Widerspruch herausgefordert und diesen auch erhalten – am ehesten von der Kritischen Gerontologie (vgl. z. B. Aner & Schroeter, 2021). Vor allem der gesellschaftlich bedingte Konstruktionscharakter von Lebenslagen und Lebensstilen sowie Aspekte der sozialen Ungleichheit wurden in diesem Zusammenhang akzentuiert. Und es stellt sich grundlegend das Problem, ob und inwieweit eigentlich das

H. Brandenburg (✉)
Pflegewissenschaftliche Fakultät, Vinzenz Pallotti University Vallendar,
Vallendar, Deutschland
E-Mail: hbboxter@t-online.de

V. Fenchel
Abt. Fort- und Weiterbildung, Hans-Weinberger-Akademie der AWO e. V.,
Augsburg, Deutschland
E-Mail: v.fenchel@hwa-online.de

L. Pfaller und M. Schweda (Hrsg.), *„Successful Aging"?*, Altern & Gesellschaft,
https://doi.org/10.1007/978-3-658-41465-8_10

Phänomen der Pflegebedürftigkeit[1] im Konzept eines ‚erfolgreichen Alterns' – so wie es vom Mainstream vorgegeben wird – überhaupt auftauchen kann bzw. darf. Denn mit ihm sind alle drei der von den US-amerikanischen Vordenkern eines ‚erfolgreichen Alterns' ins Spiel gebrachten Komponenten nicht erfüllt bzw. zumindest ernsthaft beeinträchtigt. Man kann sich fragen, wie „low probability of disease and disease-related disability, high cognitive and physical functional capacity, and active engagement with life" (Rowe & Kahn, 1997, S. 433) mit einem hohen und ggf. pflegebedürftigen Altern vereinbar sind.

Im Folgenden wird daher versucht, den Begriff des erfolgreichen Alterns vor dem Hintergrund eines eingeschränkten, vulnerablen Alterns neu zu konturieren. Und zwar vor allem deswegen, weil es unserer Einschätzung nach ein ‚gutes', ‚gelingendes' und – wenn man so will – ‚erfolgreiches' Altern – auch bei Pflegebedarf gibt. Man muss dafür allerdings einen anderen theoretischen Zugang wählen und von den Versprechungen der individuellen Mach- und Gestaltbarkeit des Alterns Abschied nehmen. Insofern knüpfen wir an die entsprechenden Vorarbeiten von Tesch-Römer und Wahl (2017) an, welche bereits für eine Weiterentwicklung des traditionellen Modells von Rowe und Kahn plädiert haben. Allerdings akzentuieren die beiden im Kern umweltpsychologische Aspekte, betonen Autonomie und Wohlbefinden als zentrale Elemente, jüngst auch die Verbindung von *Care*-Ethik mit dem *Capability Approach* von Sen und Nussbaum (vgl. den Beitrag von Wahl und Tesch-Römer in diesem Band). Obwohl damit bereits wesentlich die Engführungen der US-Vorläufer problematisiert und auch „Ansatzpunkte für gesellschaftliches und politisches Handeln" (Woopen et al., 2021, S. 139) eröffnet werden, ist unserer Auffassung nach eine Integration gerontologischer und pflegewissenschaftlicher Theorieperspektiven noch nicht ganz gelungen. Der folgende Beitrag versucht diese Lücke zu schließen.

Im ersten Schritt folgen einige grundlegende Ausführungen zur Debatte um das ‚erfolgreiche Altern'. Grundsätzlich interessieren uns weniger begriffliche Neuschöpfungen – nun etwa vom ‚gelingendem Altern' (z. B. Kumlehn & Kubrik, 2012) zu sprechen. Ebenso wenig wollen wir theoretische Rettungsversuche des klassischen Modells von Rowe und Kahn umfassend problematisieren. Wir knüpfen aber an den vorhandenen Überlegungen an. Im zweiten Schritt werden wir ein theoretisch fundiertes Konzept der Altenpflege aus Großbritannien

[1] Wir halten es sprachlich für angemessener, von einem ‚Bedarf an Pflege' zu sprechen anstelle des verbreiteten, aber zu eingeschränkten Begriffs der Pflegebedürftigkeit, der dem unterschiedlichen Ausmaß und den verschiedenen Formen der zugrunde liegenden Einschränkungen nicht gerecht wird.

vorstellen, welches in der Tradition von Mike Nolan steht. Mit seinem *Senses Framework* zeigen wir, wie ‚erfolgreiches Altern' bei Pflegebedürftigkeit gelingen kann. Der Blick ins Ausland ist hier essentiell (Stiftung Münch et al., 2019). Auch ist zu beachten, dass die pflegewissenschaftliche Debatte in Deutschland – zumindest im Hinblick auf das hohe Alter – weitgehend theoriefrei geführt wird (Brandenburg, 2019; vgl. auch Dorschner et al., 2022). Im dritten Schritt werden wir den theoretischen Ansatz mit der Praxis der Pflege und der Versorgungsrealität in Verbindung bringen. Denn auch wenn der Hinweis von Kurt Lewin stimmt, dass es nichts Praktischeres gibt als eine gute Theorie, gilt doch, dass die theoretischen Überlegungen im Hinblick auf die Wirklichkeit scharf gestellt werden müssen. Dabei ist zu beachten, dass wir es national wie international mit einer zunehmend veränderten, vor allem ökonomisierten Pflegelandschaft zu tun haben. Notwendigerweise muss der Kontext, in dem Pflege realisiert wird, kritisch unter die Lupe genommen werden. Dies tun wir mit dem Rückgriff auf Nolans (2013) Unterscheidung von *Enriched* und *Impoverished Environments;* damit schließt sich der Kreis. Darauf aufbauend schlagen wir abschließend in einem Resümee vor, Gerontologische Pflege grundlegend als kritische Wissenschaft zu konzeptualisieren und zeigen auf, wie dies gelingen kann.

2 *Successful Aging?*

Im Unterschied zu dem negativen Altersbild, welches noch bis in die Mitte des 20. Jahrhunderts in der Gerontologie dominant war, hat sich vor allem ab den 1960er Jahren ein Wandel ergeben. Zunehmend wurden positive Aspekte des Alterns adressiert (Lehr, 1972), Altern als „späte Freiheit" (Rosenmayr, 1983) wahrgenommen und aktives Altern nicht nur als nationale US-amerikanische, sondern als europäische (Foster & Walker, 2015) oder asiatische politische Strategie (Walker & Aspalter, 2014) thematisiert. Der Ansatz von Rowe und Kahn (zuerst 1987) zum erfolgreichen Altern war hier richtungsweisend (vertiefend hierzu: Wahl, 2020).

Vor diesem Hintergrund könnte man vermuten, dass es einen grundlegenden Paradigmenwechsel vom Defizitmodell zum Kompetenzmodell des Alterns gegeben und sich mehr oder weniger homogen ein positives Altersbild durchgesetzt habe. Aber dieses Szenario passte nie zur Realität des (hohen) Alters. Zunächst konnte man sich fragen, ob im Hinblick auf die Heterogenität der sozial und geschlechtlich ungleich verteilten Lebenschancen und Ressourcen der Zugang zu einem erfolgreichen Altern für alle gleichermaßen möglich war (kritisch z. B. Estes et al., 1982; Höpflinger, 2014; Holstein & Minkler, 2003). Auch wurde schon früh problematisiert, ob man überhaupt ‚erfolgreich' altern kann, denn es könne(n) nie das Altern selbst, sondern bestenfalls Interventionen in unerwünschte Prozesse erfolgreich sein (Rosenmayr, 1989). Von anderen Autorinnen und Autoren wurde schließlich wiederholt auf die implizite Normativität des Konzepts verwiesen. Denn die Wahlfreiheit, die suggeriert wird, entpuppt sich bei genauerer Analyse als ein „Leben unter Zwang von Happiness" (Gronemeyer, 1989, S. 113). Wie dem auch sei, der beim Individuum ansetzende Fokus der Protagonistinnen und Protagonisten des genannten Ansatzes mag die Verantwortung von Einzelnen für ein gutes Leben akzentuiert haben; Vulnerabilität, Gebrechlichkeit und vorhandene Pflegebedarfe – und damit die Abhängigkeit von der Sorge anderer – bilden den sogenannten blinden Fleck.

Empirisch gesehen muss man in den fortgeschrittenen Industrieländern eher von einer „ambivalenten Aufwertung des Alters" (Ehmer, 2019, S. 33) ausgehen. Die Differentielle Gerontologie in Deutschland konnte die Unterschiedlichkeit und Plastizität von Alternsprozessen nachweisen, ohne dabei die ‚Grenzsituationen' des Lebens auszublenden (vgl. z. B. Kruse, 2017). Die Bilder des höchsten Alters bleiben aber nach wie vor negativ, denn die alten Alten, d. h. die über 85-jährigen und z. T. älteren Menschen mit Pflegebedarfen, sind bis auf Ausnahmen im Positivszenario nicht vertreten – so jedenfalls die Befunde einer umfangreichen Diskursanalyse (van Dyk et al., 2010). Im Übrigen wird die Gefahr gesehen, dass die moralische Verpflichtung der alten Menschen, ihre Potenziale „endlich in den Dienst der Gesellschaft zu stellen" (van Dyk et al., 2010, S. 29), letztlich eine mögliche Indienstnahme unter den „sozio-ökonomischen und politischen Kontextbedingungen des flexiblen Kapitalismus" (van Dyk, 2015, S. 47; vgl. aktuell auch van Dyk & Haubner, 2021) ignoriere. Im Gegensatz hierzu wurde von anderen darauf verwiesen, dass gerade die Individualisierung des Alters dazu geführt habe, dass heute eben nicht mehr eine „soziale, in Reziprozität eingebundene Leistung erwartet würde" (Göckenjan, 2007, S. 138). Kurz und gut – von einer einheitlichen Positionierung in der Gerontologie kann schwerlich die Rede sein. Eher muss man davon ausgehen, dass die „Vielstimmigkeit von Altersdiskursen auch in der Gegenwart nicht verblasst" (Ehmer, 2019, S. 34). Diese Einschätzung gilt auch für die Debatten im Pflegesektor, auf die wir weiter unten noch eingehen und mit der Diskussion des ‚erfolgreichen Alterns' verknüpfen werden.

Tesch-Römer und Wahl (2017) haben bereits vor einigen Jahren in einer kritischen Analyse des Modells von Rowe und Kahn zwar für dessen Beibehaltung plädiert, gleichzeitig jedoch auf die Notwendigkeit einer Erweiterung verwiesen. Die beiden Autoren haben damit vor allem die Integration des Vierten Alters, d. h. der Phase zunehmender Abhängigkeit und Pflegebedürftigkeit im Blick. Sie erkennen die Falle, die hier für die gerontologische Theoriebildung lauert: Belässt man das Modell in seiner individualistischen Verengung, läuft dies bei einer steigenden Zahl an Pflegebedürftigen auf ein Zwei-Welten-Modell hinaus: In der einen Welt leben diejenigen, die es aus eigener Kraft geschafft haben, erfolgreich zu altern (die Umwelt spielt im Modell von Rowe und Kahn ja keine Rolle); in der anderen Welt finden sich die, die dies nicht geschafft haben und nun ihrer ‚Strafe' in Form von Krankheit, Gebrechlichkeit und Pflegebedürftigkeit harren. Tesch-Römer und Wahl zeigen einen Ausweg aus dieser Sackgasse auf:

> Because healthy aging and aging with care needs are – for many – consecutive phases within the life course, they should not be treated as separate categories. As a consequence, we need a more comprehensive concept of Successful Aging: The concept of successful aging should be expanded to capture desirable living situations for those who grow old in good health *and* for those who grow old with care needs. (Tesch-Römer & Wahl, 2017, S. 311; Herv. i. O.)

Eine solche Erweiterung des Konzepts setzt natürlich eine differenzierte Berücksichtigung struktureller Umwelteinflüsse voraus. Sozioökonomische Faktoren, etwa gesundheitliche und soziale Ungleichheit, gilt es dann im Modell abzubilden. Einem Aspekt der Umwelt messen sie dabei in ihrem ökogerontologischen Ansatz eine besondere Bedeutung bei, nämlich der Beziehung zwischen den an der Pflege beteiligten Personen und Gruppen. Wir greifen diese aus der gerontologischen Perspektive formulierten Ansatzpunkte für eine Verbindung zwischen ‚erfolgreichem Altern' und Pflege auf und möchten sie um eine pflegewissenschaftliche Perspektive erweitern.

3 Not Dark Yet – *Relationship-Centred Care* als Leitbild für die Gerontologische Pflege

Was könnten erstrebenswerte Lebenssituationen für Menschen mit einem Bedarf an Pflege sein? Die Kriterien von Rowe und Kahn sind offenbar nicht ausreichend bzw. unpassend. Vielleicht hilft es an dieser Stelle, sich in die Lage eines Menschen zu versetzen, der im Vierten Lebensalter angekommen ist und sukzessive immer mehr Einschränkungen erlebt. Was ist (und wird) wichtig? Was hat (noch) Bedeutung? Was ist am Ende ein ‚gutes Leben' (Güther & Brandenburg, 2015)[2]

[2] Wir verwenden den Begriff der Gerontologischen Pflege ganz bewusst. Zum einen ist der Terminus ‚Altenpflege' ungeschickt konnotiert, zum anderen wird mit dem o. g. Begriff

? Im Folgenden stellen wir mit dem *Senses Framework* einen theoretischen Ansatz der Gerontologischen Pflege vor, der in Großbritannien von Mike Nolan entwickelt wurde und unserer Einschätzung nach für eine solche Erweiterung bzw. eine Neukonturierung mögliche Anknüpfungspunkte bietet – und darüber hinaus geeignet sein dürfte, Licht in die von Wahl und Tesch-Römer in diesem Band so skizzierte ‚dunkle Seite' des Älterwerdens zu bringen.

Die Entwicklung des *Senses Framework* vollzog sich in kritischer Auseinandersetzung mit dem Ansatz der *Person-Centered Care* (vgl. zusammenfassend Fazio et al., 2018; vertiefend Brandenburg & Baranzke, 2017). Ursprünglich von Tom Kitwood, einem britischen Theologen und Psychologen vorgelegt, fokussierte sich dieser Zugang auf das komplexe Zusammenspiel neurologisch-biologischer und (sozial)-psychologischer Faktoren. Kitwood adressierte die Bedeutung der (sozialen) Umwelt, hier vor allem der Interaktionsbeziehungen. Demenz – so seine These – ist nicht (nur) als ein neurologisch-psychiatrisches Phänomen zu verstehen, sondern letztlich auch als Auswirkung einer ‚malignen Sozialpsychologie', hinter der stigmatisierende, ausgrenzende und die Person abqualifizierende Kommunikationsweisen stehen (Kitwood, 2016). Um in der Pflege und Versorgung von Menschen mit Demenz weiterzukommen, muss also letztlich an den konkreten Begegnungsformen (und damit auch der Qualifikation) der pflegenden und betreuenden Personen angesetzt werden.

So wertvoll dieser Ansatz auch ist – er hat seine Grenzen. Denn die Fokussierung auf eine *face-to-face* Beziehung blendet den organisationalen Kontext der Pflegeheime bzw. der ambulanten Pflege, die Verortung der Pflege im Sozialraum und Quartier wie auch ihre gesellschaftspolitische Rahmung als ‚soziales Feld' weitgehend aus. Nicht zuletzt die in der Tradition der sog. ‚Altenheimstudien' stehende Arbeit von Doyle und Rubinstein (2013) hat empirisch rekonstruieren können, dass sich – trotz aller Schulungen und Interventionen – sukzessive wieder ein Umgangsstil in den Pflegeeinrichtungen durchsetzt, der den Bedürfnissen der Menschen mit Pflegebedarf wenig gerecht wird. Nach einer Phase des Engagements und der Veränderungen erhält das *Othering* wieder die Oberhand (vgl. dazu auch Davis & Pope, 2010).

Diese Kritik hat Mike Nolan, der die erste Professur für Gerontologische Pflege in Großbritannien an der Universität Sheffield übernommen hatte, auf-

---

ein neues wissenschaftliches Feld an der Schnittstelle von Pflegewissenschaft und Gerontologie beschrieben (Brandenburg, 2018; Brandenburg & Güther, 2015).

gegriffen (Nolan et al., 2004). In seinem Arbeitskreis, zu dem unter anderem Gordon Grant, Sue Davies und John Keady gehören, hat man nach einer Antwort auf die zentrale Frage gesucht, wie eine tragfähige Zielsetzung für die Gerontologische Pflege aussehen kann, wenn es zu alterskorrelierten körperlichen und psychischen Einschränkungen und einem steigenden Bedarf an Pflege kommt. "We need a more ambitious goal than simply keeping someone in their own home, if interventions are to promote a meaningful life in older age" (Nolan et al., 2001, S. 16). Bei dieser Suche stützen sich die Autorinnen und Autoren auf Lawtons grundlegende Arbeiten (Lawton, 1982, 1991) genauso wie auf Brandtstädters Theorie der Entwicklungsregulation (Brandstädter & Renner, 1990). Damit ging es um eine theoretische Bestimmung der Pflege(-arbeit). Vor allem die Bezogenheit auf die eigenen Angehörigen sowie zu den Pflegefachpersonen, mit denen die alten Menschen jeweils ein spezifisches Team bilden, stand jetzt im Vordergrund. Dabei wurde das Expertenwissen von Familienangehörigen, vor allem der pflegenden Frauen, stärker beachtet. Deren Perspektive kann durchaus die fachliche Sicht der professionellen Pflege ergänzen, muss es unserer Auffassung nach auch (vgl. vertiefend: Jopp et al., 2015; Cosco et al., 2013). Es ging Nolan und seinem Arbeitskreis also darum zu erfahren, was älteren Menschen und ihren Angehörigen im Hinblick auf Lebensqualität bei vorliegendem Bedarf an Pflege wichtig ist und wie auf dieser Grundlage die vorhandenen wissenschaftlichen Modelle, die alle aus der Sicht der Professionen heraus entstanden sind, kritisch zu hinterfragen und zu ergänzen sind. Es ging um nicht weniger als die Schaffung von *New Cultures of Care* (Nolan et al., 2001), welche die Pflegefachkräfte zu einer emischen Sicht befähigt, um in ihrem Handeln stärker die Bedürfnisse und Sichtweisen der Betroffenen zu integrieren.

Erst mit dieser umfassenden Perspektive kann die individualisierende Engführung eines erfolgreichen Alterns wie auch einer *Person-Centred Care* (PCC) überwunden werden (Nolan, 2012). Denn dieser blinde Fleck ist eine entscheidende Schwachstelle der genannten Zugänge: Die wohlmeinende Absicht, die Pflegeempfängerinnen und -empfänger ins Zentrum der Aufmerksamkeit zu stellen, läuft Gefahr, eine verkürzte Sicht auf das Setting zu erzeugen, in dem die Pflege stattfindet. Der Fokus richtet sich dabei nämlich nur auf die eine Seite der Pflege, d. h. diejenigen Personen, die Pflege in Anspruch nehmen. Die andere Seite – die der Pflegenden – wird außer Acht gelassen. Nolan postuliert hingegen, dass eine gute Pflege nur dann gelingen kann, wenn (auch) diese *Caregiver* an ihrer Pflegearbeit Freude empfinden, Wertschätzung erfahren und gesellschaftlich anerkannt werden (Keady & Nolan, 2021; Nolan et al., 2001, 2004). Schlussendlich muss daher von einem *Triangle* ausgegangen werden, in dem Personen mit Pflegebedarf im Zentrum stehen, die sowohl von Angehörigen einerseits und professionellen Kräften andererseits Unterstützung erhalten (Nolan, 2012). Damit wiederum erhält der Blick auf die professionelle Pflege eine ganz andere Akzentuierung als in ihrer instrumentellen und machbarkeitsorientierten Verkürzung in den herkömmlichen Modellen, auch der Pflegewissenschaft. Es geht um ein Verständnis einer Gerontologischen Pflege, die als *Relationship-Centered Care* (RCC) bezeichnet werden kann. Diese findet ihre Konkretisierung im *Senses Framework,* einem Modell, das als theoretische Grundlage für die Pflege älterer Menschen zu verstehen ist. Inhaltlicher Kern dieses Ansatzes sind sechs Elemente, die *Six Senses,* die auf ein Spektrum von ‚Sinn-Erfahrungen' verweisen, die sich aus Bedürfnissen der älteren Menschen ableiten und damit zugleich Zielpunkte für pflegerisches Handeln darstellen (Fenchel, 2021; Brandenburg, 2018; Nolan & Allan, 2012). Die *Senses* lauten im Einzelnen:

(1) *Security:* sich sicher zu fühlen;
(2) *Continuity:* einen Zusammenhang zwischen Vergangenheit, Gegenwart und Zukunft herzustellen;
(3) *Belonging:* sich als Teil einer Gemeinschaft zu erfahren und wichtige Beziehungen zu anderen eingehen und aufrechterhalten zu können;
(4) *Purpose:* sinnvollen Aktivitäten nachzugehen und erstrebenswerte Ziele zu haben;
(5) *Achievement:* die gesetzten Ziele so zu realisieren, um selbst Erfüllung zu erleben und/oder für andere etwas bewirkt zu haben;
(6) *Significance:* als Person ‚etwas zu zählen' und nicht nur Wertschätzung, sondern auch das eigene Engagement als wirksam zu erfahren.

Mit dieser Sinnperspektive wird die Relevanz von Erfahrbarem akzentuiert, das in seiner Summe zugleich den höheren Anspruch dahinter erkennen lässt, nämlich den eines *Meaningful Life* – auch in der Lebensphase mit Pflege- und Unterstützungsbedarf (Schmitt, 2019; Fenchel, 2021).

Das *Senses Framework* kann damit auch als Antwort auf die Erkenntnisse der sozioemotionalen Selektivitätstheorie von Carstensen (Carstensen et al., 1999) verstanden werden und zwar aus einer pflegewissenschaftlichen Perspektive. Die Theorie zeigt ja, dass Menschen bei zunehmender Erfahrung der Endlichkeit des Lebens Zielen Priorität einräumen, die die unmittelbare Erfahrung von Sinn und positiven Emotionen ermöglichen. Während Ziele mit einer Zukunftsperspektive zunehmend unbedeutend werden. Dieser Zusammenhang erhält natürlich in Situationen steigender Bedarfe an Pflege noch zusätzliches Gewicht. Erfolgreiches Altern wird dann hier konkret in Form der *Six Senses!* (Abb. 1)

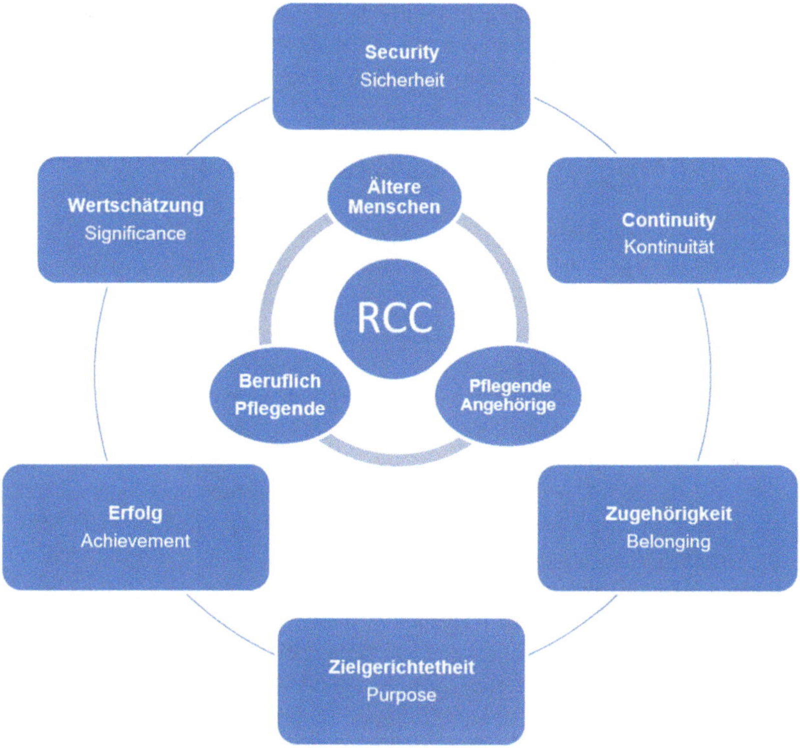

Abb. 1 Das *Senses Framework* als Modell für die Zielausrichtung in der Gerontologischen Pflege (Fenchel, 2021)

Die Realisierung des Modells ist nicht voraussetzungsfrei. Nolan und sein Arbeitsteam haben in ihren Studien nachgewiesen, dass der sozialen und räumlichen Umwelt, in der sich die Pflege vollzieht, eine kritische Rolle zukommt. Nolan (2013) spricht von *Enriched Environments,* wenn *alle* Beteiligten die Sinn-Erfahrungen in Bezug auf alle *Six Senses* machen können. Ist auch nur eine der drei Gruppen beeinträchtigt oder gar ausgeschlossen, liegen *Impoverished Environments* vor. Eine bereicherte Umwelt braucht eine entsprechende ermutigende und fördernde Kultur; eine solche jedoch herzustellen ist kein einfaches Unterfangen, wie einschlägige organisationssoziologische Studien zeigen (Sterns et al., 2010; Killett et al., 2016). Nolan et al. (2003) konnten zwei Schlüsselfaktoren für den kulturellen Wandel in Pflegeheimen identifizieren: das Vorhandensein eines entsprechenden Führungsstils und einer tragfähigen Vision.

Soweit die Theorie! Wie sieht es in der Praxis aus?

4 Die Pflegepraxis – ein ambivalentes Feld

Man muss grundsätzlich von verschiedenen Leitbildern in der Pflege (Kontratowitz, 2005) ausgehen, die auch in der Praxis sehr unterschiedlich ausbuchstabiert werden. Auf der einen Seite wird eine ‚aktivierende Pflege' auch seitens der Prüfbehörden, etwa des Medizinischen Dienstes (MD), systematisch abgefragt. Im Notenspektrum der Heime hat sich die entsprechende Pflegequalität nicht abgebildet, sie lag durchschnittlich in den letzten Jahren im oberen Bereich. Auf der anderen Seite wurden die kontraproduktiven Auswirkungen eines (falsch verstandenen) Aktivitätsparadigmas für die professionelle Versorgung zwar registriert, aber nicht reflektiert. Die ethnografische Studie von Gubrium und Wallace (1990) zeigte bereits vor über 30 Jahren, dass die Beschäftigungsprogramme in der stationären Pflege eher gesellschaftlichen und gesundheitspolitischen Produktivitätsvorstellungen als den Bedürfnissen der Bewohnerinnen und Bewohner entsprechen.

Diese Widersprüche wurden pflegepolitisch und pflegefachlich nur bedingt angegangen, eine grundlegende Analyse der Pflegearbeit zwischen Macht, Hilfe und Kontrolle (Schroeter, 2005), der sozialen Konflikte (Amrhein, 2005) oder der Dilemmata der stationären Altenpflege (Roth, 2007) unterblieb. Die Studien zu den Herausforderungen einer ‚Emotions- und Gefühlsarbeit in der Pflege' (Giesenbauer & Glaser, 2006), zur ‚Inszenierung von Selbstbestimmung' (Kotsch & Hitzler, 2013) sowie zu einer ‚gouvernementalen Pflegearbeit' (Newerla, 2012) waren wichtig, wurden in der Pflegelandschaft (und der Pflegepolitik) aber nur rudimentär aufgegriffen, in der Regel schlichtweg ignoriert. Stattdessen rückte ein mehr oder weniger völlig von der ökonomisierten Pflegelandschaft abgehobener Diskurs beispielsweise über ‚achtsames Führen' (Johns & Herrmann, 2018), ‚zeitsparende Tipps zur individuellen und schnellen Pflegedokumentation' (Häse, 2013) oder ‚pflanzengestützte(r) Pflege' (Waldbroth et al., 2017) immer mehr ins Zentrum. Eine strukturkritische Debatte findet nicht statt.

Pflegearbeit wird heute gerne als aufopfernde Beziehungsarbeit dargestellt, die auch Pflege(fach)kräften ‚sehr viel gibt'. Neuere Studien zeigen aber eine „Diskrepanz zwischen dem eigenen Anspruch der Pflegefachkräfte an professionelle Pflege und dem, was unter den gegebenen Bedingungen möglich ist" (Mohr et al., 2020, S. 208). Bestrebungen, die Pflege hinsichtlich Fachlichkeit, Autonomie und Eigenverantwortlichkeit zu professionalisieren, werden durch Arbeitsbedingungen konterkariert, die letztlich durch Taylorisierung, Segmentierung und Kostendruck gekennzeichnet sind. Die Folge ist nicht nur ein Absenken der professionellen Standards in der Alltagsarbeit. Bedeutsam ist vor allem, dass der Pflegeethos einer Fachkraft erodiert, wenn das o. g. Spannungsfeld als Dauerstress empfunden und als unveränderbar wahrgenommen wird. Empirische Befunde weisen auf einen ‚moralischen Stress' (Kleinknecht-Dolf et al., 2015) bei Pflegenden hin, die ihre Ideale nicht verwirklichen können und unter Anpassungsdruck geraten (vgl. hierzu insgesamt Schloeder, 2016). Der in der Regel als äußerst belastend empfundene Widerspruch zwischen eigenem Anspruch und alltagspraktischen Möglichkeiten ihrer Umsetzung führt nicht selten zu *Coolout*-Strategien (Kersting, 2011), mit der Tendenz zur Ausbildung von Gleichgültigkeit und Verdrängung. Dabei ist zu diskutieren, inwiefern sich diese aktuell beobachtbaren Entwicklungen von vorherigen Habitusformen unterscheiden und wie sie sich in unterschiedlichen Settings konkret auswirken.

Werfen wir zunächst einmal einen Blick auf die wachsende (kulturelle) Heterogenität im Pflegesektor. Erste Studien haben gezeigt, dass mit der Einbindung von ausländischem Pflegepersonal nicht einfach nur die ‚Löcher' gestopft werden können, sondern neue Herausforderungen verbunden sind. Nach den Befunden von Rand et al. (2020) sind Pflegekräfte aus dem osteuropäischen Ausland z. T. besser qualifiziert als deutsche Pflegende, haben etwa gelernt, medizinische Aufgaben eigenständig zu übernehmen und arbeiten mit dem ärztlichen Personal stärker auf Augenhöhe – im Unterschied zur deutschen Pflege, die nach wie vor als ärztliche Assistenz fungiert. Hinter der Kulturalisierung von Konflikten verbergen sich dann Status-, Macht- und Qualifizierungsfragen (vgl. umfassend Pütz et al., 2019). Als problematisch muss auch die klinische Ausrichtung der Pflegeberufe in den meisten Herkunftsländern der migrierenden Pflegekräfte bewertet werden, da dies die ohnehin schon vorhandene Medikalisierung und Medizinalisierung der Pflege älterer Menschen zusätzlich verstärkt. Ein weiterer Aspekt bezieht sich auf die soziale Ungleichheit, die immer auch eine gesundheitliche Komponente aufweist (Robert-Koch-Institut, 2017). Das zu erkennen und in die Pflegepraxis zu überführen, stellt hohe Ansprüche an die Aus- und Weiterbildung professionell Pflegender und erfordert die Auseinandersetzung mit dem eigenen beruflichen Ethos. Notwendig ist die „Etablierung einer Diversitätssensibilität" (Tezcan-Güntekin, 2020, S. 250). Als theoretische Fundierung wird auf den *Critical-Diversity*-Ansatz verwiesen, um die ansonsten unbeleuchtet bleibenden Aspekte dazu, „wie Differenz durch wen konstruiert wird und inwiefern das von Machtstrukturen abhängt" (Tezcan-Güntekin, 2020, S. 258), mit einbeziehen zu können. Es reicht also nicht aus, Machbarkeitslogiken und Strategien der betrieblichen Optimierung in den Vordergrund zu rücken. Die Rolle und Verfasstheit der Pflegeprofession insgesamt muss stärker beachtet, ernst genommen und politisch thematisiert werden.

Diese Entwicklung erfordert vor dem Hintergrund veränderter Rahmenbedingungen der politischen Großwetterlage und deren Auswirkungen im Gesundheitswesen eine genauere Betrachtung (Biebricher, 2021). Seit etwa 25 Jahren beobachten wir dort die kontraproduktiven Wirkungen einer zunehmenden Ökonomisierung, darauf ist vielfach hingewiesen worden (vgl. z. B. für den Pflegesektor Slotala, 2011; Schloeder, 2018), auch ein Reformbedarf wurde angemahnt (z. B. Wasem, 2020; Wiemeyer, 2020). Ebenfalls ist seitens der Medizinethik auf die „Durchkapitalisierung der gesamten Medizin" (Maio, 2018, S. 124) verwiesen worden, die auch die professionelle Pflege miteinbezieht. Die Überformung medizinischer und pflegerischer Entscheidungen in der Versorgung durch das ökonomische Vorteilskalkül ist problematisch, und zwar vor allem dann, wenn die Pflegequalität davon betroffen wird. Insbesondere in den USA liegen dazu empirische Untersuchungen vor. Das Ergebnis ist eindeutig: In den meisten Qualitätsindikatoren, z. B. Qualifikation und Zahl der Mitarbeiterinnen und Mitarbeiter, Einsatz freiheitsentziehender Maßnahmen, Decubitusrate etc., schneiden die nicht erwerbswirtschaftlich orientierten Unternehmen signifikant besser ab (Neumayr & Meichenitsch, 2011). Ein aktueller Bericht der *Care Quality Commission* in Großbritannien zeigt eine zunehmende Verschlechterung der Pflege in spezialisierten Einrichtungen für Menschen mit Demenz auf, von denen sich die meisten in privater Trägerschaft befinden (Booth & Duncan, 2022). Auch aktuellere deutsche Untersuchungen kommen aufgrund von Pflege- und Krankenkassendaten zu ähnlichen Befunden (Geraedts et al., 2016; zusammenfassend Schulz-Nieswandt, 2020). Ebenfalls ist die Tatsache zu beachten, dass die Personalkosten unter zunehmend liberalisierten Arbeitsbedingungen in den privaten Unternehmen immer weiter gesenkt wurden; diese Situation wirkt sich negativ auf Belastung und Arbeitszufriedenheit des Personals aus, so jedenfalls Medienberichte (Erstes Deutsches Fernsehen, 2018; Zweites Deutsches Fernsehen, 2018). Zwei Reportagen von Günter Wallraff mit seinem Team, die 2022 auf RTL ausgestrahlt wurden, haben eklatante Missstände in Einrichtungen aufgezeigt, die von internationalen Konzernen betrieben werden (vgl. dazu Fenchel, 2022; Brandenburg, 2022). Vor allem der politisch forcierte Marktzugang von sog. *Private Equity Fonds* (Evans & Scheublein, 2019) hat die Pflege zu einem Geschäftsmodell gemacht. In der Folge muss man die Frage stellen, welche mittel- und langfristigen Konsequenzen die Erosion sozialstaatlicher Daseinsvorsorge und der ‚Ökonomie des Alltagslebens' haben wird und welchen Preis hierfür die Pflege zu zahlen hat (für den internationalen Zusammenhang vgl. Foundational Economy Collective, 2019).

Unabhängig von diesen Entwicklungen sind die Folgewirkungen der dem Pflegeversicherungsgesetz immanenten Logik dessen, was unter guter Pflege zu verstehen ist, in den Blick zu nehmen. Hier verlässt sich der Gesetzgeber und die Politik – eigentlich ja zurecht – auf die Expertise, in diesem Fall also die Einschätzung der Pflegewissenschaft. Die entsprechenden Ergebnisse der einflussreichen Protagonistinnen und Protagonisten in diesem Feld, haben dazu nicht nur eine Definition des Pflegebedürftigkeitsbegriffs geliefert, sondern auch eine Vielzahl von Instrumenten und Empfehlungen für die Praxis entwickelt. So werden beispielsweise vom Deutschen Netzwerk für Qualität in der Pflege sog. Nationale Expertenstandards entwickelt, die von den Einrichtungen und Diensten auch verbindlich in der Praxis anzuwenden sind (vgl. zum neuen Pflegebedürftigkeitsbegriff: Wingenfeld, 2017; zu den Nationalen Expertenstandards siehe https://www.dnqp.de/expertenstandards-und-auditinstrumente.de). Trotz all dieser Bemühungen ist kritisch festzuhalten, dass der Altenpflege insgesamt und den Pflegeheimen insbesondere ein negatives Image anhaftet. Die Gründe sind vielfältig, aber ein Aspekt aus Sicht der betroffenen älteren Menschen und ihren Angehörigen dürfte sein, dass deren Erwartungen und Bedürfnisse in dem System Pflege in der Praxis kaum eine Rolle spielt. Daran haben auch neuere Initiativen, wie z. B. die Entwicklung des sog. Strukturmodells, in der Breite wenig ändern können.

Im Lichte dieser Beobachtungen wurde deutlich, dass Pflegearbeit ein ambivalentes Feld ist und mit wachsenden Anforderungen konfrontiert wird, die durch eine kritische und sozialwissenschaftlich informierte Pflegewissenschaft analysiert werden müssen (z. B. Brandenburg & Güther, 2015; Brandenburg & Fenchel, 2021). Erst dann wird es gelingen, die Dynamik einer Resilienz-Zumutung gegenüber der Pflege so zu dekonstruieren, dass einerseits der gesellschaftliche Druck auf die Pflege als aufopferungsvolle und selbstlose Tätigkeit offengelegt und andererseits die z. T. bereitwillige Akzeptanz dieser Fremdzuschreibung durch die Pflegenden selbst in ihrer Widersprüchlichkeit und Uneinlösbarkeit rekonstruierbar wird. Der kritische Blick auf gleichzeitig ablaufende Prozesse der Professionalisierung und De-Professionalisierung ist hier sinnvoll – auch unter Berücksichtigung der Erkenntnisse zur Entwicklung der Pflege im internationalen Kontext.

Insgesamt brauchen wir ein anderes theoretisches Fundament, wenn sich die Praxis der Pflege ändern und stärker an den Bedürfnissen der betroffenen Menschen mit Pflegebedarf ausrichten soll. Der Ansatz von Nolan und seinem Arbeitskreis wurde erwähnt; diese theoretische Grundlegung kann zumindest einen Beitrag dazu leisten, die oben kurz skizzierten Missstände – vor allem die genannten Widersprüche, Ambivalenzen und Dynamiken der Pflege – zumindest ansatzweise zu beseitigen. Und zwar in mehrfacher Hinsicht. Erstens wird mit dem *Senses Framework* überhaupt erst eine substanzielle theoretische Grundlage für die Pflege alter Menschen (sowohl stationär wie auch ambulant) vorgelegt. Damit wäre die Chance verbunden, aus dem technokratischen Klein-Klein herauszukommen und eine Perspektive für die Langzeitpflege zu entwickeln. Zweitens wäre es möglich, den Blick auf Fragen der Lebensqualität und des guten Lebens zu richten und damit eine klinische Engführung der Langzeitpflege zu vermeiden. Denn nicht zuletzt die aktuelle Debatte um Lebensqualität im Alter hat noch einmal deutlich gemacht, dass Institutionen (und dazu gehört der gesamte Versorgungssektor) gestärkt und Entfaltungsmöglichkeiten alter Menschen nachhaltig gefördert werden müssen (vgl. die Ergebnisse der *NRW80+*-Studie, z. B. Hansen et al., 2021). Und drittens wird eine Möglichkeit aufgezeigt, Pflege stärker im gesellschaftlichen Kontext zu verorten, u. a. bezogen auf Rolle der pflegenden Angehörigen. Das von Mike Nolan vorgeschlagene *Triangle* löst einen Anspruch ein, den andere bereits unter dem Stichwort einer ‚Pflege in geteilter Verantwortung' (vgl. z. B. Klie, 2014) bzw. der Neuaufstellung von ‚Pflegelandschaften' (Schulz-Nieswandt, 2021) thematisiert haben. Beziehungszentrierte Pflege erweitert den ‚dienstleistungslastigen' Blick, wie er dem personzentrierten Ansatz immanent ist, auf die Qualität der Beziehung zwischen Pflegenden und Gepflegten. Es geht dann weniger darum, etwas *für,* sondern *mit* jemanden etwas zu tun: gemeinsam an einer Aktivität beteiligt sein, gemeinsam ein Ziel zu verfolgen, gemeinsam den Alltag zu gestalten. Damit muss letztlich die Logik der Pflegeversicherung mit ihrem Fokus auf einzelne und überwiegend körperbezogene Verrichtungen problematisiert werden.

Schlussendlich muss man allerdings auch einräumen, dass auch ein noch so gut durchdachtes theoretisches Konzept die Herausforderungen im Praxisalltag der Pflege nur ansatzweise lösen wird. Letztlich ist die Pflegekatastrophe – und ganz bewusst setzen wir diesen Begriff nicht in Anführungszeichen – ein gesellschaftspolitischer Skandal, welche die fehlende Bedeutsamkeit und mangelnde Anerkennung des Langzeitpflegesektors insgesamt (und der dort involvierten Pflegepersonen) markiert.

5 Schluss

Es dürfte deutlich geworden sein, dass das Alter – gerade unter den Bedingungen von Pflegebedarfen – eine besonders vulnerable Lebenssituation darstellt und es ein ethisches Gebot für die Gesellschaft und Politik ist, Rahmenbedingungen zu gewährleisten, die Nolans *Enriched Environments* ermöglichen. Die beschriebene

Realität in Deutschland ist nicht nur unzureichend, für ein gutes Altern muss sie als kontraproduktiv bezeichnet werden. Die wohlgemeinten Mechanismen der Qualitätssicherung entpuppen sich bei genauerem Hinsehen als technokratische Verfahren, die die Pflege auf rational steuer- und kontrollierbare Arbeitsabläufe reduzieren und damit in die falsche Richtung lenken. Sie begünstigen Kulturen der Fehlervermeidung und verhindern Spontaneität und situative Kreativität, die die Pflegearbeit im Sinne eines situativen Handelns aber eigentlich braucht (Böhle et al., 1997).

Damit das Leben von Menschen mit Pflegebedarfen in der Familie und im Heim lebenswert bleibt, brauchen wir eine andere Kultur der Pflege. Dass dies kein einfaches Unterfangen ist, kann nicht geleugnet werden, Werthaltungen und Einstellungen erweisen sich als schwer zugänglich und veränderungsresistent, sei es in der Familie oder in Institutionen (vgl. dazu Nolan, 2013; Killett et al., 2016; Cammer et al., 2013). Es sind andere Strategien erforderlich, denen vor allem gemeinsam ist, die einseitige Ausrichtung der Pflege auf ein Bewältigungsparadigma stärker mit emotionalen Elementen und individuellen Erfahrungen aller Betroffenen zu verbinden. Ziel ist es dann weniger, ein objektiv gesetztes Qualitätsziel durch technisch-rationale Prozesse zu erreichen, sondern das eigene Verhalten zu reflektieren. Es geht dabei also weniger um das *Was,* als um das *Wie* des Tuns. So reicht es nicht aus, ‚für Menschen mit Demenz zu bauen'. Beate Radzey (2014) bringt dies trefflich auf den Punkt, indem sie von ‚Möglichkeitsräumen' spricht, die nicht nur als geeignete bauliche Voraussetzung zu verstehen sind (dazu auch Brandenburg et al., 2022). Um das damit verbundene Potenzial zu entfalten, ist eine förderliche Kultur bedeutsam. Im Zusammenspiel zwischen Raum und Werthaltung ergibt sich dann die bereicherte Umwelt im Sinne Nolans. Ein Beispiel dafür, wie ein derartiger Kulturwandel in den Pflegeeinrichtungen in Gang gebracht und begleitet werden kann, zeigt eine Initiative namens *My Home Life,* die 2006 in England ins Leben gerufen wurde (https://myhomelife.org.uk; https://www.mhl-deutschland.de/de/). Auf der Grundlage des *Senses Framework* verfolgt sie das Ziel, Einrichtungen bei der Entwicklung einer Kultur zu unterstützen und die Beziehungen zwischen Bewohnerschaft, Angehörigen und dem Personal zu verbessern (Owen et al., 2012; Dewar & Nolan, 2013; Ryan & Nolan, 2019).

Letztlich lässt sich festhalten: Eine pflegewissenschaftlich informierte Theorie, die dem erfolgreichen Altern auf die Spur kommen will, muss die Engführung auf die Person vermeiden, die Ambivalenzen der Pflegearbeit ernst nehmen und die gesellschaftlichen Voraussetzungen beachten – mit einem Wort: sie muss kritisch sein (Friesacher, 2017; vgl. insgesamt Foth et al., 2017). Dabei sind auch die Entwicklungen der letzten Jahrzehnte zu beachten, die aus der Pflege zunehmend ein Geschäftsmodell gemacht haben (Manzei, 2016; Manzei & Schmiede, 2014). Eine gesellschaftliche Perspektive muss sich einerseits an den von der *Care*-Ethik aufgezeigten Herausforderungen abarbeiten. In den Arbeiten von Gilligan (1982), Tronto (1993), Conradi (2001) und Winker (2015) sind (geschlechtsspezifische) Gerechtigkeitsfragen in der Pflege adressiert und explizit (vor allem bei Winker) ein gesellschaftlicher Transformationsprozess angemahnt worden, der eine Veränderung marktdominierter und neoliberaler Strukturen impliziert. Und sie muss andererseits eine Perspektive aufweisen, die Debatte um die ‚Fundamentalökonomie' (Foundational Economy Collective, 2019) sowie die Arbeiten von Nancy Fraser (2017a, b) gehen in die richtige Richtung.

Literatur

Aner, K., & Schroeter, K. R. (Hrsg.). (2021). *Kritische Gerontologie. Eine Einführung.* Kohlhammer. https://doi.org/10.1515/srsr-2022-0015.

Amrhein, L. (2005). Stationäre Altenpflege im Fokus von Machtbeziehungen und sozialen Konflikten. In K. R. Schroeter & T. Rosenthal (Hrsg.), *Soziologie der Pflege. Grundlagen, Wissensbestände und Perspektive* (S. 405–426). Juventa.

Böhle, F., Brater, M., & Maurus, A. (1997). Pflegearbeit als situatives Handeln – ein realistisches Konzept zur Sicherung von Qualität und Effizienz der Altenpflege. *Pflege, 10*(1), 18–22.

Biebricher, T. (2021). *Die politische Theorie des Neoliberalismus.* Suhrkamp.

Booth, R., & Duncan, P. (2022, 29. Dezember). Dementia patients' families warn of 'horrific' crisis in care homes. *The Guardian,* S. 1.

Brandenburg, H. (2022). Missstände in der stationären Langzeitpflege. Ein kurzer Kommentar für ein abendfüllendes Thema. *Pro Alter, 54*(3), 17–22.

Brandenburg, H. (2019). Einige Bemerkungen zur Theoriediskussion in der Pflegewissenschaft. *Pflege & Gesellschaft, 24*(2), 43–54. https://doi.org/10.3262/P&G1902139.

Brandenburg, H. (2018). Was ist Gerontologische Pflege? *Fachzeitschrift für Geriatrische und Gerontologische Pflege, 1*(2), 8–12. https://doi.org/10.1055/s-0043-123697.

Brandenburg, H., Fenchel, V., Borutta, M., & Ketzer, R. (2022). Settings für die Pflege von Menschen mit Demenz. In Boggatz, T., Schnabel, M., & Brandenburg, H. (Hrsg.). *Demenz. Ein kritischer Blick auf Deutungen, Pflegekonzepte und Settings* (S. 115–155). Kohlhammer.

Brandenburg, H., Bossle, M., & Winter, M. (2021). Die (Alten)-Pflege braucht eine Zukunft. Ein dringender Appell an die deutsche Politik. *Zeitschrift für medizinische Ethik, 67*(1), 77–85. https://doi.org/10.14623/zfme.2021.1.77-85.

Brandenburg, H., & Fenchel, V. (2021). Pflege im Alter. In K. R. Schroeter, C. Vogel, & H. Künemund (Hrsg.), *Handbuch Soziologie des Alter(n)s*. Springer. https://doi.org/10.1007/978-3-658-09630-4_39-1.

Brandenburg, H., & Baranzke, H. (2017). Personzentrierte Langzeitpflege – Herausforderungen und Perspektiven. *Zeitschrift für Medizinische Ethik, 63*(1), 3–14. https://doi.org/10.14623/zfme.2017.1.3-14.

Brandenburg, H., & Güther, H. (2015). *Gerontologische Pflege. Grundlegung und Perspektiven*. Huber.

Brandtstädter, J., & Renner, G. (1990). Tenacious goal pursuit and flexible goal adjustment: Explication and age-related analysis of assimilative and accommodative strategies of coping. *Psychology and Aging, 5*(1), 8–67. https://doi.org/10.1037//0882-7974.5.1.58.

Cammer, A., Morgan, D., Stewart, N., McGilton, K., Rycroft-Malone, J., Dopson, S., & Estabrooks, C. (2014). The hidden complexity of long-term care: How context mediates knowledge translation and use of best practices. *The Gerontologist, 54*(6), 1013–1023. https://doi.org/10.1093/geront/gnt068.

Carstensen, L. L., Isaacowitz, D. M., & Charles, S. T. (1999). Taking time seriously: A theory of socioemotional selectivity. *American Psychologist, 54*(3), 165–181. https://doi.org/10.1037/0003-066X.54.3.165.

Conradi, E. (2001). *Take care. Grundlagen einer Ethik der Achtsamkeit*. Campus.

Cosco, T. D., Prina, A. M., Perales, J., Stephan, B. C. M., & Brayne, C. (2013). Lay perspectives of successful aging: A Systematic review and meta-ethnography. *British Medical Journal Open, 3*(6), 1–9. https://doi.org/10.1136/bmjopen-2013-002710.

Davis, B. H., & Pope, C. (2010). Institutionalized ghosting: Policy contexts and language use in erasing the person with Alzheimer's. *Language Policy, 9*(1), 29–44. https://doi.org/10.1007/s10993-009-9153-8.

Dewar, B., & Nolan, M. (2013). Caring about caring: Developing a model to implement compassionate relationship centred care in older people setting. *International Journal of Nursing Studies, 50*(9), 1247–1258. https://doi.org/10.1016/j.ijnurstu.2013.01.008.

Dorschner, S., Mischo-Kelling, M., & Brandenburg, H. (2022). *Perspektiven der Theorieentwicklung in der Pflege in Deutschland* [Diskussionspapier]. Deutsche Gesellschaft für Pflegewissenschaft.

Doyle, P. J., & Rubinstein, R. L. (2013). Person-centered Dementia care and the cultural matrix of othering. *The Gerontologist, 54*(6), 952–963. https://doi.org/10.1093/geront/gnt081.

Dyk, S. v., & Haubner, T. (2021). *Community-Kapitalismus*. Hamburger Edition.

Dyk, S. v. (2015). Die neuen Aktivbürger von nebenan? Die wohlfahrtsstaatliche Vergesellschaftung des höheren Lebensalters und die Entdeckung des Sozialraums. In A. van Rießen, C. Bleck, & R. Knopp (Hrsg.), *Sozialer Raum und Alter(n). Zugänge, Verläufe und Übergänge sozialräumlicher Handlungsforschung* (S. 31–52). Springer VS. https://doi.org/10.1007/978-3-658-06600-0_3.

Dyk, S., & v., Lessenich, S., Denninger, T., & Richter, A. (2010). Die „Aufwertung" des Alters. *Eine gesellschaftliche Farce, in: Mittelweg, 36*(5), 15–33.

Ehmer, J. (2019). Altersbilder und Konzeptionen des Alter(n)s im historisch-kulturellen Vergleich. In K. Hank, F. Schulz-Nieswandt, M. Wagner, & S. Zank (Hrsg.), *Alternsforschung. Handbuch für Wissenschaft und Praxis* (S. 21–48). Nomos. https://doi.org/10.5771/9783845276687-21.

Evans, M., & Scheuplein, C. (2019). Private-Equity-Investitionen im Pflegesektor: Relevanz, Dimensionen und Handlungserfordernisse. *Institut für Arbeit und Technik, 8*, 1–12.

Estes, C. L., Swan, J. H., & Gerard, L. E. (1982). Dominant and competing paradigms in Gerontology: Towards a political economy of aging. *Ageing und Society, 2*(2), 151–164.

Erstes Deutsches Fernsehen (ARD). (2018). *Hart aber Fair* [Fernsehsendung].

Fazio, S., Pace, D., Flinner, J., & Kallmyer, C. (2018). The fundamentals of person-centered care for individuals with Dementia. *The Gerontologist, 58*(1), 10–19. https://doi.org/10.1093/geront/gnx122.

Fenchel, V. (2022). Gimme Shelter'- Legitimationsprobleme im Pflegeheim. *Pro Alter, 54*(3), 5–9.

Fenchel, V. (2021). Theorieansätze in der gerontologischen Pflege. In H. Brandenburg & S. Dorschner (Hrsg.), *Pflegewissenschaft 1* (S. 314–328). Hogrefe.

Foster, L., & Walker, A. (2015). Active and successful aging: A European policy perspective. *The Gerontologist, 55*(1), 83–90. https://doi.org/10.1093/geront/gnu028.

Foth, T., Remmers, H., Kreutzer, S., Hülsken-Giesler, M., & Holmes, D. (Hrsg.). (2017). *Critical approaches in nursing theory and nursing research: Implications for nursing practice*. Universitätsverlag Osnabrück.

Foundational Economy Collective. (2019). *Die Ökonomie des Alltagslebens. Für eine neue Infrastrukturpolitik*. Suhrkamp.

Fraser, N. (2017a). Who cares? Sorge im Kapitalismus. *Blätter für deutsche und internationale Politik, 62*(4), 105–114.

Fraser, N. (2017b). Who cares? Teil II. Die Ausbeutung der Sorgearbeit im neoliberalen Kapitalismus. *Blätter für deutsche und internationale Politik, 62*(5), 91–100.

Friesacher, H. (2017). Nursing and critique: Elements for a theory in nursing. In T. Foth, H. Remmers, S. Kreutzer, M. Hülsken-Giesler, & D. Holmes (Hrsg.), *Critical approaches in nursing theory and nursing research. implications for nursing practice* (S. 91–110). Universitätsverlag Osnabrück. https://doi.org/10.14220/9783737005128.91.

Geraedts, M., Harrington, C., Schumacher, D., & Kraska, R. (2016). Verhältnis zwischen Qualität, Preis und Profitorientierung deutscher Pflegeheime. *Zeitschrift für Evidenz. Fortbildung und Qualität im Gesundheitswesen (ZEFQ), 112,* 3–10. https://doi.org/10.1016/j.zefq.2016.03.002.

Gilligan, C. (1982). *In a different voice*. Harvard University Press.

Giesenbauer, B., & Glaser, J. (2006). Emotions- und Gefühlsarbeit in der Pflege. In F. Böhle & J. Glaser (Hrsg.), *Arbeit in der Interaktion – Interaktion als Arbeit* (S. 59–83). Springer VS. https://doi.org/10.1007/978-3-531-90505-1_5.

Göckenjan, G. (2007). Diskursgeschichte des Alters: Von der Macht der Alten zur ‚alternden Gesellschaft'. In H. Fangerau, M. Gomille, H. Herwig, C. auf der Horst, A. von Hülsen-Esch, H.-G. Pott, J. Siegrist, & J. Vögele (Hrsg.), *Alterskulturen und Potenziale des Alter(n)s* (S. 125–140). Akademie. https://doi.org/10.1524/9783050061245.fm.

Gronemeyer, N. (1989). Integration und Segregation – Spezielle oder altersübergreifende Maßnahmen in Einrichtungen für alte Menschen. In M. Baltes, M. Kohli, & K. Sames (Hrsg.), *Erfolgreiches Altern. Bedingungen und Variationen* (S. 113–117). Huber.

Gubrium, J. F., & Wallace, J. B. (1990). Who Theorises Age? *Ageing and Society, 10*(2), 131–149. https://doi.org/10.1017/S0144686X00008047.

Güther, H., & Brandenburg, H. (2015). Das gute Leben. In H. Brandenburg & H. Güther (Hrsg.), *Lehrbuch Gerontologische Pflege* (S. 77–86). Hogrefe.

Hansen, S., Kaspar, R., Wagner, M., Woopen, C., & Zank, S. (2021). The NRW80+ study: conceptual background and study groups. *Zeitschrift für Gerontologie und Geriatrie, 54*, 76–84. https://doi.org/10.1007/s00391-021-01970-z.

Häse, D. (2013). *100 Tipps für eine individuelle und schnelle Pflegedokumentation: Individuell dokumentieren. Zeitsparende Tipps. Nie wieder Doppeldokumentation*. Schlütersche.

Holstein, M. B., & Minkler, M. (2003). Self, Society, and the ‚New Gerontology'. *The Gerontologist, 43*(6), 487–496. https://doi.org/10.1093/geront/43.6.787.

Höpflinger, F. (2014). Demografisch-gesellschaftliche Wandlungen und soziale Folgen. In H. Brandenburg & S. Becker (Hrsg.), *Lehrbuch Gerontologie. Gerontologisches Fachwissen für Pflege und Sozialberufe – Eine interdisziplinäre Aufgabe* (S. 161–184). Huber.

Johns, C., & Herrmann, M. (2018). *Achtsames Führen in der Pflege: Mit Mindful Leadership überzeugen und verändern*. Hogrefe.

Jopp, D. S., Wozniak, D., Damarin, A. K., Feo, M. D., Jung, S., & Jeswani, S. (2015). How could lay perspectives on successful aging complement scientific theory? Findings from a U.S. and a German life-span sample. *The Gerontologist, 55*(1), 91–106. https://doi.org/10.1093/geront/gnu059.

Keady, J., & Nolan, M. (2021). Person- and relationship-centred dementia care: Past, present and future. In T. Dewing, A. Thomas, R. Stewart, & J.-P. Taylor (Hrsg.), *Oxford textbook of old age psychiatry* (3. Aufl., S. 233–247). University Press. https://doi.org/10.1093/med/9780198807292.003.0015.

Kersting, K. (2011). *„Coolout" in der Pflege: Eine Studie zur moralischen Desensibilisierung*. Mabuse.

Killett, A., Burns, D., Kelly, F., Brooker, D., Bowes, A., La Fontaine, J., Latham, I., Wilson, M., & O'Neill, M. (2016). Digging deep: How organizational culture affects care home residents' experiences. *Ageing & Society, 36*(1), 160–188. https://doi.org/10.1017/S0144686X14001111.

Kitwood, T. (2016). *Demenz. Der person-zentrierte Ansatz im Umgang mit verwirrten Menschen* (7. Aufl., C. von Müller-Hergl & H. Güther, Hrsg.). Hogrefe.

Kleinknecht-Dolf, M., Haubner, S., Wild, V., & Spirig, R. (2015). Wie erleben Pflegefachpersonen moralischen Stress in einem Schweizer Universitätsspital? *Pflege & Gesellschaft, 20*(2), 115–133.

Klie, T. (2014). *Wen kümmern die Alten? Auf dem Weg zu einer sorgenden Gesellschaft*. Droemer.

Kondratowitz, H.-J. (2005). Langfristiger Wandel der Leitbilder in der Pflege. In K. R. Schroeter & T. Rosenthal (Hrsg.), *Soziologie der Pflege. Grundlagen, Wissensbestände und Perspektiven* (S. 125–140). Juventa.

Kotsch, L., & Hitzler, R. (2013). *Selbstbestimmung trotz Demenz? Ein Gebot und seine praktische Relevanz im Pflegealltag*. Beltz Juventa.

Kruse, A. (2017). *Lebensphase hohes Alter. Verletzlichkeit und Reife*. Springer. https://doi.org/10.1007/978-3-662-50415-4.

Kumlehn, M., & Kubrik, A. (Hrsg.). *Konstrukte gelingenden Alterns*. Kohlhammer.

Lawton, M. P. (1991). A multidimensional view of quality of life in frail elders. In E. Birren, J. C. Rowe, J. E. Lubben, & D. E. Deutchman (Hrsg.), *The concept and measurement of quality of life in the frail elderly* (S. 3–27). Academic. https://doi.org/10.1016/B978-0-12-101275-5.50005-3.

Lawton, M. P. (1982). Competence, environmental press and the adaptation of older people. In M. P. Lawton, P. G. Windley, & T. O. Byerts (Hrsg.), *Aging and the environment. Theoretical approaches* (S. 33–59). Springer.

Lehr, U. (1972). *Psychologie des Alterns*. Quelle & Meyer.

Maio, G. (2018). Editorial: Warum die Ökonomisierung der Pflege ein Irrweg ist. *Pflege, 31*(3), 123–124. https://doi.org/10.1024/1012-5302/a000622.

Manzei, A., & Schmiede, R. (Hrsg.). (2014). *20 Jahre Wettbewerb im Gesundheitswesen. Theoretische und empirische Analysen zur Ökonomisierung von Medizin und Pflege*. Springer. https://doi.org/10.1024/1012-5302/a000622.

Manzei, A. (2016). Sind Standards objektiv und neutral? In S. Klinke & M. Kadmon (Hrsg.), *Ärztliche Tätigkeit im 21. Jahrhundert. Profession oder Dienstleistung*? (S. 207–229). Springer. https://doi.org/10.1007/978-3-662-56647-3_11.

Martinson, M., & Berridge, C. (2015). Successful aging and its discontents: A systematic review of the social Gerontology literature. *The Gerontologist, 55*(1), 58–69. https://doi.org/10.1093/geront/gnu037.

Mohr, J., Fischer, G., Lämmel, N., Höß, T., & Reiber, K. (2020). Pflege im Spannungsfeld von Professionalisierung und Ökonomisierung. Oder: Kann der Pflegeberuf wirklich attraktiver werden? In Bundeszentrale für politische Bildung (Hrsg.), *Aus Politik und Zeitgeschichte: Pflege: Praxis – Geschichte – Politik*. Bundeszentrale für politische Bildung.

Neumayr, M., & Meichenitsch, K. (2011). Sind Non-Profit-Organisationen die Guten? Qualitätsunterschiede zwischen gemeinnützigen und gewinnorientierten Alten- und Pflegeheimen. *Kurswechsel, 4*, 77–87.

Newerla, A. (2012). *Verwirrte pflegen, verwirrte Pflege? Handlungsprobleme und Handlungsstrategien in der stationären Pflege von Menschen mit Demenz – eine ethnografische Studie*. LIT.

Nolan, M. (2012). The aims and goals of care: A framework promoting partnerships between older people, family carers and nurses. In J. Reed, C. Clarke, & A. MacFarlane (Hrsg.), *Nursing Older Adults* (S. 23–42). Maidenhead.

Nolan, M. (2013). Creating an enriched environment of care for older people, staff and family carers: Relational practice and organizational culture change in health and social care. In M. A. Keating, A. McDermott, & K. Montgomery (Hrsg.), *Patient-centred health care. Achieving coordination, communication and innovation* (S. 78–95). Palgrave Macmillan.

Nolan, M., & Allan, S. (2012). The 'Senses Framework': A relationship-centred approach to care. In J. Katz, S. Peace, & S. Spurr (Hrsg.), *Adult Lives: A Life Course Perspective* (S. 100–109). Policy Press.

Nolan, M., Hanson, E., Grant, G., & Keady, J. (2003). New directions for partnerships: Relationship-centred care. In M. Nolan, E. Hanson, G. Grant, & J. Keady (Hrsg.), *Partnerships in family care: Understanding the caregiving career* (S. 257–292). Open University Press.

Nolan, M., Davis, S., Brown, J., Keady, J., & Nolan, J. (2004). Beyond „Person-Centred' care: A new vision for Gerontological nursing. *Journal of Clinical Nursing, 13*(3a), 45–53. https://doi.org/10.1111/j.1365-2702.2004.00926.x.

Nolan, M., Hanson, E., Grant, G., & Keady, J. (Hrsg.). (2007). *User participation in health and social care research. voices, values and evaluation*. Open University Press.

Nolan, M., Davies, S., & Grant, G. (Hrsg.). (2001). *Working with older people and their families. Key issues in policy and practice*. Open University Press.

Owen, T., & Meyer, J. (2012). *My home life: Promoting quality of care in care homes*. Joseph Rowntree Foundation.

Pütz, R., Kontos, M., Larsen, C., Rand, S., & Ruokonen-Engler, M.-K. (2019). *Study der Hans-Böckler-Stiftung: Bd. 416. Betriebliche Integration von Pflegefachkräften aus dem Ausland: Innenansichten zu Herausforderungen globalisierter Arbeitsmärkte*. Hans-Böckler-Stiftung.

Radzey, B. (2014). *Lebenswelt Pflegeheim. Eine nutzerorientierte Bewertung von Pflegeheimbauten für Menschen mit Demenz*. Mabuse.

Rand, S., Larsen, C., & Lauxen, O. (2020). Betriebliche Integration von neu migrierten Pflegefachkräften: Herausforderungen und Lösungsperspektiven. In M. Schilder & H. Brandenburg (Hrsg.), *Transkulturelle Pflege. Grundlagen und Praxis* (S. 86–98). Kohlhammer.

Robert-Koch-Institut. (2017). Gesundheitliche Ungleichheit in verschiedenen Lebensphasen. https://www.rki.de/DE/Content/Gesundheitsmonitoring/Themen/Sozialer_Status/sozialer_status_node.html. Zugegriffen: 1. März 2021.

Rosenmayr, L. (1989). Wandlungen der gesellschaftlichen Sicht und Bewertung des Alters. In M. M. Baltes, M. Kohli, & K. Sames (Hrsg.), *Erfolgreiches Altern: Bedingungen und Variationen* (S. 96–101). Huber.

Rosenmayr, L. (1983). *Die späte Freiheit. Das Alter – ein Stück bewußt gelebten Lebens*. Severin und Siedler.

Roth, G. (2007). Dilemmata der Altenpflege. Die Logik eines prekären Felds. *Berliner Journal für Soziologie, 1*, 77–99. https://doi.org/10.1007/s11609-007-0005-0.

Rowe, J. W., & Kahn, R. L. (1987). Human aging: Usual and successful. *Science, 237*, 143–149. https://doi.org/10.1126/science.3299702.

Rowe, J. W., & Kahn, R. L. (1997). Successful aging. *The Gerontologist, 37*(4), 433–440. https://doi.org/10.1093/geront/37.4.433.

Ryan, T., & Nolan, M. (2019). Relationships, values and dementia care. Promoting reciprocity and interdependence. In G. A. Jackson & D. Tolson (Hrsg.), *Textbook of Dementia care. An integrated approach* (S. 11–19). Routledge.

Schloeder E. (2017). *Theorie und Praxis pflegerischer Werthorizonte. Eine empirische Analyse zur Ökonomisierung der vollstationären Langzeitpflege und deren Folgen für die Versorgungspraxis* [Dissertation] Universitätsbibliothek der Philosophisch-Theologischen Hochschule Vallendar. https://kidoks.bsz-bw.de/frontdoor/index/index/docId/988.

Schmitt, E. (2019, 04.-05. Juni). *„Welche fachlichen und ethischen Anforderungen stellen sich stationären, teilstationären und ambulanten Einrichtungen in den kommenden 20 Jahren vor dem Hintergrund der wachsenden Anzahl alleinlebender und demenzkranker Menschen?"* [Konferenzbeitrag] Gutachten für die 11. Benediktbeurer Zukunftsgespräche „Der Pflegemarkt in Bewegung – je oller, je doller!" Alter(n) neu und vernetzt denken, Benediktbeuern, Deutschland. https://www.benediktbeurer-zukunftsgespraeche.de/archiv/2019.html.

Schulz-Nieswandt, F. (2020). *Der Sektor der stationären Langzeitpflege im sozialen Wandel. Eine querdenkende sozialökonomische und ethnomethodologische Expertise*. Springer VS. https://doi.org/10.1007/978-3-658-28757-3.

Schulz-Nieswandt, F., Köstler, U., & Mann, K. (2021). *Kommunale Pflegepolitik*. Kohlhammer.

Schroeter, K. R. (2005). Pflege als Dispositiv: Zur Ambivalenz von Macht, Hilfe und Kontrolle im Pflegediskurs. In K. R. Schroeter & T. Rosenthal (Hrsg.), *Soziologie der Pflege. Grundlagen, Wissensbestände und Perspektiven* (S. 385–404). Juventa.

Slotala, L. (2011). *Ökonomisierung der ambulanten Pflege: Eine Analyse der wirtschaftlichen Bedingungen und deren Folgen für die Versorgungspraxis ambulanter Pflegedienste*. Springer. https://doi.org/10.1007/978-3-531-93484-6.

Sterns, S., Miller, S. C., & Allen, S. (2010). The complexity of implementing culture change practices in nursing homes. *Journal of the American Medical Directors Association, 11*(7), 511–518. https://doi.org/10.1016/j.jamda.2009.11.002.

Stiftung Münch, Lehmann, Y., Schaepe, C., Wulff, I., & Evers, A. (Hrsg.). (2019). *Pflege in anderen Ländern. Vom Ausland lernen?* Medhochzwei.

Tesch-Römer, C., & Wahl, H.-W. (2017). Toward a more comprehensive concept of successful aging: Disability and care needs. *The Journals of Gerontology. Series B, Psychological Sciences and Social Sciences, 72*(2), 310–318. https://doi.org/10.1093/geronb/gbw162.

Tezcan-Güntekin, H. (2020). Diversität und Pflege. Zur Notwendigkeit einer intersektionalen Perspektive in der Pflege. In Bundeszentrale für politische Bildung (Hrsg.), *Aus Politik und Zeitgeschichte: Pflege: Praxis – Geschichte – Politik*. Bundeszentrale für politische Bildung.

Tronto, J. (2013). *Caring democracy. Markets, equality, and justice*. University Press. https://doi.org/10.1086/680427.

Wahl, H. (2020). Aging successfully: Possible in principle? Possible for all? Desirable for all? *Integrative Psychological and Behavioral Science, 54*, 251–268. https://doi.org/10.1007/s12124-020-09513-8.

Waldbroth, V., Suter-Riederer, S., Föhn, M., Schneiter-Ulmann, R., & Imhof, L. (2017). *Pflanzengestützte Pflege: Praxishandbuch für pflanzengestützte Pflegeinterventionen*. Hogrefe.

Walker, A., & Aspalter, C. (2014). *Active ageing in Asia*. Routledge. https://doi.org/10.4324/9780203482117.

Wasem, J. (2020). Zur Entwicklung der Kostendämpfungspolitik und Strukturreformen im deutschen Gesundheitswesen. *Zeitschrift für medizinische Ethik, 66*(2), 141–152. https://doi.org/10.14623/zfme.2020.2.141-152.

Wiemeyer, J. (2020). Struktureller Reformbedarf des deutschen Gesundheitswesens. *Zeitschrift für medizinische Ethik, 66*(2), 167–181. https://doi.org/10.14623/zfme.2020.2.167-180.

Winker, G. (2015). *Care Revolution. Wege in eine solidarische Gesellschaft*. transcript. https://doi.org/10.14361/transcript.9783839430408.

Wingenfeld, K. (2017). Der neue Pflegebedürftigkeitsbegriff. In P. Bechtel, I. Smerdka-Arhelger, & K. Lipp (Hrsg.), *Pflege im Wandel gestalten – Eine Führungsaufgabe* (S. 39–46). Springer. https://doi.org/10.1007/978-3-662-54166-1_4.

Woopen, C., Wagner, M., & Zank, S. (2021). Das gute Leben. Gesellschaft, Politik und Praxis des hohen Alters. *Zeitschrift für Gerontologie und Geriatrie, 54*, 138–143. https://doi.org/10.1007/s00391-021-01979-4.

Zweites Deutsches Fernsehen (ZDF). (2018, 13. Februar). *Frontal 21* [Fernsehsendung].

Altern als Wagnis des Daseins der Person zwischen Gelingen und Scheitern als Thema der Sozialpolitik. Zur Schnittfläche von Sozialpolitik und Gerontologie angesichts der *conditio humana*

Frank Schulz-Nieswandt

1 Einleitung

Sozialpolitik (Schulz-Nieswandt et al., 2021b; 2022a, b) handelt interdisziplinär von den Lebenslagen als Zusammenspiel von Entwicklungsaufgaben und Bewältigungsressourcen im Lebenslauf. Gelingende Biografien bzw. das Scheitern an den Daseinsaufgaben sind daher die zentralen Daseinsthemen und folglich konstitutive Erkenntnisinteressen der Sozialpolitikforschung im Schnittbereich zur Alternsforschung. Die Fragestellung des vorliegenden Beitrages lautet daher: Was ist nun die Rolle der praktischen Sozialpolitik als Teil der sozialen Wirklichkeit in ihrem Wandel, der dem Werden der menschlichen Person im Lebenslauf dienen soll? Welche Leitbilder (Pfaller & Schweda, 2017) des – auch metaphorisch fassbaren (Schmitt et al., 2018) – Alterns treiben die Gerontologie? Drückt sich in ihnen tatsächlich der Kampf gegen negative Alters-Bilder und Diskriminierungen aus? Und ist sie als Wissenschaft auch achtsam gegenüber ihren eigenen Gegenbildern, wenn etwa aus der Kritik der Defizitbilder eine *Enhancement*-orientierte Lehre des *Anti-Aging* resultiert, die die Vulnerabilität zugunsten

F. Schulz-Nieswandt (✉)
ISS in der WiSo-Fakultät, Universität zu Köln, Köln, Deutschland
E-Mail: schulz-nieswandt@wiso.uni-koeln.de

L. Pfaller und M. Schweda (Hrsg.), *„Successful Aging“?*, Altern & Gesellschaft,
https://doi.org/10.1007/978-3-658-41465-8_11

von diversen (z. B. digitalen) *Literacy*-Profilen einer Upgradekultur (Spreen, 2015; Duttweiler, 2016) zu verharmlosen droht?

So ist die Kritik der Kritischen Gerontologie (Amann, 2019; Amann, et al., 2010; Amann & Kolland, 2014; Kolland & Dorer, 2020; Aner et al., 2007; Aner, 2010, 2017; van Dyk, 2007) an einer nicht hinreichend problematisierenden Sprechaktpraxis der Theorie des erfolgreichen Alterns (Rowe & Kahn, 1997; Baltes, 1999) einerseits berechtigt. Sie muss dann allerdings selbst eine soziolinguistisch brauchbare Begrifflichkeit entfalten, wenn sie andererseits die in methodisch kontrollierter Distanz gewonnenen Befunde der differenziellen Gerontologie (Wahl, 2017) zur Kritik der Altersbilder der Defizittheorie des Alterns nutzen will und sich im sozialen Engagement gegen soziale Praktiken struktureller Gewalt eines erzwungenen *Disengagements* mit Evidenz ‚empören' (Schulz-Nieswandt, 2018b, 2020a) will.

Doch das ganze Problem mit dem *Successful Aging* ist nicht lediglich eine Frage der angemessenen Wortwahl. Vielmehr geht es tatsächlich um Begriffe als Bausteine analytischer Architekturen. Sie versuchen soziale Wirklichkeit in wissenschaftliche Erklärungen zu fassen und so verstehbar zu machen. Insofern geht es natürlich um die Semantik, aber nicht die von isolierten Wörtern, sondern um den komplexen Sinnzusammenhang, der in einzelnen Begriffen eingeschrieben ist. Welche Erzählung steckt in der Vorstellung vom erfolgreichen, produktiven, glücklichen, gelingenden, erfüllten Altern, wenn es ‚aktiv' (Pfaller & Schweda, 2020) ist? Ist versteckt das Alter als ‚Arbeitskraftunternehmen' (Lessenich, 2013) – die bis ins hohe Alter verlängerte neo-liberale Ich-AG – gemeint (Sievert et al., 2013)? Wie steht es denn mit der berühmten, eher anarchistischen Vorstellung vom ‚Recht auf Faulheit' (Lafargue, 2013)? Soll Leopold Rosenmayrs (2013) Diktum von der späten Freiheit der nachberuflichen Entpflichtung (wegen des Fachkräftemangels und wegen der Potenzialausschöpfung sozialen Engagements) zurückgenommen werden? Wie steht es um die Zeit der Muße (Priddat, 2019)?

Der ‚Verdacht' Kritischer Gerontologie – hier analog zur Kritischen Theorie, die Marxismus mit Psychoanalyse verknüpft, um den Mechanismen auf die Spur zu kommen, wie sich der ‚kapitalistische Geist' in Geist, Seele und Körper des Menschen ‚einschreibt' – richtet sich gut begründet gegen die sprachstrategische Position, wonach gelte: ‚wer rastet, der rostet' und der Mensch solle doch stattdessen produktiv altern. Es könnte also, so der Verdacht mit Blick auf das Unbewusste, um die Pflicht zum Sozialprodukt (mit oder ohne Bewertung zu Marktpreisen; Erlinghagen & Hank, 2008) gehen (Lepenies, 2013). Auch wenn die umkehrt problematische Sicht, das nachberufliche Alter sei ein wohlverdienter Ruhestand, vermieden werden soll, so kann es nicht darum gehen, der (aus dem

Konsumfetischismus der animistischen Dinge in Warenform resultierenden) zum Dispositiv generalisierten Norm des heiligen Produktivismus zu huldigen (Denninger et al., 2014; van Dyk & Lessenich, 2009).

Hier führt die Frage weiter, wieso sich Theodor W. Adorno mit Ästhetik als soziologisch relevantem Paradigma der Wahrheitssuche beschäftigt hat. Denn die Antwort liegt darin begründet, dass Adorno homolog zur ‚wahren' Kunst, in der der Mensch formgerechte Gestalt annimmt, fragt, ob und wann auch Gesellschaft ‚wahr' oder ‚unwahr', also nur Lüge ist, die sich als Wahrheit verkauft. Kommt das ‚eigentliche' Wesen des Menschen zur Form oder bleibt er in der ‚uneigentlichen' Entfremdung. Diese kritische Vermessung ist die Aufgabe Kritischer Theorie (Schulz-Nieswandt, 2019, 2020a). Und wo die Lüge nicht erkannt wird, verdrängt wird und in der konsumfetischistischen Atmosphäre des ästhetischen Kapitalismus das ‚Sein' durch ‚Haben' substituiert wird, kommt Kritische Theorie ohne Psychoanalyse nicht aus, weil sich der Kapitalismus als mentales Modell längst in die intra-psychischen Arbeitsapparate der Menschen – also in die Strukturschichtung von Geist, Seele und Körper – tief eingeschrieben hat. Kapitalismus (Schulz-Nieswandt, 2020b, 2021c) ist zur Religion geworden. Der kapitalistische Geist ist der ‚heilige Geist' dieser Maschinerie, die Ordnung hat ihre Gesetze der Produktion und Konsumtion, ihre Riten und Kulte, ihre zeremoniellen Liturgien, ihre Geistlichen und bewachenden Personen, die Passagen der Kaufhäuser als Kathedralen, Orte täglicher Kommunion.

Damit ist der Maßstab der kritischen Auseinandersetzung von mir besonders hochgeschraubt, um die Kontraste hervorzuheben, die die Diskurslandschaft ausmalen helfen können. Nun soll man jedoch bekanntlich ‚das Kind nicht mit dem Bade ausschütten'. So gilt es in der Grundrechtsdebatte ja als strittig, ob der Zwang zur Verrentung im Rahmen einer kalendarischen Ordnung nicht eine Diskriminierung darstellt. Zumal sich mit Blick auf die Altersstruktur kein Konflikt der Generationen um die knappen Positionen (bei Freud im gerontokratischen Mythos vom Vatermord der Horde junger Männer erzählt) ausmachen lässt. Es fehlt auch an allgemeiner Evidenz für die These des Produktivitätsverlustes der älteren Menschen. Formen flexibel gestalteter Statuspassagen können als Reaktionen auf diese Problematik verstanden werden. Das Grundrecht zu arbeiten ist also ein ernst zu nehmendes Thema auch im Alter. Davon zu trennen ist die soziale Not, arbeiten gehen zu müssen, weil die Alterssicherung keine Lohnersatzfunktion hat bzw. nicht ‚armutsfest' ist. Die ethnographischen Studien zu den Praktiken des Flaschensammelns (Moser, 2014; Rau, 2016) zeigen aber bereits die fehlende Eindeutigkeit und mangelnde Einfachheit der Motivkomplexe: Es geht nicht nur um wirtschaftliche Not, sondern um den Mangel an sinnhafter Strukturierung des Tages, um die Probleme erfüllter Zeit (Gadamer, 1987). Entsprechend intensiv war die Langeweile ein Thema der Philosophie, als Zerrinnen der Zeit der melancholischen Grundgestimmtheit, ein Thema der Psychologie dort, wo Wehmütigkeit in Depression umzukippen droht (Guardini, 1949).

Das Argument des Rechts auf ein produktives Alter verschiebt sich somit in der Semantik. Es geht, was dem gerontologischen Diskurs nicht unbekannt ist, um ein aufgabenorientiertes und somit sinnhaft erfülltes Altern. Bemühen wir Hannah Arendts *Vita activa* (Arendt, 2002) als Lebensform, so geht es gar nicht unbedingt um ökonomische Arbeit, sondern um das breite Spektrum von Praxis, die nicht auf einen *Homo laborans* reduziert werden kann. Arendt hatte den *Homo faber* nicht so reduziert verstanden, wie die Kritische Theorie im Lichte der Kritik der instrumentellen Vernunft (Schulz-Nieswandt, 2021b). Doch auch der dergestalt in die Reflexion eingestellte *Homo faber* ist nicht frei von ‚Verstiegenheiten', wenn sich die Praxis auf die Welt des technischen ‚Gestells' verkürzt.

Es bietet sich der Ausweg, den ebenfalls in der Gerontologie genutzten Begriff der ‚Generativität' aufzugreifen, um die Bedürftigkeit des Alters humangerecht zum Ausdruck zu bringen. Der Verlust der Chance zur Generativität (nicht nur in der Hochaltrigkeit) kommt dem nahe, was die Ethnologie einen ‚sozialen Tod' bezeichnet hat: Gemeint sind die sozialen Praktiken der Mechanismen der Ausgrenzung als Konstruktion von Bedeutungslosigkeit. Doch ‚des Pudels Kern' lässt sich nicht so leicht abschütteln. Sollte hier der Verdacht nur nochmals auf höherer subtiler Ebene wiederkehren? Meint Generativität die sublimierte Kastrationsform des entsexualisierten Alters, die nun als Weisheit kaschiert wird? Doch lassen wir das, weil hier die Möglichkeit eines Gegenverdachts auf Praktiken eines rabulistischen Sophismus besteht.

Ich schlage als Arbeitshypothese vor, die Kritik der Kritischen Gerontologie fruchtbar zu machen, indem ein ontologisch anspruchsvoller Begriff der Kritischen Theorie aufgerufen wird: Es geht um ein ‚gestaltwahres' Altern (Schulz-Nieswandt, 2017a). Um diesen Skalierungshorizont zu erläutern, geht die Abhandlung (Schulz-Nieswandt et al., 2021a) in einer bestimmten argumentativen Schrittfolge der Entfaltung vor: Nachdem zunächst kurz problematisiert wird (Abschn. 1), ob das Lehrgebiet der Sozialpolitik (Obiger & Schmidt, 2019) überhaupt einen eigenen disziplinären Blick auf das Altern darstellt, wird auf der Grundlage der einführenden Darlegungen stärker systematisch die propädeutische Funktion einer ‚Integrativen' Anthropologie (Abschn. 2) skizziert. Um von hier zu einem brauchbaren Verständnis von Sozialpolitik in Abschn. 4 zu kommen, wird als Brücke in Abschn. 2 das Leben gestalttheoretisch als eine zwischen Gelingen und Scheitern ergebnisoffene Entelechie metamorphotisch modelliert – eine hermetisch anmutende Formulierung, die ich erst im letzten

Absatz der Abhandlung erklärend aufgreife. Dazu dient auch Abschn. 3, in dem die lebenslauforientierte Theorie der Sozialpolitik methodologisch vorbereitet wird. In Abschn. 5 ist es sodann das ‚personalistische' Denken, das in Form einer anthropologisch fundierten Rechtsphilosophie auftritt und die Möglichkeit bietet, dem Kriterium der ‚Gestaltwahrheit' des Alterns einen erfahrungswissenschaftlich brauchbaren metaphysischen Gehalt zu geben (Schulz-Nieswandt, 2017b). Abschn. 6 stellt zum Ende hin ein um eine Synthese bemühtes Fazit dar.

2 Die Fragestellung und die disziplinäre Problematik der Sozialpolitik

Sozialpolitik (Schulz-Nieswandt et al., 2021b, 2022a, b) ist gemeinhin keine wissenschaftliche Disziplin, genauso wenig wie das Alter. Sozialpolitik ist ein Politikfeld. Wie man es analysiert, ist zunächst offen. Als Frage umformuliert: Wie soll sie denn analysiert werden? Interdisziplinarität ist hierbei ein Charakteristikum. Auf dieser Grundlage soll die Analyse die Wechselwirkung von Mensch und Umwelt in einem transaktionalen Sinne begreifen und sowohl die Frage stellen als auch Beantworten, wie der Mensch mit welchen Ressourcen seine Entwicklungsaufgaben in der Daseinsführung im Lebenslauf bewältigen bzw. zur Bewältigung befähigt werden kann.

Das betrifft die Bezugsdisziplinen und folglich die Auswahl der Theorien und der Methoden. Grundsatzfragen der Erkenntnis- und Wissenschaftstheorien spielen hinein, wenn es um den heuristischen Forschungs-Approach und um die Methodologie geht. Auch Altern ist ein Thema, das die Frage nach einer Entscheidung angesichts der multidisziplinären Möglichkeiten aufwirft. Das Zusammenspiel von Sozialpolitik und Altern generiert ebenfalls die Frage, wie dieser Zusammenhang zu analysieren und zu verstehen ist. Wie Altern ein mehrschichtiger und vieldimensionaler sowie aspektenreicher Geschehensprozess ist, so ist auch Sozialpolitik als Gegenstand einer Multidisziplinarität zu einer integrierten Sicht der Interdisziplinarität zu entwickeln. Dazu bedarf es einer anthropologischen Klammer. Wendet man die explikative Forschung hin zur normativen Zweckbestimmung der Forschung (Warum Wissenschaft?), dann ergibt sich die Interdisziplinarität aus der Konvergenz aller disziplinären Forschungserträge auf eine finale Frage: Dient sie der interindividuell rücksichtsvollen sozialen (und nicht nur negativen, also Ego-zentrierten) Freiheit des von Geburt an alternden, endlichen Menschen im sozialen Miteinander? Damit wäre die Frage des Wirklich-Werdens eines – wie ich darlegen will: im Sinne einer ‚Gestaltwahrheit' – gelingenden Alterns als ‚Miteinanderfreiheit in Miteinanderverantwortung'

(Schulz-Nieswandt, 2022) die Kardinalfrage, also Dreh- und Angelpunkt der Gerontologie.

Ich komme vor diesem Hintergrund erneut zu der eingangs gestellten Fragestellung des vorliegenden Beitrages zurück: Was ist nun die Rolle der praktischen Sozialpolitik als Teil der sozialen Wirklichkeit in ihrem Wandel, der dem Werden der menschlichen Person im Lebenslauf dienen soll?

3 Integrative Anthropologie als Propädeutik

Eine Anthropologie (Pfleger, 2018; Bohlken & Thies, 2009) ist im vorliegenden Zusammenhang in einem zweifachen Sinne integrativ. Sie integriert einerseits die biologischen Sichtungen (Blickweisen) auf die *conditio humana* wie auch die selbst wiederum multidisziplinären kulturwissenschaftlichen Sichtungen, die andererseits zu integrieren sind.

Das menschliche Leben ist in der Metapher des Gartens zu fassen, angesiedelt als Kunst der existenzbewältigenden Daseinsführung zwischen Natur und Kultur, Wildnis und Zivilisation. Bekanntlich ist der Mensch ein „biologisches Mängelwesen" (A. Gehlen) und bezieht daher seine evolutionäre Stärke aus der ‚zweiten, sozio-kulturellen Geburt', die seine Erziehungsbedürftigkeit und Erziehungsfähigkeit zum Ausdruck bringt. Er ist daher mit seiner Plastizität auf Weltoffenheit hin angelegt. Seine Existenz ist transaktionaler Art: Der Mensch steht in Wechselwirkung zu seiner Umwelt, in die er eingestellt ist. Sein genuin geschichtlicher Status ist der der ‚Geworfenheit'. Als hermeneutisches Wesen muss der Mensch sich selbst ebenso verstehen lernen wie seine Umwelt. Dazu verfügt er über das Potenzial der „exzentrischen Positionalität" (H. Plessner). Er kann sich dergestalt hin zu einem jemeinigen ‚entworfenen Entwurf' seines Selbst in Bezug auf seine endliche Lebensspanne entwickeln. Indem er seine Freiheit als Ausdruck seiner Kreativität des Treffens von weichenstellenden Entscheidungen im Lebenslauf verstehen lernt, erkennt und erlernt er seine Selbst- und Mitverantwortung für die Geschichtlichkeit seiner Existenz.

Seine Freiheit (als narrative Identität) ist eine relative, weil sie eine in soziale Beziehungen eingebettete Freiheit im Schicksalszusammenhang eines Netzwerkes von lebensweltlich in Geschichten verstrickten Geschichten in der reziproken Rolle des Mitmenschen ist. Er ist ein relationales Wesen (Theorem des *Social Connectedness*) und geprägt von der kulturellen Einbettung der Persönlichkeit (Theorem des *Cultural Embeddedness*). Das ‚Soziale' (das gesellschaftliche Ich-Ideal) schreibt sich als Über-Ich in den intraindividuellen psychischen Arbeitsapparat ein und ermöglicht psychodynamisch ein störungsempfindliches

Ich-Gleichgewicht zwischen dem Über-Ich und der Ökonomik der Begierde des objektbesetzenden Haben-Wollens. Die Formung der Person nannte die griechische Antike mit Blick auf die sittliche Polis-Bildung des Menschen als *Zoon politikon* ‚Paideia'.

Der Mensch wohnt sich bauend ein in den „Absolutismus der Wirklichkeit" (H. Blumenberg) und gibt seiner Freiheit damit Ordnungen des geregelten Zusammenlebens, das sich (im Sinne der strukturgenetischen Kulturtheorie der Kovarianz von Ontogenese und Phylogenese) seit der religionsgeschichtlichen Achsenzeit der Hochkulturstufe neolithischer Revolution an die Entdeckung der Ethik der ‚goldenen Regel' knüpft. Diese eröffnete als kulturellen Urknall den Übergang vom Hordenethos des parochialen Altruismus zur Idee der universalen Nächstenliebe auf personalistischer Grundlage (Assmann, 2020). In der Welt der Sprache beheimatet, knüpft der Mensch sein Existenzial der Sorge an das soziale Mit-Sein. Er ist nur ein Selbst im Modus des sozialen Miteinanders. Die Aktualisierung seiner komplexen Spiegelneuronen im Prozess des nicht von charakterneurotisierenden Bindungsstörungen geprägten Aufwachsens in einer familialen Atmosphäre von Liebe, Anerkennung, Wertschätzung, Vertrauen, Geborgenheit, Verstehbarkeit ermöglicht jene Aktualgenese der Empathie, die zum gelingenden Mit-Sein die Voraussetzung darstellt.

So wächst der Mensch in eine kulturelle Grammatik der Reziprozität als Logik des Gebens und Nehmens hinein (Kujala & Danielsbacka, 2019). Er entwickelt im Sinne der psychodynamischen Diagnostik ausbalancierte Haltungen zwischen Nähe und Distanz bzw. Offenheit und Verschlossenheit: Seine evolutionär wichtige Ur-Angst wird so von der Aktualisierung seines Ur-Vertrauens ins Gleichgewicht gebracht. Das Potenzial als *Homo donans* dominiert dann das Potenzial des *Homo abyssus.* Die neurotische Verstiegenheit der Ur-Angst zur Haltung ‚apotropäischer Hygienangst' wird vermieden: Damit kann das Ich an seiner Mitwelt partizipieren, ohne den Mitmenschen sozial auszugrenzen. Aus der Reifung der Individuation erwächst eine prosoziale Haltung, die die Solidarität als transzendentale Voraussetzung einer ‚Miteinanderfreiheit als Miteinanderverantwortung' darstellt.

Das transaktionale Modell wird weiter unten den Untergrund für das Verständnis der lebenslauforientierten Sozialpolitik als Gestaltung der Lebenslagen darstellen. Dabei stellt die menschliche Person das ‚de-zentrierte Zentrum' (Schulz-Nieswandt, 2021a; Schulz-Nieswandt et al., 2022a, b) dar: ein post-strukturales Sprachspiel, das noch zu erläutern sein wird. Der Lebenslauf wird als eine von Sorgearbeit geprägte Entwicklungsaufgabe zu begreifen sein. Existenzialphilosophisch gesprochen: Das Leben ist ein Wagnis, an dem der Mensch scheitern kann. Mit Mut angesichts der Sorge, die von Angst geprägt ist, muss der

Mensch sich dieses Wagnisses annehmen, er muss sich dazu positionieren, d. h.: charakterlich aufstellen. ‚Scheitern' als Modalkategorie der menschlichen Existenz ist phänomenologisch geprägt von einer Grundgestimmtheit der Sinnleere, der Einsamkeit, der existenziellen Angst, der Verzweiflung: der Entfremdung. Die Pathosophie des leidenden Menschen sieht den *Homo patiens* an der Schwelle zum Abgrund: also als *Homo abyssus.* Gelingendes Leben zieht den Menschen von dieser Kante weg in die konkrete Mitte des personalisierenden Miteinanders.

In dem vorliegenden Beitrag geht es um den konstitutiven Anteil der Sozialpolitik an der Möglichkeit der Erfahrung der heiteren Seite des Daseins des *Homo donans:* ermöglicht von der ‚inklusiven' Gemeindeordnung der Teilhabe durch selbständige Selbstbestimmung aller in gegenseitiger Rücksichtnahme. Gelingendes Altern ist ein Hineinaltern in diese Ordnung, die als Geschehenserfahrung erlebt wird. Daher werden wir sehen: Sozialpolitik ist 1.) Ausdruck der gesellschaftlichen Verantwortung ihren – vulnerablen – Mitgliedern gegenüber, eine ‚Hilfe zur Selbsthilfe' im Lebenslauf zu bieten. Insofern geht es um eine genossenschaftsartige (Schulz-Nieswandt, 2018a) kollektive Gegenseitigkeitshilfe, da Gesellschaft, ontologisch gesehen, keine Entität als eigene Realität ‚für sich' ist, sondern als sozialer Weltinnenraum nur den Inbegriff der Figuration des Miteinanders der Gesellschaftsmitglieder darstellt. Sozialpolitik ist vor diesem Hintergrund 2.) Gewährleistung von Ressourcen zur Bewältigung der Entwicklungsaufgaben im Lebenslauf (Brandstädter, 2015; Erikson, 1988; Bronfenbrenner, 1982; klassisch schon Havighurst, 1953; Guardini, 1965) der Gesellschaftsmitglieder (auf den *Capability-Approach* von Sen (2020) und Nussbaum (2015) ist in Abschn. 4 einzugehen). Sozialpolitik als Teil der Gesellschaftspolitik versteht sich folglich dergestalt 3.) im ‚Geiste von 1789' als Kultur der Solidarität als Voraussetzung der Chancengleichheit aller auf eine freie Entfaltung der Persönlichkeit als Teilhabe am Gemeinwesen.

4 Das Leben als Strukturgleichungsmodell in einem Mehr-Ebenen-System

Aus sozialwissenschaftlicher Sicht (Hank et al., 2019) im Sinne eines allumfassenden Survey der empirischen Forschungsbefunde über die Prädikatoren des Wohlbefindens und der Lebensqualität im Altern ist das Leben ein einziges komplexes Strukturgleichungsmodell. Diese Sicht wird das brauchbare Sozialpolitikverständnis kennzeichnen. Abhängige Konstruktvariable soll das Wohlbefinden bis ins hohe Alter sein. Selbst im letzten Lebensjahr (Kruse, 2021) stellt sich die Frage nach der Lebensqualität des Sterbens.

Es geht hier nicht um die Diskussion der Güte validierter Skalen. Wir betreten den Themenraum der Sozialstrukturforschung (Vester, 2021; Reckwitz, 2020): Es geht darum, Gesellschaft als einen sozialen Mechanismus der Generierung sozialer Differenzierung der Lebensverlaufschancen zu verstehen, wobei die Differenzierung von einem Surplus problematischer Ungleichheit mit der Folge diskriminierender Ausgrenzung geprägt ist (Bourdieu et al., 2002). Darauf wird rechtsphilosophisch auf anthropologischer Grundlage in Abschn. 5 einzugehen sein. Dieser soziale Mechanismus ist in einer auf Kausalität hin ausgelegten Strukturgleichungslandschaft von Konstruktvariablen zu modellieren. Das biologische Altern als Biomorphose steht dabei in komplexen Beziehungen zur sozialen Überformung der Biographie im zeitgeschichtlichen Kontext einer Epoche als wirtschaftliches, soziales, kulturelles, rechtliches, seelisches, geistiges, religiöses Altern. In der neueren Ungleichheitsforschung im Lebenslauf ist Bildung als Schlüsselvariable der Erklärung sozialer Ungleichheit erkannt geworden. Dabei verweist uns die Bedeutung der sozialen Herkunft für die kulturelle Chancenvererbung (Bourdieu et al., 2002), die die Redeweise von ‚jenseits von Stand und Klasse' als Treppenwitz der jüngeren deutschen Soziologiegeschichte erscheinen lässt, auf die Persistenz sozialer Klassenverhältnisse, die jedoch komplexe interne Sozialmilieudifferenzierungen aufweist (Vester, 2021).

Eine solche Klassenanalyse, die Bourdieu in seiner methodologischen Synthese von Strukturalismus und Hermeneutik (Schulz-Nieswandt, 2021a) als Feldtheorie des habitualisierten Zusammenspiels ökonomischen, sozialen und kulturellen Kapitals rekonstruiert hat, ist keineswegs ökonomistisch verkürzt. Die Habitustheorie verweist uns auf die ‚de-zentrierte Mitte' des vergesellschafteten Subjekts, in die sich die soziale Wirklichkeit intraindividuell tief einschreibt. Wenn wir von einem solchen Verständnis von sozialer Wirklichkeit ausgehen, ist das nachfolgende Verständnis von gesellschaftsgestaltender Sozialpolitik – als ‚politics (about policy) against markets' – passungsfähig und forschungslogisch brauchbar. Fügen wir nun diese sozial differenzierende Verlaufsdynamik des Lebens ein in eine Mehr-Ebenen-System-Analyse (Schulz-Nieswandt et al., 2021a, b). Zu unterscheiden ist eine Makro-, eine Meso- und eine Mikro-Ebene. Sprachphilosophisch ist nochmals daran zu erinnern, dass es sich um eine analytische Unterscheidung handelt. In der Realität handelt es sich um einen Komplex der Ineinander-Faltung. Eingeklammert bleibt hierbei, dass es entgegen der euklidischen Geometrie einer Mehr-Ebenen-Analytik eine Zeitdimension gibt, die ebenfalls eine Faltungskomplexität aufweist: Individuelle Biographien sind eingelassen in die Zeitgeschichte, die codiert ist von dem dispositiven Weltbild und den Lebensformen als kollektive Mentalitäten des Denkens *(Modes of Thought)* und der sozialen Praktiken der Epoche.

1) Makroebene: Geprägt von den normativ-rechtlichen Rechtsregimen, auf die ich in Abschn. 5 nochmals explizit einzugehen habe, ist auf der Makro-Ebene von der wohlfahrtsstaatlichen Regulierung der Lebensläufe (Lessenich, 1995) der Menschen auszugehen. Auch die moderne Gesellschaft beruht somit auf einer aus der Ethnologie bekannten sozialen Konstruktion von Altersklassen im Lebenszyklus (Schröer et al., 2013). Dabei werden mit Blick auf die identitätsstiftungsrelevanten Rollenmuster der Altersklassen Ligaturen und Optionen (Dahrendorf, 1979) definiert. Die Architektur des Sozialstaates (Schulz-Nieswandt, 2016) im Sinne von *Welfare Regime,* über die vermittelt der Wohlfahrtsstaat die Lebensverläufe beeinflusst, soll (und kann aus Platzgründen) hier nicht das Thema sein. Wie gleich noch (Abschn. 4) zu skizzieren sein wird, geht es um eine spezifische Auslegung (Mührel et al., 2017) des *Capability*-Ansatzes (Sen, 2020; Nussbaum, 2015), der ressourcentheoretisch (Knecht, 2010) in der Theorietradition der Lebenslagentheorie verstanden werden soll.

2) Meso-Ebene: Ausdruck dieser wohlfahrtsstaatlichen Strukturierung des Lebens (Lessenich, 1995) ist auf der Meso-Ebene die Generierung regionaler Versorgungslandschaften, die infrastrukturtheoretisch (Verfügbarkeit, Erreichbarkeit, Zugänglichkeit etc. von Einrichtungen und Diensten im Raum) zu fassen sind (Schulz-Nieswandt, 2020b; 2021c), die den Kontext auch von sozialkapitaltheoretisch (Meißerbach, 2019) definierten lokalen sorgenden Gemeinschaften *(Caring Communitys)* darstellen.

3) Mikro-Ebene: In diese Meso-Ebene der Care-Landschaften ist der Mikrokosmos der Wohnformen als lebensweltliches Setting des Menschen eingefügt. Hier – im von der partizipativen Mobilität geprägten Sozialraum – wird die soziale Wirklichkeit verdichtet erfahren als Ordnung des personalen Erlebniserfahrungsgeschehens, wie es aus der Sicht einer daseinsthematischen Psychologie des Menschen in seiner (von der personalen Anthropologie rekonstruierten) Strukturschichtung von Geist, Seele und Körper formuliert werden soll.

Die Lebensqualitäts-Wirkungen einer wohlfahrtsstaatlichen Versorgungslandschaft auf das Wohlbefinden der Menschen sind gepuffert durch die Kompetenzausstattung der Individuen. Hier sind intermediäre Puffer-Funktionen verschiedener, nicht immer trennscharf differenzierter Konstrukte validiert. Auch in der Sozialpolitikforschung (z. B. im thematischen Kontext der Copingproblematik kritischer Lebensereignisse) oftmals genutzt sind das Konzept der Resilienz und das salutogentische Konzept der Kohärenz. Aus der Spritualitätsforschung bzw. der existenzanalytischen logotherapeutischen Perspektive ist die Bedeutung von Sinnressourcen in der Bewältigung von Entwicklungsaufgaben (Schulz-Nieswandt, 2021a), auch gerade im Sinne kritischer Lebensereignisse bekannt (Kick,

2015). Diese Aspekte sind wichtig, um die sog. Wohlfahrtsparadoxien zu verstehen. Objektive Belastung und subjektives Wohlbefinden fallen nicht immer konsistent zusammen. Bei gleicher objektiver Beeinträchtigung der Lebensqualität kann es zu intersubjektiven Differenzen in der Lebenszufriedenheit und dem qualitativen Wohlbefinden kommen. In diesem Zusammenhang ist auf die Sozialpsychologie der Vergleichsmaßstabsabhängigkeit der subjektiven Lebensqualität zu verweisen: Diese hängt von der Bezugsgruppe (Ego verhält sich zu Alter Ego) wie auch vom Vergleichszeitpunkt (früher im Verhältnis zu heute) ab. Die daseinsanthropologisch fundierte phänomenologische Psychiatrie hat sich ertragreich mit der Zeitpathologie depressiver Grundgestimmtheit beschäftigt.

5 Ein brauchbares Sozialpolitikverständnis: Lebenslagen und Befähigung

Sozialpolitik als Teil der gestaltenden Gesellschaftspolitik fragt nach der Kultur der solidarischen Moralökonomik als Voraussetzung der Chancengleichheit aller Gesellschaftsmitglieder in Hinsicht auf deren freie Entfaltung ihrer Persönlichkeit im Lebenslauf. Lebenslagen (Schulz-Nieswandt et al., 2021b; 2022a, b) – ein theoriegeschichtlich bis auf das Zeitalter der klassischen sozialen Frage zurückreichendes Konzept – sind mehrschichtige Handlungsspielräume der menschlichen Person, die als Konfiguration von subjektiven und objektiven Ressourcen zu verstehen sind. Die Zusammenhänge sind transaktional zu denken. Insofern geht es um das Wechselspiel von Kompetenzen und Umwelt in Bezug auf die Chancen der Bewältigung der (das Subjekt als Daseinsstress herausfordernden) Entwicklungsaufgaben im Lebenszyklus.

Zu unterscheiden sind verschiedene Formen der Kompetenz, die nicht auf die arbeitsmarktpolitisch ausgerichtete Kategorie des Humankapitals reduziert werden darf, wenngleich in der Welt des Kapitalismus das Dispositiv des *Employability*-Konstrukts in den Prozessen der Subjektivierung ubiquitär ist. Passend dazu verweist uns das *Workability*-Konstrukt auf die Gesundheit als eine weitere subjektive Ressource. Im Ursprung der modernen Sozialstaatsidee bei Lorenz von Stein in der Mitte des 19. Jahrhunderts kam es zur Korrelation von Arbeit und Gesundheit einerseits und dem postulierten Recht auf Bildung und Gesundheit als archimedischem Ankerpunkt transzendentaler Art für eine investive Sozialpolitik der sozialen Verwaltung andererseits. Uns geht es aber um ein daseinsanthropologisch breiteres Verständnis von Kompetenzen und dem Korrelat von Sozialpolitik.

Es geht um Daseinspraktiken der menschlichen Person in der Bewältigung des Alterns als Entwicklungsprozess, als Ontogenese lebenslangen Lernens der Daseinsführung. Kompetenz ist aber keine isolierte Kategorie. Sie ist ontologisch auf die Welt, in der der Mensch eingefügt ist, bezogen. Insofern ist Sozialpolitik nicht nur subjektzentrierte *Empowerment-Policy*. Dies käme dem moralischen Voluntarismus neo-liberaler Blickverengung auf die ‚Hilfe zur Selbsthilfe' sehr nahe. Sozialpolitik muss auch die Umwelten des Subjekts gestalten. Ins Zentrum rückt hier in Bezug auf die nachhaltige (wirtschaftliche, soziale, moralische, ökologische) Entwicklung von urbanen und ruralen Räumen die Gewährleistung der Sicherstellung der existenziellen Infrastruktur im Umfeld der Wohnformen. Sozialpolitik ist – auch mit Schnittflächen zur Wirtschaftspolitik – im engsten Zusammenhang mit der (kommunalen) Daseinsvorsorge zu verstehen (Schulz-Nieswandt, 2017a).

a) Zugang zu Infrastrukturen: Damit rücken neben der auf die ökonomischen Ressourcen (Einkommen und Vermögen) abstellenden Transferpolitik des Wohlfahrtsstaates die rechtlichen Ressourcen (Rechtsansprüche) in Bezug auf die Infrastrukturen im Raum ins Zentrum der modernen *Care*-Forschung.

b) Wohnen: Ankerfunktion ist dabei das Wohnen, in der jüngeren Vergangenheit wieder als Problem bezahlbaren Wohnraums in den Mittelpunkt der Gesellschaftspolitik gerückt. Aber auch die Institutionalisierungs- und Hospitalisierungsprobleme von stationären Sonderwelten des Wohnens beschäftigen den Diskurs (Schulz-Nieswandt et al., 2021a).

c) Soziale Netze: Ebenso zu zentraler Bedeutung herangewachsen ist die Thematisierung der sozialen Ressourcen, die sozialkapitaltheoretisch behandelt werden und somit vor allem auf die sozialen Unterstützungspotenziale sozialer Netzwerke abstellen.

Spätestens an dieser Stelle wird relevant, das Wirken des Wohlfahrtsstaates im Funktionszusammenhang mit dem sozialen Engagementspotenzial der sog. Wohlfahrtsgesellschaft zu betrachten. Dabei spielt der breit erforschte ‚Dritte Sektor' eine grundlegende Rolle (Schulz-Nieswandt, 2020b; 2021c). Der föderale Staat und andere Akteure des politischen Systems haben eine eigenständige Engagementförderpolitik mit ordnungspolitischem Blick auf die Ideen des *Welfare*-Mix und des Wohlfahrtspluralismus ausgebildet.

Soweit einige dichte Ausführungen zur Morphologie des Sozialstaates und zur Ortsbestimmung der Sozialpolitik für die Verlaufsgestaltung des Lebens der Gesellschaftsmitglieder: Um nun abduktiv auf die übergreifend leitende Fragestellung nach dem Verständnis eines ‚gestaltwahren' Alterns zu kommen, muss zur Synthese (in Abschn. 6) ein letzter Schritt in der Argumentationskette geleistet werden.

6 Ein gültiges System kulturbedeutsamer Wertbezüge

Was neukantianisch konnotiert anmutet (Max Weber sprach von der Abhängigkeit der wissenschaftlichen Erkenntnis von transzendentalen Wertsetzungen von hoher Kulturbedeutung), bekommt bei mir nun eine ‚Kehre' zu einer Metaphysik des modernen Naturrechts der ‚Personalität' des Menschen.

Keine Angst der Sozialforschung vor Metaphysik: Eine solche Metaphysik ist die Grundlage der menschenrechtskonventionellen Grundrechtstheorie des Völkerrechts (der UN-Grundrechtskonventionen: ‚dignity is inherent'), der im EUV/AEUV der Europäischen Union verankerten EU-Grundrechtscharta der Unionsbürgerschaft, in der bundesdeutschen Verfassungsordnung des Grundgesetzes (Art. 2 GG auf der Basis der ‚Sakralität der Personalität'; Schulz-Nieswandt, 2017b) in Art. 1 GG mit Blick auf das Sozialstaatsgebot in Art. 20 GG in Verbindung mit der Axiomatik der Gleichwertigkeit der ‚Lebensverhältnisse im Raum' in Art. 72 GG). Von Schlüsselbedeutung ist auch das Recht der kommunalen Daseinsvorsorge in Art. 28 GG, das im Lichte des verfassungsförmigen Bekenntnisses der EU zur sozialen Marktwirtschaft in Art. 3 (3) EUV konkretisiert wird im Grundrecht auf freien Zugang zu den Dienstleistungen vom allgemeinen Interesse in Art. 36 der EU-Grundrechtscharta. Die Artikel 1 und 20 GG stehen unter dem Ewigkeitsgebot.

Man lese vor dem Hintergrund den § 1 SGB I. Dort verdichtet sich die gesamte Rechtsphilosophie eines personalistischen Menschenbildes: Sinn des Sozialstaates sei es, im Lichte sozialer Gerechtigkeit ein System des Sozialschutzes und der sozialen Dienstleistungen zu gewährleisten, damit sich der Mensch im Lebenslauf frei entfalten kann. Im System der Sozialgesetzbücher (SGB) finden sich entsprechend an vielen Stellen die Rechtsbegriffe der Selbstbestimmung und der Selbständigkeit sowie der Teilhabe. Diese konkretisieren in lebensweltlicher Beziehung die unantastbare Würde der menschlichen Person. Auch die Landesgesetzgebungen und die Umsetzungsverordnungen sind bedeutsam, z. B. die Wohn- und Teilhabegesetze (WTG).

Damit beziehe ich jenseits der kaleidoskopischen Abhandlungen schulphilosophischer Art zur Philosophie des Guten, zur Philosophie der Gerechtigkeit und zur Rechtsphilosophie (Hähnel & Schwartz, 2018; Ladwig, 2013; Somek, 2019) eine dezidierte Position. Nochmals mit Mut zur Offenheit gegenüber Metaphysik: Mit Blick auf die Pathosophie des vulnerablen Menschen wird nun ein hoffnungsvolles Bild des menschlichen Daseins erhellt, indem die eingangs angesprochene ‚Heiterkeit' in die Daseinstiefe der menschlichen Existenzproblematik einkehrt:

Der Mensch kann – wenn es auch die geschichtsphilosophische Perspektive einer dynamischen Prozessontologie des Noch-Nicht ist (quasi wie eine säkularisierte politische – gottlose – Theologie der Hoffnung auf Befreiung: Schulz-Nieswandt, 2020a, 2018a; Schulz-Nieswandt et al., 2021a) – zur ‚Gestaltwahrheit' kommen. Das wäre dann ein gelingendes Altern. Er entfaltet sein Wesen.

Damit wird es auch möglich, ein ‚gestaltwahres' Alter(n) zu begreifen: Es wäre ein Alter(n) in möglichst selbständiger Selbstbestimmung im Modus der Teilhabe am Gemeinwesen einer inklusiven Gemeinde als Sozialraum. Autonomie meint hier nicht den maskulinen (prometheischen) Mythos einer absoluten Souveränität des Subjekts, was konservative Kulturkritik als ‚Hybris' mit Aussicht auf einen ikarischen Absturz bezeichnet. Autonomie ist – so ist die *conditio humana* gestrickt – immer relativ angesichts der Vulnerabilität des Menschen, der kontextabhängig und als relationales Wesen bedürftig eingelassen ist in sozialen Beziehungen. Verliert der Mensch jedoch seine molekulare Art der Daseinsführung und wird atomisiert, wohl wissend, dass Alleinsein nicht Einsamkeit bedeuten muss, lebt er in Entfremdung: Das individualisierte Völkerecht ist hier präzise: ‚dignity is unalienable'.

7 Schluss: ‚Gelingen' in Kompatibilität mit der Kritischen Gerontologie

Zum Ende komme ich auf die bereits eingangs angeführte Herausforderung Kritischer Gerontologie (Amann, 2019) zurück. Dort habe ich klare Worte zu dem Problem gefunden, was der warenästhetische Kapitalismus als kognitiver Ökonomismus gouvernemental mit Geist, Seele und Körper des Menschen subjektivierend macht (Schulz-Nieswandt, 2019). ‚Erfolg' ist an den Sprachspielen der kompetitiven Karriere maskuliner Agonalität orientiert; ‚Produktivität' ist als Ideologem geradezu die Verdichtung polyphoner Krypto-Normativität. Die Kategorie war schon in der berühmten Debatte im *Verein für Socialpolitik* von 1909 (Glaseser, 2014; Weber, 1988; Sombart, 1928) umstritten.

‚Gelingendes Altern' wird immer häufiger genutzt (Kricheldorff & Oswald, 2015). Im theologischen Diskurs war auch schon von einem ‚glücklichen' Altern die Rede. Ja, ein wenig Glück gehört dazu, wenn das moderne Subjekt des cartesianischen Narzissmus in seinem Wahn lernen muss, dass es nicht souveräner Demiurg des komplexen globalen Weltzusammenhangs ist. Besser gefällt mir der Begriff des Gelingens, ist das Gelingen doch die terminologische Kehrseite des Scheiterns. Und das Scheitern hat als Kategorie Eingang gefunden in die neuere Soziologie (zumal der qualitativen Sozialforschung; Schulz-Nieswandt, 2021a).

Es ist ein Begriff mit einer Daseinstiefe aus dem Reich der Philosophischen Anthropologie, die dem Empirismus der sozialwissenschaftlichen Alternsforschung (Schulz-Nieswandt, 2018a) ‚gut tut'. Denn es zwingt die Forschung, sich wieder mit der Kritischen Theorie auseinanderzusetzen: Die Fakten sprechen nicht von sich aus zu uns. Empirische Befunde sind sprachlos; man muss sie zum Sprechen bringen im Lichte einer Skalierung an dem Maßstab der ‚Gestaltwahrheit' des Menschen. Mit der Dialektik von Karl Marx zu sprechen: Man muss den sozialen Verhältnissen ihre eigene Melodie vorspielen und die Dinge zum Tanzen bringen. Ernst Bloch paraphrasierend: Der Mensch ist, doch muss er erst noch werden, was wir sind. Es geht (Sennett, 2019) um eine Gestaltwahrheit, die jenseits einer Individualismus-Kollektivismus-Skala zu verorten ist: Ich nannte es oben die ‚(radikale) Miteinanderfreiheit als (nachhaltige) Miteinanderverantwortung': Das ist die personalistische Ethik des gelingenden Alterns.

Und nun kann ich, wie eingangs versprochen, die Hermetik der Formulierung, wonach das Leben gestalttheoretisch als eine zwischen Gelingen und Scheitern ergebnisoffene Entelechie metamorphotisch zu verstehen sei, auflösen, was nicht ohne Kenntnisse der Ontologie (Urbich & Zimmer, 2020) geht. Die Formulierung ist eine Anspielung auf die Gestaltlehre der Morphologie von Goethe, ganz den *Metamorphosen* von Ovid folgend, wonach das Leben immer nur als Gestaltwandel zu begreifen sei. Entelechie meint hier ein dynamisches Prozessgeschehen (Ausher, 2015) der Entfaltung der essentiellen Substanz zur Formfindung, ist also ganz antike Metaphysik des ‚Hylemorphismus' der Form-Inhalts-Dialektik. Das Scheitern, von dem die Rede war, macht aber den Kontingenzcharakter der menschlichen Geschichte deutlich: Die Entelechie ist nicht gesichert, ihr Ergebnis nicht als Automatismus determiniert. Die Freiheit des Menschen, Entscheidungen treffen zu müssen, ist an das Risiko gebunden, falsche Weichen zu stellen.

Entgegen reaktionärer Rhetorik (Hirschman, 1992) hat die Theorie der Sozialpolitik des Sozialstaates als materielle Form des Rechtsstaates nie behauptet, das Glück des Menschen garantieren zu können. Um bei der angesprochenen Metapher des Gartens zu bleiben: Der Sozialstaat mag ein Gärtner sein. Und seine Sorgearbeit kann er besser oder schlechter machen. Doch ist der Gärtner nicht Magier der Klimaentwicklung. Es gibt fruchtbaren und weniger fruchtbaren Boden (gute und schlechten Zeiten als Bedingungen des Gärtnerns). Der Wohlfahrtsstaat soll auf das Spiel der Chancenverteilung im Lichte sozialer Gerechtigkeit (§ 1 SGB I) Einfluss nehmen. Hierbei geht es mir in dem weiten Feld der Debatte um Glück, Moral (Tugend) und das ‚gute Leben' (Henning et al., 2011) gar nicht um eine Philosophie der Lebenskunst (Fellmann, 2009). Dem sozialen Rechtsstaat kommt durchaus eine Rolle bei der Formfindung einer Gesellschaft des guten

Zusammenlebens (Hähnel & Schwartz, 2018) zu. Doch ist er kein eudämonistischer Staat (Uppendahl, 1978), der als eine göttliche Maschine verstanden werden könnte. Gott sei Dank!

Literatur

Amann, A. (2019). *Leben – Teilhaben – Altwerden*. Springer VS. https://doi.org/10.1007/978-3-658-27230-2.

Amann, A., Felder, D., & Ehgartner, G. (2010). *Sozialprodukt des Alters: über Produktivitätswahn, Alter und Lebensqualität*. Böhlau.

Amann, A., & Kolland, F. (Hrsg.). (2014). *Das erzwungene Paradies des Alters? Weitere Fragen an eine kritische Gerontologie* (2. Aufl.). Springer VS. https://doi.org/10.1007/978-3-658-02306-5.

Aner, K. (2010). Kritische Gerontologie und Soziale Altenarbeit im aktivierenden Staat. *Widersprüche: Zeitschrift für sozialistische Politik im Bildungs-, Gesundheits- und Sozialbereich, 32*(117), 17–32.

Aner, K. (2017). Soziale Altenarbeit und Soziale Gerontologie. *Zeitschrift für Gerontologie und Geriatrie, 50*(5), 429–433. https://doi.org/10.1007/s00391-017-1261-z.

Aner, K., Karl, F., & Rosenmayr, L. (Hrsg.). (2007). *Die neuen Alten – Retter des Sozialen?* Springer VS. https://doi.org/10.1007/978-3-531-90472-6.

Arendt, H. (2002). *Vita activa oder Vom tätigen Leben* (20. Aufl.). Piper.

Assmann, J. (2020). *Achsenzeit. Eine Archäologie der Moderne*. Beck.

Ausher, F. (2015). *Die Macht der Form. Versuch einer dynamischen Ontologie*. transcript. https://doi.org/10.14361/transcript.9783839429983.155.

Baltes, P. B. (1999). Alter und Altern als unvollendete Architektur der Humanontogenese. *Nova Acta Leopoldina: Neue Folge, 81*, 379–403. https://doi.org/10.1007/s003910050141.

Bohlken, E., & Thies, C. (2009). *Handbuch Anthropologie. Der Mensch zwischen Natur, Kultur und Technik*. Metzler in Springer.

Bourdieu, P., Accardo, A., Balazs, G., Beaud, S., Bourdieu, E., Broccolichi, S., Champagne, P., Christin, R., Faguer, J.-P., Garcia, S., Lenoir, E., M., Cuvrard, F., Pialoux, M., Pinto, L., Podalydès, D., Sayad, A., Soulié, C., & Wacquant, L. (2002). *Das Elend der Welt. Zeugnisse und Diagnosen alltäglichen Leidens an der Gesellschaft* (2. Aufl.). UVK.

Brandtstädter, J. (2015). *Positive Entwicklung* (2. Aufl.). Springer. https://doi.org/10.1007/978-3-662-46946-0.

Bronfenbrenner, U. (1981). *Die Ökologie der menschlichen Entwicklung. Natürliche und geplante Experimente*. Klett-Cotta.

Dahrendorf, R. (1979). *Lebenschancen. Anläufe zur sozialen und politischen Theorie*. Suhrkamp.

Denninger, T., van Dyk, S., Lessenich, S., & Richter, S. A. (2014). *Leben im Ruhestand? Zur Neuverhandlung des Alters in der Aktivgesellschaft*. transcript. https://doi.org/10.14361/transcript.9783839422779.

Duttweiler, S., Gugutzer, R., Passoth, J.-H., Strübing, J. (Hrsg.). (2016). *Leben nach Zahlen. Self-Tracking als Optimierungsprojekt?* transcript. https://doi.org/10.14361/9783839431368.

Dyk, S. v. (2007). Kompetent, aktiv, produktiv? Die Entdeckung der Alten in der Aktivgesellschaft. *PROKLA. Zeitschrift für kritische Sozialwissenschaft, 146, 37*(1), 93–112. https://doi.org/10.32387/prokla.v37i146.528.

Erikson, E. H. (1988). *Der vollständige Lebenszyklus*. Suhrkamp.

Erlinghagen, M., & Hank, K. (Hrsg.). (2008). *Produktives Altern und informelle Arbeit in modernen Gesellschaften. Theoretische Perspektiven und empirische Befunde*. Springer VS. https://doi.org/10.1007/978-3-531-90850-2.

Fellmann, F. (2009). *Philosophie der Lebenskunst zur Einführung*. Junius.

Gadamer, H.-G. (1987). Über leere und erfüllte Zeit. In H.-G. Gadamer (Hrsg.), *H.-G. Gadamer Gesammelte Werke* (Bd. 4. S. 13–153). Mohr Siebeck.

Glaesser, J. (2014). *Der Werturteilsstreit in der deutschen Nationalökonomie. Max Weber, Werner Sombart und die Ideale der Sozialpolitik*. Metropolis.

Guardini, R. (1949). *Vom Sinn der Schwermut*. Verlag der Arche.

Guardini, R. (1965). *Die Lebensalter*. Werkbund-Verlag.

Hähnel, M., & Schwartz, M. (2018). *Theorien des Guten zur Einführung*. Junius.

Hank, K., Schulz-Nieswandt, F., Wagner, M., & Zank, S. (Hrsg.). (2019). *Alternsforschung. Handbuch für Wissenschaft und Praxis*. Nomos. https://doi.org/10.5771/9783845276687.

Havighurst, R. J. (1953). *Human development and education*. David McKay.

Henning, C., Thomä, D., & Mitscherlich-Schönherr, O. (Hrsg.). (2011). *Glück. Ein interdisziplinäres Handbuch*. Metzler. https://doi.org/10.1007/978-3-476-00372-0.

Hirschman, A. I. (1992). *Denken gegen die Zukunft. Die Rhetorik der Reaktion*. Hanseer.

Kick, H. A. (2015). *Grenzsituationen, Krisen, kreative Bewältigung. Prozessdynamische Perspektiven nach Karl Jaspers*. Winter.

Knecht, A. (2010). *Lebensqualität produzieren. Ressourcentheorie und Machtanalyse des Wohlfahrtsstaates*. Springer VS. https://doi.org/10.1007/978-3-531-92573-8.

Kolland, F., & Dorner, T. E. (Hrsg.). *Gesundheitliche Lebensqualität im Alter*. Manz.

Kricheldorff, C., & Oswald, F. (2015). Gelingendes Altern in Sozialraum und Quartier. *Zeitschrift für Gerontologie und Geriatrie, 48,* 399–400. https://doi.org/10.1007/s00391-015-0915-y

Kruse, A. (2021). *Vom Leben und Sterben im Alter: Wie wir das Lebensende gestalten können*. Kohlhammer.

Kujala, A., & Danielsbacka, M. (2019). *Reciprocity in Human Societies. From Ancient Times to the Modern Welfare State*. Palgrave Macmillan in Springer. https://doi.org/10.1007/978-3-319-96056-2.

Ladwig, B. (2013). *Gerechtigkeitstheorien zur Einführung*. Junius.

Lafargue, P. (2013). *Das Recht auf Faulheit*. Matthes & Seitz.

Lepenies, P. (2013). *Die Macht der einen Zahl. Eine politische Geschichte des Bruttoinlandprodukts*. Suhrkamp.

Lessenich, S. (1995). Wohlfahrtsstaatliche Regulierung und die Strukturierung von Lebensläufen. *Zur Selektivität sozialpolitischer Interventionen. Soziale Welt, 46*(1), 51–69. http://www.jstor.org/stable/40878090.

Lessenich, S. (2013). Vom verdienten Ruhestand zum Alterskraftunternehmer? Das Alter im demographischen Wandel. In K. Kaudelka & G. Kilger (Hrsg.). *Eigenverantwortlich und leistungsfähig. Das selbständige Individuum in der sich wandelnden Arbeitswelt* (S. 57–68). transcript. https://doi.org/10.1515/transcript.9783839425886.57.

Meißerbach, C. (2019). *Die Evolution der Kohäsion. Sozialkapital und die Natur des Menschen.* Springer VS. https://doi.org/10.1007/978-3-658-25056-0.

Moser, S. J. (2014). *Pfandsammler: Erkundungen einer urbanen Sozialfigur.* Hamburger Edition.

Mührel, E., Niemeyer, C., & Werner, S. (Hrsg.). (2017). *Capability Approach und Sozialpädagogik. Eine heilige Allianz?* Juventa in Beltz.

Nussbaum, M. (2015). *Fähigkeiten schaffen.* Alber.

Obinger, H., & Schmidt, M. G. (Hrsg.). (2019). *Handbuch Sozialpolitik.* Springer VS. https://doi.org/10.1007/978-3-658-22803-3.

Pfaller, L., & Schweda, M. (2017). „Successful Aging" und gutes Altern. Zur Reflexion gerontologischer Leitbilder. *Angewandte GERONTOLOGIE Appliquée, 17*(3), 20–21.

Pfaller, L., & Schweda, M. (2020). (K)ein gutes Leben im Alter? Ethische Perspektiven auf Konzepte des Active Aging. In A. Frewer, S. Klotz, C. Herrler, & H. Bielefeldt (Hrsg.), *Gute Behandlung im Alter? Menschenrechte und Ethik zwischen Ideal und Realität* (S. 125–151). transcript. https://doi.org/10.1515/9783839451236-007.

Pfleger, W. (2018). *Handbuch der Anthropologie* (3. Aufl.). wbg Academic in WBG.

Priddat, B. P. (2019). *Arbeit und Muße. Über die europäische Hoffnung der Verwandlung von Arbeit in höhere Tätigkeit.* Metropolis.

Rau, A. (2016). *Alltag Flaschensammeln. Ethnographie einer informellen Alltagspraxis.* utzverlag.

Reckwitz, A. (2020). *Das Ende der Illusionen. Politik, Ökonomie und Kultur in der Spätmoderne.* Suhrkamp.

Rosenmayr, L. (2013). *Im Alter – noch einmal – leben* (2. Aufl.). LIT.

Rowe, J. W., & Kahn, R. L. (1997). Successful aging. *The Gerontologist, 3*(4), 433–440. https://doi.org/10.1093/geront/37.4.433.

Schmitt, R., Schröter J., & Pfaller, L. (2018). Metaphern des Alter(n)s. In R. Schmitt, J. Schröter, & L. Pfaller (Hrsg.), *Systematische Metaphernanalyse. Eine Einführung* (S. 121–132). Springer VS. https://doi.org/10.1007/978-3-658-21460-9_10.

Schröer, W., Stauber, B., Walther, A., Böhnisch, L., & Lenz, K. (Hrsg.). (2013). *Handbuch Übergänge.* Juventa in Beltz.

Schulz-Nieswandt, F. (2016). *Im alltäglichen Labyrinth der sozialpolitischen Ordnungsräume des personalen Erlebnisgeschehens. Eine Selbstbilanz der Forschungen über drei Dekaden.* Duncker & Humblot.

Schulz-Nieswandt, F. (2017a). *Personalität, Wahrheit, Daseinsvorsorge. Spuren eigentlicher Wirklichkeit des Seins.* Königshausen & Neumann.

Schulz-Nieswandt, F. (2017b). *Menschenwürde als heilige Ordnung. Eine Re-Konstruktion sozialer Exklusion im Lichte der Sakralität der personalen Würde.* transcript. https://doi.org/10.14361/9783839439418.

Schulz-Nieswandt, F. (2018a). *Morphologie und Kulturgeschichte der genossenschaftlichen Form.* Nomos. https://doi.org/10.5771/9783845294100.

Schulz-Nieswandt, F. (2018b). *Zur Metaphysikbedürftigkeit der empirischen Alter(n)ssozialforschung.* Nomos. https://doi.org/10.5771/9783845291291.

Schulz-Nieswandt, F. (2019). *Die Formung zum Homo Digitalis. Ein tiefenpsychologischer Essay zur Metaphysik der Digitalisierung*. Könighausen & Neumann.
Schulz-Nieswandt, F. (2020a). *Siegfried Katterle (1933–2019). Sein Werk im Lichte der politischen Theologie von Paul Tillich*. Duncker & Humblot.
Schulz-Nieswandt, F. (2020b). *Gemeinwirtschaft und Gemeinwohl*. Nomos. https://doi.org/10.5771/9783748923121.
Schulz-Nieswandt, F. (2021a). *Rekonstruktive Sozialforschung als strukturale Hermeneutik. Eine dichte Grundlegung*. Nomos. https://doi.org/10.5771/9783748904656.
Schulz-Nieswandt, F. (2021b). *Der apollinisch-dionysische Geist der Sozialpolitik und der Gemeinwirtschaft. Dialektische Poetik der Kultur zwischen Würde und Verletzbarkeit des Menschen*. Nomos. https://doi.org/10.5771/9783748927945.
Schulz-Nieswandt, F. (2021c). *Gemeinwirtschaft. Grundriss einer Morphologie der dualen Wirtschaft*. Duncker & Humblot.
Schulz-Nieswandt, F. (2022). *Der heilige Bund der Freiheit: Frankfurt – Athen – Jerusalem: Eine Reise*. Nomos. https://doi.org/10.5771/9783495999981.
Schulz-Nieswandt, F., Bruns, A., Köstler, U., & Mann, K. (2022a). *Was ist »struk-jektive Hermeneutik«? Objektive Hermeneutik, Dokumentarische Methode der praxeologischen Wissenssoziologie und post-strukturale Kritische Theorie*. Nomos. https://doi.org/10.5771/9783748930426.
Schulz-Nieswandt, F., Köstler, U., & Mann, K. (2021a). *Kommunale Pflegepolitik. Eine Vision*. Kohlhammer.
Schulz-Nieswandt, F., Köstler, U., & Mann, K. (2021b). *Sozialpolitik und ihre Wissenschaft*. LIT.
Schulz-Nieswandt, F., Köstler, U., & Mann, K. (2022b). *Gestaltwerdung als Gelingen der Daseinsführung im Lebenszyklus. Das Erkenntnisinteresse der Kritischen Wissenschaft von der »gerontologischen Sozialpolitik«*. Nomos. https://doi.org/10.5771/9783748913993.
Sen, A. (2020). *Ökonomie für den Menschen*. Hanser.
Sennett, R. (2019). *Zusammenarbeit. Was unsere Gesellschaft zusammenhält*. Hanser.
Sievert, S., Berger, U, Klingholz, R & Kröhnert, S (2013). *Produktiv im Alter*. Berlin-Institut für Bevölkerung und Entwicklung.
Sombart, W. (1928). Produktivität. *Weltwirtschaftliches Archiv, 28*, 1–32. http://www.jstor.org/stable/40413736.
Somel, A. (2019). *Rechtsphilosophie zur Einführung*. Junius.
Spreen, D. (2015). *Upgradekultur. Der Körper in der Enhancement-Gesellschaft*. transcript. https://doi.org/10.14361/9783839430088.
Uppendahl, H. (1978). Eudämonismus und Wohlfahrtsstaat. *Archiv für Rechts- und Sozialphilosophie, 64*(2), 205–222. http://www.jstor.org/stable/23679087.
Urbich, J., & Zimmer, J. (Hrsg.). (2020). *Handbuch Ontologie*. Metzler in Springer. https://doi.org/10.1007/978-3-476-04638-3.
van Dyk, S., & Lessenich, S. (Hrsg.). (2009). *Die jungen Alten. Analysen einer neuen Sozialfigur*. Suhrkamp.
Vester, M. (2021). *Klassengesellschaft in Bewegung. Milieus, Klassen und Politik in Deutschland*. Dietz.
Wahl, H.-W. (2017). *Die neue Psychologie des Alterns* (3. Aufl.). Kösel.
Weber, M. (1988). *Gesammelte Aufsätze zur Soziologie und Sozialpolitik* (2. Aufl.). Mohr Siebeck.

Zur kritischen Auseinandersetzung mit Leitbilddiskursen

Von der *Allodoxie* des ‚erfolgreichen' und ‚produktiven' Alterns zur (möglichen) Widerspenstigkeit im *Doing Age in Small Ways*

Klaus R. Schroeter

1 Einleitung[1]

Folgt man den Überlegungen Zygmunt Baumans, dann liegt der Ursprung der Kultur in der Ambivalenz, genauer gesagt, in dem Versuch, soziale Ordnung herzustellen, wobei eben die Möglichkeit besteht, „einen Gegenstand oder ein Ereignis mehr als nur einer Kategorie zuzuordnen" (Bauman, 1995, S. 19). Das gilt auch für das Alter und diese Ambivalenz zeigt sich auch in den unterschiedlichen Konjunkturen und Dichotomisierungen der Altersbilder (von Kondratowitz,

[1] Der nachstehende Beitrag geht zurück auf eine Anfrage der Herausgeber im Anschluss an die Tagung *Gesund – erfolgreich – gut? Zur Diskussion gerontologischer und politischer Leitbilder des Alterns* auf der Nürnberger Kaiserburg im Oktober 2019, an der ich einen Vortrag zum ‚Doing Age in Small Ways: ‚Gelingendes Altern' im Zerrspiegel der Aktivgesellschaft' gehalten hatte. Erbeten wurde ein „Beitrag auf der Linie [m]einer älteren Überlegungen zu Orthodoxie und Heterodoxie" (persönliche Korrespondenz, Anfrage von Mark Schweda vom 16.01.2020), die ich erstmals im Jahr 1998 auf dem trinationalen Soziologiekongress in Freiburg vorgetragen und anschließend in verschiedenen Beiträgen neu akzentuiert zur Diskussion gestellt hatte. Insofern handelt es sich bei diesem Beitrag um eine Neubetrachtung und Neubewertung früherer Gedanken unter Einbezug neuerer Betrachtungen zum *Doing Age*.

K. R. Schroeter (✉)
Hochschule für Soziale Arbeit FHNW, Olten, Schweiz
E-Mail: klaus.schroeter@fhnw.ch

L. Pfaller und M. Schweda (Hrsg.), *„Successful Aging"?*, Altern & Gesellschaft,
https://doi.org/10.1007/978-3-658-41465-8_12

2000) und in den *Lebenslagen älterer Menschen im Spannungsfeld zwischen ‚Später Freiheit' und ‚Sozialer Disziplinierung'* (Schroeter, 2000a). So wie die Gesellschaft ihre Ambivalenzen aushalten und austragen muss und dabei ihre Ordnungsmuster strukturiert, so tun das auch die Wissenschaften, die ihre Konstruktionen, Modelle und Theorien im intra- und interdisziplinären Austausch zur Diskussion stellen und damit z. T. heftige Kontroversen anstoßen. In der Altersforschung lässt sich eine solche Kontroverse seit einigen Jahren um das *Successful Aging* verfolgen (Pfaller & Schweda, 2021).

Im nachstehenden Beitrag wird dieser Diskurs zunächst im Rückgriff auf Bourdieu und Foucault aufgegriffen (Abschn. 2). Dabei wird im Anschluss an Bourdieu die These vertreten, dass im sozialen Feld der Sozialen Gerontologie verschiedene Diskurse zusammenlaufen, die zwar zu keinem einheitlichen gerontologischen Blick führen, aber ein gemeinsames Credo schaffen: einen mehr oder weniger geteilten Glauben an die Leitbilder des ‚aktiven', ‚erfolgreichen' oder ‚produktiven Alter(n)s' (Abschn. 2.1). Dann wird im Anschluss an Foucault gezeigt, wie sich diese Bilder problemlos in die Diskurse der Bio-Politik und Gouvernementalität integrieren lassen (Abschn. 2.2). Im Weiteren wird der Diskurs aus einer praxeologischen Perspektive weitergeführt (Abschn. 3). Dazu wird das erfolgreiche und produktive Altern nicht nur in den Kontext der gesellschaftlichen Strukturebene und der individuellen Handlungsebene, sondern auch der wissenssoziologischen Diskursebene und damit in eine Gesamtfiguration von *Doing, Being, Feeling* und *Saying* gerückt. Abschließend wird ein Vorschlag unterbreitet, um das *Doing Age in Small Ways* im Rahmen der Ausgestaltung von Dispositionsspielräumen innerhalb gesellschaftlich vorstrukturierter Opportunitätsstrukturen theoretisch zu fassen (Abschn. 4).

2 Ein Blick zurück …

Die *Allodoxie des erfolgreichen Alter(n)s* (Schroeter, 2002, 2004a) lässt sich theoretisch mit der Feldtheorie Bourdieus und mit Foucaults Studien zur Gouvernementalität und Bio-Politik erschließen. Beide Theoretiker werfen ihren Blick auf Körper und Macht, aber aus sehr unterschiedlichen Perspektiven. Foucault richtet seinen Fokus auf die Disziplinarmacht und Bio-Macht, Bourdieu auf die symbolische Macht. Foucault ist Philosoph und Wissenshistoriker, der sich mit der Geschichte des Denkens befasst und die Genealogie der Macht aus den Diskursen ableitet. Bourdieu ist Soziologe und leitet die Macht aus den sozialen Strukturen ab, wobei er die Macht der Diskurse an die soziale Position der Sprecherinnen und Sprecher im jeweiligen Feld koppelt.

Weder Bourdieu noch Foucault haben sich explizit mit dem Thema Alter befasst. Und doch haben beide in der Sozialen Gerontologie und vor allem in der Gesundheits- und Pflegeforschung deutliche Spuren hinterlassen. Von Bourdieu wurde vor allem seine Feld- und Kapitaltheorie aufgegriffen. Sie stand u. a. Pate bei der Rekonstruktion der Genese und Entwicklung des sozialen Feldes der Sozialen Gerontologie, der Pflege, des Gesundheitswesens oder des Dritten Alters. Die Kapitaltheorie wurde in verschiedenen Kontexten herangezogen, u. a. zur Erschließung des korporalen und symbolischen Kapitals im Alter.[2] Von Foucault wurden insbesondere seine archäologisch-genealogischen Methoden zur Erschließung von Diskursen und Wissensordnungen und seine gouvernementalitätstheoretischen Überlegungen zur Bio-Politik und zu den Technologien des Selbst aufgegriffen, die derweil unter dem Label einer *Foucauldian Gerontology* diskutiert werden (Powell & Biggs, 2003; Schroeter & Rüßler, 2021).[3]

2.1 … im Rekurs auf Bourdieu …

In der Sozialen Gerontologie dominierte lange ein von defizitären Vorstellungen des Abbaus und der Verluste geprägtes Altersbild, dem dann etwas Positives entgegenzustellen versucht wurde, indem der Alterungsprozess als potenziell mit Erfolg beschieden gedacht wurde. Diese Vorstellung wurde als eine „semantische Falle" (Schroeter, 2004a, S. 53) bezeichnet, insofern der Begriff des erfolgreichen Alterns einst als *Heterodoxie* – also als bewusster Gegenentwurf zur damaligen (orthodoxen) Vorstellung eines allgemein defizitären Alterns – eingeführt wurde und dann in weiten Teilen der Sozialen Gerontologie selbst als *Orthodoxie,* als gängige Lehrmeinung galt. Eine solche (neo)orthodoxe Vorstellung erscheint angesichts des biologischen Abbauprozesses als eine *Allodoxie* – i. S. einer fehler-

[2] Sowohl Achenbaum (1995) als auch Katz (1996) beziehen sich bei ihren Rekonstruktionen der Geschichte der Gerontologie explizit auf die Feldtheorie Bourdieus. Collyer (2018) betrachtet den Gesundheitssektor als soziales Feld, Schroeter (2004b, 2006a) wendet die Feldtheorie auf die Altenpflege, Longchamp et al. (2020) auf die Krankenpflege und Wallenczus (1998) auf das Krankenhaus an.

[3] Die ersten Wegweisungen dazu wurden in Kanada markiert, als Green (1993) die Gerontologie als ein sich aus verschiedenen Codes, Grammatiken, Skripten, Sprachstilen und allgemeinen Regeln sprachlich konstruiertes interdisziplinäres Diskursfeld analysierte und Katz (1996) aufzeigte, wie die Gerontologie als Disziplin durch die von verschiedenen Autoritäten, Experten, Denkschulen, Institutionen und Förderorganisationen getragenen Diskurse und Leitnarrative entstand.

haften Repräsentation –, weil nicht das Altern selbst, sondern nur die in den Alterungsprozess intervenierenden individuellen und kollektiven Handlungen und Steuerungsprozesse erfolgreich, aber eben auch nicht erfolgreich sein und insofern scheitern können. Deshalb ist die Vorstellung von einem erfolgreichen Altern nichts anderes als eine „Allodoxia, eine Heterodoxie, die sich vormacht, Orthodoxie zu sein" (Bourdieu, 1987a, b, S. 504).

Die Fragen nach den Möglichkeiten und Hindernissens eines erfolgreichen, produktiven oder guten Alterns in unterschiedlichen Lebensphasen mögen dazu verleiten, Differenzen zwischen ‚jungen Alten' und ‚alten Alten' (Neugarten, 1974) oder zwischen einem Dritten und Vierten Alter (Laslett, 1987) oder gar einem Fünften Alter (Rosenmayr, 1996) zu ziehen. Derartige Grenzziehungen unterliegen jedoch einer doppelten Gefahr: Da ist zum einen die kaum aufzulösende Aporie, das erfolgreiche oder produktive Altern von einem nicht-erfolgreichen, nicht-produktiven oder gar gescheiterten Altern abzugrenzen (Mittelstraß et al., 1992). Zum anderen besteht das Risiko, besondere Gruppen von Menschen oder Altersklassen (z. B. Hochaltrige, Langlebige) zu konstruieren, denen in einem besonderen Lebensabschnitt am ehesten Erfolgs- oder Produktivitätseinbußen drohen und die Verluste größer als die Gewinne sind (Baltes, 1997).

Hier lohnt ein Blick auf Bourdieus Überlegungen zur Dialektik von Klassen und Klassifizierungen (Bourdieu, 2013). Der Gedanke, Alter oder Generation als – oder in Analogie zu – Gruppe, Schicht oder Klasse zu denken, ist keineswegs neu (Mannheim, 1964; Riley, 1971). Nur wurde dem Klassifikationsprozess selbst, d. h. dem Klassifizieren und Einteilen von Altersgrenzen als Kampf um die klassifikatorische Ordnung und Definitionsmacht in der Alternsforschung – von wenigen Ausnahmen (Amrhein, 2013; Purhonen, 2016) abgesehen – bislang kaum Aufmerksamkeit geschenkt. Nun laufen, wie Bourdieu zu Recht vermerkt, „Klassifizierungen nach dem Alter … immer darauf hinaus, Grenzen zu setzen und eine Ordnung zu produzieren, an die sich jeder zu halten hat, in der jeder seinen Platz zu behalten hat" (Bourdieu, 1993, S. 136–137), nur wisse man beim Alter so wenig darüber, wo es eigentlich anfange.

Bourdieu (2013) gibt zu bedenken, dass bei solch einem Klassifizierungsversuch zu berücksichtigen ist, dass die sozialen Akteure durch zwei unterschiedliche Arten von Eigenschaften objektiv charakterisiert erscheinen: zum einen durch *materielle Eigenschaften,* bspw. vom Körper, der sich wie alle anderen physischen Objekte auch zählen, messen und gewichten lässt, zum anderen durch *symbolische Eigenschaften,* d. h. durch die subjektiv und gesellschaftlich wahrgenommenen Bewertungen dieser Eigenschaften. Demnach gibt es auch zwei unterschiedliche Arten, die Wirklichkeit zu interpretieren: zum einen *objektivistische Ansätze,* um die materiellen Eigenschaften anhand objektiver Indikatoren zu ermitteln und zu quantifizieren, und zum anderen *interpretative Ansätze,* die darauf bedacht sind, die Bedeutungen dieser Indikatoren zu entziffern, und die kognitiven Operationen aufdecken – als das Wahrnehmen und Erkennen, mit denen die Akteure diese Indikatoren produzieren und entziffern.

Damit existiert die „soziale Realität (…) sozusagen zweimal, in den Sachen und in den Köpfen, in den Feldern und in den Habitus, innerhalb und außerhalb der Akteure" (Bourdieu & Wacquant, 1996, S. 161) und es gibt eine objektive soziale Realität jenseits der unmittelbaren Interaktionsebene und des subjektiven Bewusstseins der Akteure. Aber diese objektive, gewissermaßen überindividuelle soziale Wirklichkeit – die man auch als kulturelle oder institutionelle Sozialstruktur bezeichnet – und die verinnerlichten subjektiven und mentalen Welten sind untrennbar miteinander verbunden. Auf das Alter übertragen heißt das, dass die Gruppe oder Klasse alter Menschen eben auch zweimal existiert: einmal in der *Objektivität erster Art,* d. h. in der Form, in der die Verteilung ihrer materiellen Eigenschaften erfasst wird, und einmal in der *Objektivität zweiter Art,* d. h. in der Form der symbolischen Klassifikation, in der diese materiellen Eigenschaften und ihre Verteilungen symbolisch zugeordnet und zum *symbolischen Kapital* werden.

In seiner *Theorie der symbolischen Gewalt* zeigt Bourdieu, wie gesellschaftliche Ordnung und sozialer Zwang durch indirekte kulturelle Mechanismen hergestellt werden (Bourdieu & Passeron, 1973). Die symbolische Gewalt wird durch die kulturelle Auferlegung von Symbol- und Bedeutungssystemen auf Gruppen oder Klassen praktiziert, sodass sie als legitim erlebt wird. Eine zentrale Stütze der symbolischen Gewalt ist das pädagogische Handeln, mit dem die kulturell anerkannten Wahrheitsregime vermittelt werden. Vollzogen wird es nach Bourdieu in Form „institutionalisierter", „familiärer" und „diffuser Erziehung" (Bourdieu & Passeron, 1973, S. 13–14), wobei unter diffuser Erziehung auch die informelle Bildung und Sozialisation durch Peergroups, Medien u. a. meinungsbildende Gruppierungen zu zählen sind. Diese „stille Pädagogik" (Bourdieu, 1987b, S. 129) spiegelt die Interessen der herrschenden Gruppen oder Klassen und reproduziert die kulturelle Ordnung und damit eben auch deren Machtverhältnisse.

Aufgabe der pädagogischen Arbeit ist es, Ordnung zu halten und die richtigen Dispositionen, die richtigen Werte und Überzeugungen und den richtigen Geschmack zu erzeugen, denn der „ist die Grundlage alles dessen, was man hat …, was man für die anderen ist, … womit man sich selbst einordnet und von den anderen eingeordnet wird" (Bourdieu, 1987a, S. 104). Diese „stille Pädagogik" (Bourdieu, 1987b, S. 129) wirkt auch im Feld der Sozialen Gerontologie, in der Wissenschaft und Praxis der Sozialen Altenarbeit und Altenhilfe und in der

Alterspolitik. Sie erzeugt dort das richtige Denken – die *Doxa* – im Feld. Dort dreht es sich u. a. um die Fragen nach den richtigen Konzepten und Strategien für ein ‚gutes Alter(n)'. Dabei mischen sich die alten philosophischen Frage nach dem guten Leben im Alter mit modernen Vorstellungen des Wohlbefindens und Wohlergehens *(Well-Being)* und normativen Erwartungshaltungen.

Die durch supra-nationale Institutionen kodifizierten und legitimierten politischen Rahmungen (u. a. United Nations [UN], 1982, 1983, 2002) ermächtigen dazu, Leitbilder des aktiven und gesunden Alterns zu propagieren (u. a. World Health Organization [WHO], 2002, 2017), die dann auf nationaler, regionaler und kommunaler Ebene zu implementieren sind. Dabei mischen sich u. a. ethische, wissenschaftliche, ökonomische, und politische Absichten und Interessen und zirkulieren um die „holy trinity" (Timonen, 2016, S. 16), unabhängig zu leben, länger zu arbeiten und – in Familie und Gemeinschaft – sozial produktiv zu bleiben. Ein solcher „virtuous circle" (Timonen, 2016, S. 16), in dem jedes ‚gute' Verhalten weitere ‚gute' Verhaltensweisen fördert und ermöglicht, leitet sich unmittelbar aus den *Kodifizierungen* des aktiven und gesunden Alterns ab, die in einem engen Zusammenhang mit der Disziplinierung und Normierung von Praktiken stehen und als Verfahren des „Erhalts der symbolischen Ordnung" (Bourdieu, 1992, S. 104) zu lesen sind.

So sehr bereits die (wissenschaftliche) Klassifizierung von Altersgruppen oder Altersleitbildern – z. B. aktives, erfolgreiches, gesundes, gutes Alter(n) – mit Skepsis und kritischer Sorgfalt begleitet wird (Katz & Calasanti, 2015), so sehr wäre das auch für die soziale und politische Implementierung und weitere Diffundierung derartiger Überlegungen erforderlich. Denn hier treten insbesondere auch die *Doxosophen* in Aktion, also jene „Meinungsgelehrte oder Scheinwissenschaftler" (Bourdieu, 1998b, S. 72), die die Narrative des aktiven, erfolgreichen und gesunden Alterns bereitwillig aufgreifen und dabei nicht nur den Diskurs verstärken, sondern in ihrer „Stellungnahme über *etwas schon Ausgedrücktes*" die „*Arbeit des Ausdrückens* verschwinden" lassen (Bourdieu, 2010, S. 229–230, Herv. i. O.). Das heißt, der eigentliche Klassifizierungsprozess bleibt weitgehend unhinterfragt und wird nicht weiters kritisch reflektiert. Stattdessen werden die Bilder und Vorstellungen des aktiven und erfolgreichen Alterns nur reproduziert und letztlich auch kommodifiziert bzw. kommodifizierbar gemacht. Das eröffnet zugleich die Einfallstore für externe Anfragen an und Zugriffe auf das Feld der Sozialen Gerontologie oder der Sozialen Altersarbeit – z. B. aus dem Komplex von Medizin, Gesundheits-, Schönheits-, Sport- und Freizeitindustrie oder des weiteren Feldes der Seniorenwirtschaft.

2.2 … und auf Foucault

In der Sozialen Gerontologie und der Sozialen Altenarbeit hatte vor dem Hintergrund der sog. Aktivitätsthese das Bild des aktiven Alterns im Rahmen des Paradigmenwechsels von der versorgenden zur aktiven und partizipativen Altenarbeit rasch an Kontur gewonnen. Dabei wurden unter der Leitformel des aktiven, erfolgreichen und produktiven Alterns neue Orientierungen und Strategien in die Soziale Altersarbeit eingeführt, die darauf ausgerichtet sind, „schlummernde Fähigkeiten ins Bewußtsein zu rufen und Aktivitätsfelder zu organisieren, in denen brachliegende Potenziale subjektiv sinnvoll und objektiv nutzbringend umgesetzt werden können" (Zeman, 1998, S. 316). Sie sind aber auch Ausdruck dafür, dass die professionellen Alters-Expertinnen und Experten mit ihren Eingriffen in die sozialen Beziehungen und in das Management sozialer Arrangements über eine doppelte Macht verfügen: Zum einen tragen sie mit ihrer Expertise und ihrem Handeln zur Klassifikation und Reproduktion des Wissens über das Alter(n) bei, zum anderen stabilisieren sie damit zugleich die Macht- und Herrschaftsverhältnisse in diesem Bereich (Powell & Biggs, 2000) und gehören damit zu den von Foucault ausgemachten alltäglichen *„Normalitätsrichtern"* (Foucault, 1977, S. 393, eigene Herv.).

Dieses wirkungsmächtige Erbe der sog. Aktivitätstheorie fügt sich unter dem Vokabular des ‚erfolgreichen' und ‚produktiven Alterns' in die von Foucault beschriebenen Dispositive der normalisierenden Macht, die darauf zielen, sich bis ins hohe Alter möglichst flexibel und mobil zu verhalten und den Menschen nicht nur auf-, sondern auch entsprechend zuzurichten (Schroeter, 2013). Es reiht sich in die entsprechenden Strategien der *Bio-Politik* ein, die mit ihren zwei Polen der *Disziplinierung des Körpers* und der *Kontrolle der Bevölkerung* (Foucault, 1999) auf die „Maximalisierung des Lebens" und die „Verantwortung für das Leben" (Foucault, 1983, S. 148, 170) zielt und darauf ausgerichtet ist, „das Leben zu sichern", „das Lebende in einen Bereich von Wert und Nutzen zu organisieren" (Foucault, 1983, S. 167, 171) und die menschlichen Körper in Objekte politischen Wissens zu transformieren. Eine solche Bio-Politik impliziert auch das Anliegen, die (alternden) Menschen und ihre Körper in ihrer Lebensführung nach den Erkenntnissen der modernen wissenschaftlichen Standards zu fördern, zu versorgen und an den gesellschaftlichen Normen auszurichten (Schroeter, 2009). Das geschieht nicht nur über Fremdzwänge, sondern zunehmend auch über die ins Persönlichkeitssystem integrierten Selbstzwänge zum gesundheitsbewussten und aktiven Leben im Alter.

Foucaults Ansatz gilt als eine in der Sozialen Gerontologie neue Form der Interpretation und Problematisierung von Wissenssystemen (Powell, 2006), der attestiert wird, ein konzeptionelles „Toolkit" (Powell, 2009) für die angewandte Gerontologie anzubieten, mit dem die Sozial- und Gesundheitsberufe als Mittel oder Instrumente der staatlichen Gouvernementalität zur Reproduktion der Altersdiskurse und Alterspraktiken zu problematisieren seien. In diesem Kontext wurden vor dem Hintergrund einer veränderten und expandierten Dienstleistungskultur auch die Professionen der sozialen Altenarbeit und der Bereich der angewandten Gerontologie als Managementsysteme neu justiert. Als besonders relevant erscheint, dass soziale Praktiken ein bestimmtes Muster der ‚Normalisierung' definieren. Und im Kontext der angewandten Gerontologie wird dieses Normalisierungsmuster von Altersfachleuten im Rahmen eines Assessment-Verfahrens geprüft und beurteilt, sodass das Care Management insgesamt zu einem Überwachungsraum älterer Menschen wird (Powell & Biggs, 2000; Powell, 2009; Schroeter, 2005a). Weiterhin wird argumentiert, dass die Selbstverantwortung durch das Narrativ der Gesundheit zu einer verdeckten Form der moralischen Beurteilung geworden sei, insofern ein gesundes Alter als Nachweis einer umsichtigen Selbstsorge angesehen werde. So unterscheiden Powell und Biggs drei Angebotsbereiche für die Technologien des Selbst von älteren Menschen: a) die Angebote zur Bewegung, gesunden Ernährung und Diäten, b) die Angebote zur Beratung und zu Gesprächs- und Psychotherapien für ältere Erwachsene und c) Angebote zum Einsatz von Bio-Technologie und anderen Formen der Selbsttechnologie zur Veränderung und Verbesserung *(Enhancement)* der Körperleistung und des Aussehens (Powell & Biggs, 2004, S. 23).[4]

Nun sind derartige Techniken keine Errungenschaft der Moderne, sondern gehen auf eine Jahrhunderte währende Tradition zurück (Turner, 2009). Entsprechend greift auch Foucault in der Herleitung seiner Ideen zu den *Techniken des Selbst* auf antike Vorstellungen zur *Sorge um sich* und zur Dietätik[5] zurück und zeigt, wie sich das Prinzip der *Sorge um sich* zu einem „Imperativ" entwickelt hat, „der durch alle möglichen Lehren wandert," und die „Form einer Haltung, einer Weise des Sichverhaltens angenommen" (Foucault, 1989, S. 62)

[4] Caroll Estes hatte bereits in ihren frühen Ausführungen zum *Aging Enterprise* gezeigt, wie die sozialen und gesundheitlichen Bedürfnisse der älteren Menschen zu gewinnbringenden Gütern verarbeitet und als Ware behandelt werden, wobei dem medizinisch-industriellen Komplex eine besondere Rolle bei der Kommodifizierung des Alters und der Gesundheit zufällt (Estes, 1979; Estes et al., 2001).

[5] Vgl. u. a. Foucault 1989, 2009.

hat, was sich in vielerlei Praktiken – u. a. zur Körperpflege, Meditation, maßvollen Bedürfnisbefriedigung – ausdrücke (Foucault, 1989).

Die Technologien des Selbst öffnen den Blick in zwei Richtungen: Zum einen können sie als gesellschaftlich strukturierte Formen der Daseinsbewältigung gelesen werden, die je nach den kulturell-normativen Imperativen einer jeweiligen Gesellschaft unterschiedliche Gestalt annehmen. Zum anderen weisen sie aber auch auf die strukturierenden Elemente des Selbst hin und fokussieren auf die den Techniken u. a. zugrunde liegenden Aspirationen, Fähigkeiten, Kompetenzen und Ressourcen. Das verweist auf den von Foucault betonten doppelten Sinn des Wortes Subjekt:

> (...) vermittels Kontrolle und Abhängigkeit jemandem unterworfen sein und durch Bewußtsein und Selbsterkenntnis seiner eigenen Identität verhaftet sein. Beide Bedeutungen unterstellen eine Form von Macht, die einen unterwirft und zu jemandes Subjekt macht. (Foucault, 1987, S. 246–247).

Das bahnt den Weg zur modernen Figur des „Unternehmers seiner selbst" (Foucault, 2004, S. 314), der in einem eigentümlich ambivalenten Modus zwischen individueller Ausrichtung (Sich-selbst-Formen) und gesellschaftlicher Zurichtung (Geformtwerden) operiert. In diesem Dilemma dringen auch beim alten oder alternden Menschen die gesellschaftlichen Subsysteme von Wirtschaft, Staat und Verwaltung mit ihren Imperativen unmittelbar in seine Alltagsgestaltung. Äußere und innere Realitäten werden zusammengeführt, gesellschaftliche Systemanforderungen sickern in die Verfolgung individueller Interessen und lagern sich in der alltäglichen Lebensführung ein, wo sich Fremd- und Selbstverantwortung zur „fremdbestimmten Selbstverantwortung" (Vobruba, 2015) vermischen.

3 Eine Neubetrachtung im Kontext des *Doing Age*

Diese Ambivalenz lenkt den Blick auf das *Doing Age,* das in dem hier vertretenen Verständnis gleichermaßen als eine Heuristik zur sozialen (Re-)Konstruktion und als eine praxeologische Form zur sozialen Verwirklichung des Alter(n)s zu lesen ist. Der Begriff des *Doing Age* wurde m. W. erstmalig von Cheryl Laz (1998) eingeführt, die ihn in Analogie zum *Doing Gender* von West und Zimmerman (1987) formulierte und vor allem in einem interaktionistischen Verständnis des ‚act your age' benutzte. Der von Schroeter (2005b, 2012, 2014, 2018a, 2018b) benutzte Begriff des *Doing Age* geht jedoch über die reine Interaktionsebene hinaus und ist eher in einem praxeologischen Verständnis zu lesen, das die wechselwirkende Verschränkung der unterschiedlichen Ebenen des *Doing Age* hervorhebt.[6]

Bei einer praxeologischen Betrachtung des *Doing Age* rückt unweigerlich die alte Debatte um Handlung/*Agency* und Struktur ins Zentrum der Aufmerksamkeit (Schroeter, 2021). Auf der individuellen Interaktionsebene stellt sich das *Doing Age* als eine Handlungsform zur Realisierung des eigenen Alter(n)s dar und umschließt gleichermaßen das mit subjektivem Sinn (nach Weber) und mit praktischem Sinn (nach Bourdieu) versehene individuelle Handeln. Es umspannt in diesem praxeologischen Verständnis auch all die mit „Alltagsverstand" (Bourdieu, 1987b, S. 127) ausgestatteten Praktiken und Strategien, die ohne rationales Kalkül erfolgen. Damit wird zugleich die gesellschaftliche Strukturebene angesprochen, weil das *Doing* nicht auf die Perspektive der individuellen Wahloptionen zu verengen ist. Das *Doing* ist immer an spezifische Lebenslagen gebunden, die gleichermaßen vorgegebene Opportunitätsstrukturen und individuell zu gestaltenden Dispositionsspielraume umfassen und eine dialektische Beziehung von Verhältnissen und Verhalten voraussetzen (Amann, 2000).

Doing heißt Handlung und Praxis zugleich. Handlungen sind subjektgebunden und beziehen sich unmittelbar auf die handelnden Akteure. Praktiken können nur relational gedacht und in der Gesamtfiguration von *Doing, Being, Feeling* und *Saying* betrachtet werden. Sie sind „das Tun, Sprechen, Fühlen und Denken, das wir notwendig mit anderen teilen" (Schäfer, 2016, S. 12), welches auch immer in verschiedene (u. a. körperliche, kulturelle, materielle, räumliche, zeitliche) Kontexte eingebettet ist. Praxistheoretisch ist zwischen Objekten, Subjekten, Räumlichkeiten, Zeitlichkeiten und Kollektiven als „Einheiten des Sozialen" und zwischen dem Beobachten, Bewerten, Hervorbringen und Aneignen als den „Praktiken der Welterzeugung" (Reckwitz, 2021, S. 81) zu unterscheiden. Folgt man der praxeologischen Leitmaxime – „Behandele das Phänomen als einen Nexus von *doings!*" (Reckwitz, 2021, S. 66, Herv. i. O.) –, dann sind bei der Entschlüsselung oder Rekonstruktion der Praktiken *(doing)* des Phänomens Alter verschiedene idealtypisch zu differenzierende Dimensionen oder Kontexte zu berücksichtigen:

Ausgangspunkt der Überlegungen ist die *Relationalität und Komplementarität* von Individuum und Gesellschaft, wie sie uns bereits Simmel vor Augen hielt (Simmel, 1989). Daran anknüpfend hat Elias später plausibilisiert, wie aus der Verflechtung vieler Einheiten die Menschen „durch eine Fülle von unsichtbaren

[6] Zu den dem *Doing Age* zugrunde liegenden Axiomen vgl. Schroeter (2018a, S. 101–104; 2021, S. 30–35).

Ketten" (Elias, 1987, S. 31) aneinander gebunden werden[7] und wie daraus eine eigentümliche Ordnung erwächst, die sich nicht aus dem geplanten und zweckgerichteten Handeln der einzelnen Akteure herleitet, sondern im Ganzen ungeplant vollzieht. In einer praxistheoretischen Weiterführung wird das als ziellose Dialektik der Öffnung und Schließung von Kontingenzen bezeichnet (Reckwitz, 2021). Damit wird der Blick auf die Doppelfigur des *un/doing* (Höppner & Wanka, 2021) und auf den diesen Praktiken innewohnenden „Modus der Dauerrevision" (Reckwitz, 2021, S. 77) gelenkt. Das zeigt sich auch in den Konstruktionen von Altersbildern, Alterssemantiken, Altersgrenzen, Altershandlungen, Altersordnungen usw. Die eingangs geschilderte *Allodoxie des erfolgreichen Alterns* liest sich mit der Brille der Praxistheorie als eine Momentaufnahme in der „dialektischen Endlosschleife der Stabilisierung, Destabilisierung und Neugestaltung von Ordnung" (Reckwitz, 2021, S. 77). Mit dem geäußerten Unbehagen an der lange Zeit geltenden Vorstellung *(Doxa)* eines defizitären Alters wurde der Versuch einer Kontingenzöffnung am Status quo gerontologischer Deutungsmuster unternommen. Mit den Leitbildern eines aktiven, erfolgreichen und produktiven Alters wurden neue Vorstellungen und Strukturen in die Altersforschung und Alterspolitik eingeführt, die auf eine neue Hegemonie und damit auf Kontingenzschließung zielen, zugleich aber auch Neuverhandlungen und Kritik hervorrufen.

Damit ist indirekt auch der Aspekt der *Zeitlichkeit der Praktiken* angedeutet, hier vor allem im Kontext des von Dilthey und Mannheim herausgearbeiteten Wechselspiels des Abgangs früherer und des Eintretens neuer Kulturträger. Der Gedanke findet neuerdings in der Praxistheorie seine Reformulierung, wenn dort die Praxis der Moderne durch ein „radikales zeitliches Regime des Neuen" gesehen wird, dessen Kehrseite sich in einer „Verlustdynamik" und „zeitlichen Hybridisierung" (Reckwitz, 2021, S. 71) zeigt. Aufbauend auf Dilthey hatte Mannheim den vergesellschaftenden Charakter der Generationen paradigmatisch herausgearbeitet und darauf aufmerksam gemacht, dass sich Generationen, ähnlich wie soziale Klassen, über eine „*verwandte Lagerung* der Menschen im sozialen Raume" (Mannheim, 1964, S. 526, Herv. i. O.) und in der Zeit herleiten

[7] Insofern ist sowohl bei den theoretischen und empirischen Beiträgen der Altersforschung als auch bei den praktischen Bemühungen der Alterspolitik zu einem guten oder gelingenden Alter immer mitzubedenken, dass die handelnden Akteure nicht nur singuläre Agenten, sondern in ein komplexes Netzwerk sozialer Beziehungen eingebundene ‚Inter-Agenten' sind (Burkitt, 2016), die dort auf verschiedenen Ebenen und Bühnen auch stets um Orientierung, Ressourcen, Anerkennung und Macht ringen (Schroeter, 2000b, 2004b).

lassen. Diese Generationslage beschränkt und öffnet den individuellen Möglichkeitsraum gleichermaßen, was Mannheim unter den Begriff der *inhärierenden Tendenz* einer jeden Lagerung stellt. Damit bringt er zum Ausdruck, dass eine solche Lagerung auf der einen Seite zwar „eine große Zahl der möglichen Arten und Weisen des Erlebens, Denkens, Fühlens und Handelns" ausschaltet, dass ihr auf der anderen jedoch „im *positiven* Sinne eine Tendenz auf bestimmte Verhaltungs-, Gefühls- und Denkweisen" (Mannheim, 1964, S. 528, Herv. i. O.) anhaftet. Von hier aus ist auch der Bogen zu Bourdieus Habitustheorie zu schlagen, wobei bereits Mannheim – trotz seines Beharrens auf den prägenden Einfluss der formenden Jahre in der Jugend (Mannheim, 1964) – darauf verwiesen hatte, dass die „ältere Generation durch eine in der Lebenserfahrung erworbene Elastizität in bestimmten Sphären" durchaus „umstellungsfähiger" (Mannheim, 1964, S. 541) sei als mittlere Generationen. Ähnlich argumentiert Bourdieu, wenn er zwar davon ausgeht, dass „das ursprünglich Erworbene das später Angeeignete bedingt, in dem es Kategorien zur Wahrnehmung und Bewertung aller späteren Erfahrungen ausbildet", aber gleichzeitig darauf verweist, dass „man sich diesen Prozeß allerdings auch nicht als *Verhängnis* denken (darf), so als wäre mit dem Anfang alles weitere ein für allemal festgelegt." (Bourdieu, 1985b, S. 378, Herv. i. O.)

Diese Gedanken aufgreifend ist auch das *Doing Age* als ein zeitlich eingebetteter Prozess sozialer Praktiken des Alters im Zusammenspiel sich überlappender struktureller Handlungskontexte von Vergangenheit, Gegenwart und Zukunft zu verstehen. Das verweist sowohl auf die bewusste und unbewusste Reaktivierung vergangener Denk- und Handlungsmuster als auch auf die Antizipation möglicher zukünftiger Handlungsverläufe sowie auf die aktuelle Fähigkeit, situativ den ‚praktischen Sinn' (Bourdieu) abzurufen. Ein solcher Zugang erfolgt auf der Basis der Bedeutung der alltäglichen Erfahrungen im gewöhnlichen Fluss des „here and now", „there, then, and later" und „whatever reason" (Gubrium & Holstein, 1995, S. 557). Die sozialen Praktiken entfalten sich anhand der gewöhnlich zur Verfügung stehenden Bedeutungen und Ressourcen des lokal Geteilten – z. B. der gemeinsamen Kategorien, Typisierungen und Konventionen lokaler Kulturen –, der biographischen Einzel- oder Besonderheiten und der als bedeutsamen erachteten zur Verfügung stehenden materiellen Objekte (Gubrium & Holstein, 1995).

Damit ist auch der Doppelaspekt der *Materialität der Praktiken* angesprochen, der zum einen die *Materialität der Körper* und zum anderen die *Materialität der Dinge* umfasst (Reckwitz, 2003). Ausgehend von Husserls Erkenntnis der „Leiberfahrung als notwendiges Moment der Welterfahrung" (Husserl, 2008, Kap. IX, S. 603–672) wirkt der Körper als Scharnier zwischen gelebter Innerlichkeit und sozialer Äußerlichkeit (Grosz, 1993). Diese Doppelaspektivität von innerem

Leibsein und äußerem Körperhaben (Plessner, 1981) findet sich – zumindest implizit – auch in der für das *Doing Age* relevanten Differenzierung von Körperlichkeit und Verkörperung. Die materielle Präsenz des Körpers *(Corporeality)* ist mit seiner Fähigkeit zu wachsen, etwas zu erzeugen und zu verfallen (Gilleard & Higgs, 2013) die notwendige Voraussetzung für die Verkörperung *(Embodiment)* sozialer Praktiken und Identitäten.[8] In diesem Sinne ist der alternde Körper dem Menschen als Aufgabe zugestellt, die er zu bewältigen hat, sodass Plessners Credo „Er [der Mensch, K. R. S.] muß tun, um zu sein" (Plessner, 1981, S. 392) hier als ein „Being by Doing" (Schroeter 2012, S. 42) oder als ein *Being Old by Doing Age* zu lesen ist.

Dass dabei auch den materiellen Dingen eine zentrale Bedeutung im Alter und beim Altern zufällt, dürfte unstrittig sein und wurde jüngst im Rahmen der aufkeimenden *Material Gerontology* zu Recht betont (u. a. Höppner, 2021; Höppner & Urban, 2018). Der Gedanke, dass Dinge notwendigerweise zum menschlichen Handeln gehören, erfährt seine Begründung in der Philosophischen Anthropologie.[9] Dort werden die Dinge zwar zumeist im Kontext der Technik als Instrumente verstanden, denen eine bestimmte Funktion zugewiesen wird, als Mittel zur Selbsterkenntnis, zur Kompensation von Mängeln oder zur Befreiung oder zumindest Regulierung des äußeren Überraschungsfeldes – letztlich zur Schaffung von Kultur und zum *Aufbruch zur Artifiziellen Gesellschaft* (Popitz, 1995). Dabei ist keineswegs verborgen geblieben, dass den Dingen selbst eine sozialkonstituierende Funktion zufällt und Sachen soziale Verhältnisse und Positionen vermitteln (Linde, 1972). So unterscheidet Linde zwischen dem *Ding* als Bezeichnung für ein Objekt der ‚natürlichen Umgebung', das menschliches Handeln und Verhalten auslösen kann, und einer *Sache,* die bereits als zweckhaft vergegenständlichtes Teilglied der Umwelt gesellschaftlich legitimierten und normierten Handlungsentwürfen unterliegt (vgl. Linde, 1982, S. 141). In ähnlicher Weise hatte von Borries (1980) im Anschluss an die Figurationssoziologie von

[8] Nach Gilleard und Higgs beziehen sich die verkörperten Identitäten (*Embodied Identities*) auf ausgewählte Aspekte der körperlichen Erscheinung oder der körperlichen Funktionen, die den Einzelnen unterschiedliche Positionen in der Gesellschaft zuweisen. Die verkörperten Praktiken (*Embodied Practices*) beziehen sich hingegen auf jene Aktivitäten der Selbst-Sorge, die den Körper auf unterschiedliche soziale, kulturelle und persönliche Identitäten und auf die damit verbundenen Lebensstile ausrichten (Gilleard & Higgs, 2013, S. ix).

[9] Vgl. insbesondere Alsberg (1922), Scheler (1928), Plessner (1928) und Gehlen (1940) und die von ihnen explizierten Prinzipien der Körperausschaltung (Alsberg), Weltoffenheit (Scheler, Plessner), exzentrischen Positionalität (Plessner), natürlichen Künstlichkeit (Plessner) und Entlastung (Gehlen).

Elias Technik *als* Sozialbeziehung und technische Geräte als Sonderform sozialer Beziehung verstanden. Später wurden Figurationen als bloße Netzwerke, Assoziationen oder Assemblagen deklariert und *„jedes Ding,* das eine gegebene Situation verändert, indem es einen Unterschied macht", als „ein Akteur – oder, wenn es noch keine Figuration hat" (Latour, 2007, S. 123, Herv. i. O.), als *Aktant* bezeichnet. Damit wird eine Handlung nicht als einzelner Akt eines Individuums, sondern als ein sich über mehrere Entitäten erstreckender Prozess verstanden – offen bleibt jedoch, ob hier nicht vorschnell Handlung und Wirkung gleichgesetzt werden (Lindemann, 2009). Jedenfalls eröffnet eine solche Sicht zumindest den Blick dafür, wie materielle Dinge auch wirkungsmächtig in die alltägliche Lebenswelt alter Menschen greifen – von einfachen Alltagsgegenständen über Medizin- und Gesundheitstechniken bis hin zu komplexen Assistenzsystemen – und das *Doing Age* mitgestalten.

Während Höppner und Urban das Konzept des *Doing Age* an seine Grenzen stoßend sehen, wenn es um die Materialität des Alters und des Alterns geht, und ihm vorhalten, Gefahr zu laufen, die körperlichen Fähigkeiten und Veränderungen sowie die materielle Umwelt zu vernachlässigen (Höppner & Urban, 2018), wenden sich meine Überlegungen zum *Doing Age* zum einen gerade gegen die Vorstellung, dem Alter „seine körperlich-materielle Substanz zu rauben" (Schroeter, 2021, S. 27). Zum anderen wird dort eingefordert, das *Doing Age* nicht auf mikrosoziale *Face-to-face*-Beziehungen zu reduzieren und es wird explizit darum geworben, die Rolle der nicht-humanen Aktanten stärker in die Rekonstruktion des *Doing Age* einzubeziehen (Schroeter, 2021).

Eine weitere zentrale Grundannahme der *Doing Age*-Heuristik geht davon aus, dass das Altern auf einer *leiblich-affektiven Ebene* zugleich in seiner sinnlich empfundenen Qualität konstitutiver Bestandteil subjektiver Identitäten ist (Schroeter 2021). Bei diesem Zugang geht es zwar insbesondere um das subjektiv empfundene Alter(n) als gespürte Realität und um das zum *Ausdruck* gebrachte Spüren des alternden Leibes (Schroeter, 2012). Dabei ist zweierlei festzuhalten: zum einen, dass *Affekte* keine individuellen Eigenschaften sind, sondern in sozialen Beziehungen im Rahmen eines *„doing affect"* (Reckwitz, 2021, S. 61, Herv. i. O.) erzeugt werden und damit als auf Subjekte, Objekte oder Vorstellungen gerichtete Erregungs*prozesse* auf der Ebene der sozialen Praktiken zu verorten sind (Reckwitz, 2016). Zum anderen ist zu bedenken, dass der menschliche Körper – so z. B. beim scham- oder zornhaften Erröten, beim schreckhaften Erbleichen, beim schmerzverzerrten Gesichtsausdruck oder beim Lachen oder Weinen – mitunter „andere Intentionen (verrät) als wir intentional gerne mitgeteilt hätten"

(Joas, 1992, S. 249). Hier ist die von Schütz gezogene Differenz von Ausdruckshandlung und Ausdrucksbewegung hilfreich,[10] um zu verstehen, wie jeweils Inneres – z. B. Angst, Schreck, (Un-)Behagen, Begehren, Freude, Leid, Schmerz, Trauer, (Un-)Ruhe – nach außen gekehrt und wie auch der alte(rnde) Körper zur Ausdrucksfläche und zum natürlichen Resonanzboden menschlicher Expressivität wird (Plessner, 1982).

4 Schluss: Doing Age in Small Ways[11]

Ist das oben gezeichnete Bild des *Doing Age* in seiner praxeologischen Ausrichtung stärker auf die Gesamtfiguration von Alter mit ihren relational verwobenen Dimensionen der Einheiten des Sozialen (Objekt, Subjekt, Raum, Zeit, Materialität) ausgerichtet, so liegt der Fokus beim *Doing Age in Small Ways* auf dem mikroskopischen Ausschnitt der individuellen Handlungsebene *innerhalb* dieser Gesamtfiguration. Im Zusammenhang mit der Frage nach dem erfolgreichen, gelingenden oder guten Alter(n) ist der Blick dabei u. a. auf die nachgelassenen Bühnen des Alltags zu werfen mit seinen verengten und problematischen Möglichkeitsräumen, einen Weg der kleinen und überschaubaren Pfade zu bahnen (Schroeter & Zimmermann, 2012). Dazu gehört auch eine Hinterfragung und Reformulierung des handlungstheoretischen Paradigmas mit seinem Universalitätsanspruch, sodass mit Handlung (oder *Agency*) auch all jene Formen der Passivität, Sensibilität, Rezeptivität und Gelassenheit (Joas, 1992) einzufangen sind, die Joas mit dem Husserl'schen Begriff der *passiven Intentionalität* umriss, und „in denen der Körper intentional freigesetzt, losgelassen, nicht kontrolliert werden soll" (Joas, 1992, S. 248).

Das setzt zum einen die Anerkennung einer dem Menschen anthropologisch zugeordneten „Grundpassivität" (Körtner, 2006, S. 115) voraus, die bereits bei der Geburt (geboren *werden*) angelegt ist und sich im weiteren Verlauf des Lebens in manchen Situationen der Hilfsbedürftigkeit – z. B. bei Krankheiten und

[10] Schütz (1974) versteht unter *Ausdruckshandlung* „jedes Handeln (...), mit welchem ein Mensch Inhalte seines Bewußtseins ‚nach außen zu projizieren' wünscht, sei es, um sie für sich selbst festzuhalten (...), sei es, um sie einem Anderen mitzuteilen (kundzugeben)" (S. 162). Die *Ausdrucksbewegung* hingegen ist „ein bloßes Sich-Verhalten", das „nicht in kommunikativer Absicht erfolgt" und dem das dem echten Handeln kennzeichnende „um-zu-Motiv" fehlt (Schütz, 1974, S. 163).

[11] Dieser Abschnitt folgt im Wesentlichen Schroeter (2017, 2018a, 2018b).

Gebrechlichkeiten – bis hin zum Sterben neu entfaltet. Das verweist zum anderen darauf, dass Fragilität und Vulnerabilität – und folglich auch Hilfsbedürftigkeit – Teilbestände der *Conditio humana* sind, denen sich der Mensch zu stellen und sie *„eigentätig in Chancen seiner Lebensfristung um(zu)arbeiten"* hat (Gehlen, 1986, S. 36, Herv. i. O.). Das dazu erforderliche *Doing* geschieht durch Entlastung (Gehlen), bzw. durch Reduktion von Komplexität (Luhmann) oder – gerontologisch formuliert – durch Selektion und Kompensation (Baltes). Beim *Doing Age in Small Ways* stehen insbesondere die kleineren Entlastungen[12] im Zentrum der Aufmerksamkeit. Im Lichte der Überlegungen zur unvollendeten Architektur der Humanontogenese (Baltes, 1997) reifte die Erkenntnis, dass mit fortschreitendem Alter und im Angesicht der eigenen Endlichkeit die Vermeidung und Kompensation von Verlusten gegenüber der Verwirklichung von möglichen Gewinnen immer wichtiger[13] und Produktivität, Effektivität und Unabhängigkeit immer weniger bedeutsam werden (Tornstam, 1992). Im Kontext der „Existenziellen Knappheit" (Balla, 1978, S. 22–26) erscheint das Altern als eine von Verlusten und Einschränkungen gezeichnete „naturhafte Veränderung des Lebendigen", die von Rosenmayr unter die plakative Formulierung „Verlieren unter Widerstand" gestellt wurde (Rosenmayr, 1989, S. 153).

Der Verweis auf den Widerstand deutet bereits auf das in den jeweiligen Lebenslagen eingelassene (begrenzte) *Doing Age (in Small Ways)* hin. Die *Lebenslagen* stellen mit ihren *Spielräumen* den Möglichkeitsrahmen zur Realisierung der *Lebenschancen* der Menschen. Damit kann sich das *Doing Age* nur im Spannungsgefüge gesellschaftlich vorgefundener Gelegenheitsstrukturen und individuell auszugestaltender Dispositionsspielräume entfalten. Bei all dem fällt dem alternden Körper eine zentrale Rolle zu, der als *korporales Kapital* in allen Spielräumen zur Erscheinung und zum Einsatz gebracht wird, sodass mit dem *„korporalen Spielraum"* (Schroeter, 2012, S. 45, Herv. i. O.) eine weitere Dimension vorgeschlagen wurde, die nicht einfach als additive Ergänzung zu den anderen Spielräumen, sondern quer zu diesen zu lesen ist.

Um die *verkörperten Praktiken* in den korporalen Spielräumen im Alter näher zu betrachten, lohnt ein Blick auf Foucaults Überlegungen zur Selbstsorge und zu den Technologien des Selbst. Aus einer solchen Perspektive lässt sich für die

[12] Mit Bezug auf die von Gehlen als *Entlastung* bezeichnete Umarbeitung der menschlichen Mangelhaftigkeit unterscheidet Claessens (1970) zwischen kleineren (u. a. Gewohnheiten, Routinen, Selbstverständlichkeiten) und größeren Entlastungen (u. a. Institutionen, Organisationen, Traditionen).

[13] Zur Gewinn-Verlust-Bilanzierung im Alter vgl. Baltes (1997).

alternden und gebrechlicher werdenden Menschen festhalten, dass sie ihre *Sorge um sich* in Anerkennung und Akzeptanz ihrer schwächer werdenden, bedrohten und „von kleinen Gebrechen unterminierte(n) Körper" (Foucault, 1989, S. 79) praktizieren. Diese Selbstsorge im Alter ist als eine Form des *Doing Age in Small Ways* zu verstehen: als Wahrnehmung und Akzeptanz der eigenen Hilfsbedürftigkeit und als Selbstpraktik eines alternden Menschen, der „an gewissen Übeln leidet und sie in Pflege nehmen muß, sei's von eigener Hand, sei's durch jemand, der dazu berufen ist" (Foucault, 1989, S. 80). Das erfordert bestimmte Formen des *Doing,* die mit Foucault als *Technologien des Selbst* zu bezeichnen sind und

> die es dem Einzelnen ermöglichen, aus eigener Kraft oder mithilfe anderer eine Reihe von Operationen an seinem Körper … und seiner Existenzweise vorzunehmen, mit dem Ziel, sich so zu verändern, dass er einen gewissen Zustand des Glücks, der Reinheit, der Weisheit, der Vollkommenheit oder der Unsterblichkeit erlangt. (Foucault, 2005, S. 968)

Das ist voraussetzungsvoll und verlangt nach besonderen Wissensformen und Fähigkeiten, die im Alter begünstigt zu werden scheinen. Dazu gehört auch die *Gelassenheit* (Schmid, 2014), die als eine Technik der Selbstsorge im Alter nicht einfach als Eigenschaft, Fähigkeit oder Haltung da ist, sondern ein *Doing* erfordert. Eine (kritische) Gelassenheit, z. B. gegenüber unwichtig erscheinenden Dingen, Ideen oder Illusionen (Rentsch, 2014), erfolgt nicht automatisch, sie muss erst entwickelt und hergestellt werden und ergibt sich aus der Umarbeitung des Erlebten in eine Gestaltung des Neuen. Der Ausdruck Gelassenheit verweist bereits auf den Akt des Lassens mit seinen verschiedenen Bedeutungen, die sowohl Verzicht und Abschied als auch Hinnahme und Beibehaltung oder Hingabe und Zutrauen umfassen können (Strässle, 2013).[14] Diese Lassensakte im Einzelnen zu erschließen ist äußerst schwierig, weil sich die dahinter wirkenden Haltungen empirisch nicht objektiv beobachten oder messen lassen, sondern nur die auf ihnen beruhenden Formen des Tuns bzw. die erzählerischen Berichterstattungen darüber. Insofern bedarf es hier eines der sozialwissenschaftlichen Hermeneutik folgenden Vorgehens zur Sinnrekonstruktion der Handlungen und Entsagungen der einzelnen Akteure, um die verschiedenen Formen des Lassens – vom Ab- und

[14] Zu den verschiedenen Bedeutungen des Lassens (u. a. gewähren lassen, ab-, be-, los-, über-, ver-, weg-, zulassen) und den unterschiedlichen Bedeutungen der Gelassenheit vgl. Strässle (2013, S. 19–25).

Weglassen von etwas über das Beibehalten und Belassen von etwas, vom Zulassen von etwas bis zum Überlassen und Übertragen von etwas an jemand anderen – als Teilprozesse des *Doing Age in Small Ways* empirisch zu fassen und zu rekonstruieren. Diese stehen dafür, sich trotz der begrenzten (nicht nur körperlichen) Möglichkeiten eine Souveränität des eigenen Handelns zu erhalten, Hilfe anzunehmen oder auch zu verweigern. Das verlangt nach einer Kunst der Selbstgenügsamkeit, Selbstbeschränkung und Selbstbeherrschung,[15] die zuweilen auch einen Hauch an subversiver Kraft in sich tragen mag, wenn damit ein Möglichkeitsraum eröffnet wird, um sich manchen alltäglichen Tyranneien zu verweigern, allfälligen Anforderungen und Moden des aktiven und erfolgreichen Alterns zu entsagen und einfach *nein* sagen zu können. Auf diese Weise kann das passive Sich-Verweigern auch zu einer Option der Widerspenstigkeit in der Aktivgesellschaft werden, der eine subversive Qualität zufällt, weil sie die gesellschaftlichen Ordnungsmuster stört (Schachtner, 1988). Offen bleibt dabei, ob diese ‚Widerspenstigkeit' als bewusster und selbst gewählter Boykott des gesellschaftlichen Aktivitätsimperativs oder als ‚schicksalszufällige' Entsagung oder Passivität im Lebensverlauf zu werten ist.

Wenn man Gelassenheit nicht als Antriebs- oder Teilnahmslosigkeit missversteht, sondern als eine entwickelte Haltung, eine Art alterserprobter Seelenruhe sieht, als eine *Alters-Coolness* i. S. eines Vorstellungs- und Verhaltenscodes, der darauf abhebt, „Haltung zu bewahren" und „möglichen Verlusten und Einschränkungen mit Gefasstheit und Gelassenheit zu begegnen" (Zimmermann, 2013, S. 109), dann mag dieser Begriff vielleicht stellvertretend für all die widerspenstigen Kräfte im Alter stehen, die sich dem Drang der mächtigen Aktivitäts- und Erfolgsimperative entgegenstemmen können. Wenn es gelingen sollte, diese schlummernden Schätze des Alters zu heben, dann erweist sich das Alter vielleicht als „Chance, seinen Willen auch gegen Widerstreben durchzusetzen" (Clausen, 2006).[16]

---

[15] Theoretische Überlegungen dazu liegen zwischenzeitlich vor (u. a. Kruse, 2017; Messner et al., 2017), empirische Studien zu den Strategien und Praktiken älterer Menschen in ihrem Umgang mit dem Prozess der wachsenden Fragilisierung sind jedoch eher selten und widersprüchlich (vgl. zusammenfassend Schroeter & Matter, 2022).

[16] Zur Anwendung von Clausens Theorie der produktiven und destruktiven Arbeit (Clausen, 1988) auf das Alter vgl. Schroeter (2002, 2022).

Literatur

Achenbaum, W. A. (1995). *Crossing frontiers: Gerontology emerges as a science*. Cambridge University Press.

Alsberg, P. (1922). *Das Menschheitsrätsel*. Sibyllen-Verlag.

Amann, A. (2000). Sozialpolitik und Lebenslagen älterer Menschen. In G. M. Backes & W. Clemens (Hrsg.), *Lebenslagen im Alter. Gesellschaftliche Bedingungen und Grenzen* (S. 53–74). Leske + Budrich. https://doi.org/10.1007/978-3-322-97450-1_3.

Amrhein, L. (2013). Die Soziale Konstruktion von „Hochaltrigkeit" in einer jungen Altersgesellschaft. *Zeitschrift für Gerontologie und Geriatrie, 46*(1), 10–15. https://doi.org/10.1007/s00391-012-0459-3.

Balla, B. (1978). *Soziologie der Knappheit. Zum Verständnis individueller und gesellschaftlicher Mängelzustände*. Enke.

Baltes, P. B. (1997). Die unvollendete Architektur der menschlichen Ontogenese: Implikationen für die Zukunft des vierten Lebensalters. *Psychologische Rundschau, 48*(4), 191–210.

Bauman, Z. (1995). *Moderne und Ambivalenz. Das Ende der Eindeutigkeit*. Fischer.

Biggs, S., & Powell, J. L. (2001). A Foucauldian analysis of old age and the power of social welfare. *Journal of Aging & Social Policy, 12*(2), 93–112. https://doi.org/10.1300/J031v12n02_06.

Bourdieu, P. (1985a). *Sozialer Raum und »Klassen«. Leçon sur la leçon. Zwei Vorlesungen*. Suhrkamp.

Bourdieu, P. (1985b). „Vernunft ist eine historische Errungenschaft, wie die Sozialversicherung". Bernd Schwibs im Gespräch mit Pierre Bourdieu. *Neue Sammlung, (25)*3, 376–394.

Bourdieu, P. (1987a). *Die feinen Unterschiede. Kritik der gesellschaftlichen Urteilskraft*. Suhrkamp.

Bourdieu, P. (1987b). *Sozialer Sinn. Kritik der theoretischen Vernunft*. Suhrkamp.

Bourdieu, P. (1992). *Rede und Antwort*. Suhrkamp.

Bourdieu, P. (1993). *Soziologische Fragen*. Suhrkamp.

Bourdieu, P. (1998b). *Vom Gebrauch der Wissenschaft. Für eine klinische Soziologie des wissenschaftlichen Feldes*. UVK.

Bourdieu, P. (2010). *Politik. Schriften zur Politischen Ökonomie 2*. UVK.

Bourdieu, P. (2013). Symbolisches Kapital und soziale Klassen. *Berliner Debatte Initial, 24*(2), 4–13.

Bourdieu, P., & Passeron, J.-C. (1973). *Grundlagen einer Theorie der symbolischen Gewalt*. Suhrkamp.

Bourdieu, P., & Wacquant, L. (1996). *Reflexive Anthropologie*. Suhrkamp.

Burkitt, I. (2016). Relational agency: Relational sociology, agency and interaction. *European Journal of Social Theory, 19*(3), 322–339. https://doi.org/10.1177/1368431015591426.

Claessens, D. (1970). *Instinkt, Psyche Geltung* (2. Aufl.). Westdeutscher Verlag.

Clausen, L. (1988). *Produktive Arbeit, destruktive Arbeit. Soziologische Grundlagen*. de Gruyter. https://doi.org/10.1515/9783110848335.

Clausen, L. (2006). Alter als Chance, seinen Willen auch gegen Widerstreben durchzusetzen. In K. R. Schroeter & P. Zängl (Hrsg.), *Altern und bürgerschaftliches Engagement. Aspekte der Vergemeinschaftung und Vergesellschaftung in der Lebensphase Alter* (S. 19–25). Springer VS. https://doi.org/10.1007/978-3-531-90148-0_2.

Collyer, F. (2018). Envisaging the healthcare sector as a field: Moving from Talcott Parsons to Pierre Bourdieu. *Social Theory and Health, 16*(2), 111–126. https://doi.org/10.1057/s41285-017-0046-1.

Elias, N. (1987). *Die Gesellschaft der Individuen* (M. Schröter, Hrsg.). Suhrkamp. (Erstveröffentlichung 1939).

Estes, C. L. (1979). *The aging enterprise*. Jossey-Bass.

Estes, C. L. (2001). *Social policy & aging: A critical perspective.* Sage. https://doi.org/10.4135/9781452232676.

Foucault, M. (1977). *Überwachen und Strafen. Die Geburt des Gefängnisses.* Suhrkamp.

Foucault, M. (1983). *Der Wille zum Wissen.* Suhrkamp.

Foucault, M. (1987). Das Subjekt und die Macht. In H. L. Dreyfus & P. Rabinow (Hrsg.), *Michel Foucault. Jenseits von Strukturalismus und Hermeneutik* (S. 241–261). Athenäum. https://doi.org/10.5169/seals-652072.

Foucault, M. (1989). *Die Sorge um sich.* Suhrkamp.

Foucault, M. (1999). *In Verteidigung der Gesellschaft.* Suhrkamp.

Foucault, M. (2004). *Geschichte der Gouvernementalität II: Die Geburt der Biopolitik.* Suhrkamp.

Foucault, M. (2005). *Schriften in vier Bänden. Dits et Ecrits. Band IV: 1980–1988.* Suhrkamp.

Gehlen, A. (1986). *Der Mensch. Seine Natur und seine Stellung in der Welt* (13. Aufl.). Aula. (Erstveröffentlichung 1940).

Gilleard, C. (2020). Bourdieu's forms of capital and the stratification of later life. *Journal of Aging Studies, 53,* https://doi.org/10.1016/j.jaging.2020.100851.

Gilleard, C. (2022). Old age as a new class or an outdated social category? Objective and symbolic representations of later life. *Ageing & Society, 42*(7), 1499–1512. https://doi.org/10.1017/S0144686X20001579.

Gilleard, C., & Higgs, P. (2011). The third age as a cultural field. In D. C. Carr & K. Komp (Hrsg.), *Gerontology in the era of the third age: Implications and next steps* (S. 33–49). Springer.

Gilleard, C., & Higgs, P. (2013). *Ageing. Corporeality and embodiment.* Anthem Press.

Green, B. S. (1993). *Gerontology and the construction of old age. A study in discourse analysis.* de Gruyter.

Grosz, E. (1993). Bodies and knowledges: Feminism and the crisis of reason. In L. Alcoff & E. Potter (Hrsg.), *Feminist Epistemologies* (S. 187–216). Routledge.

Gubrium, J. F., & Holstein, J. A. (1995). Individual agency, the ordinary, and postmodern life. *The Sociological Quarterly, 36*(3), 555–570. https://doi.org/10.1111/j.1533-8525.1995.tb00453.x.

Höppner, G. (2021). Verteiltes Alter(n): Grundlagen einer materialitätstheoretisch informierten Kulturgerontologie. In F. Kolland, V. Gallistl, & V. Parisot (Hrsg.), *Kulturgerontologie – Kulturalistische Perspektiven auf das Alter(n) im deutschsprachigen Raum* (S. 217–235). Springer VS. https://doi.org/10.1007/978-3-658-31547-4_12.

Höppner, G., & Urban, M. (2018). Where and how do aging processes take place in everyday life? Answers from a new materialist perspective. *Frontiers in Sociology, 3,* Art. 7. https://doi.org/10.3389/fsoc.2018.00007.

Höppner, G., & Wanka, A. (2021). un/doing age: Multiperspektivität als Potential einer intersektionalen Betrachtung von Differenz- und Ungleichverhältnisse. *Zeitschrift für Soziologie, 50*(1), 42–57. https://doi.org/10.1515/zfsoz-2021-0005.

Husserl, E. (2008). *Husserliana. Bd. 39. Die Lebenswelt. Auslegungen der vorgegebenen Welt und ihrer Konstitution. Texte aus dem Nachlass (1916–1937)* (R. Sowa, Hrsg.). Springer.

Joas, H. (1992). *Die Kreativität des Handelns.* Suhrkamp.

Katz, S. (1996). *Disciplining old age: The formation of gerontological knowledge.* University Press of Virginia.

Katz, S., & Calasanti, T. (2015). Critical perspectives on successful aging: Does it „Appeal More Than It Illuminates"? *The Gerontologist, 55*(1), 26–33. https://doi.org/10.1093/geront/gnu027.

Körtner, U. H. J. (2006). Frailty. Medizinische Überlegungen zur Gebrechlichkeit des alten Menschen. *Ethik in der Medizin, 18*(2), 108–119.

Kruse, A. (2017). *Lebensphase hohes Alter. Verletzlichkeit und Reife*. Springer. https://doi.org/10.1007/978-3-662-50415-4.

Laslett, P. (1987). The emergence of the third age. *Ageing and Society, 7,* 133–160. https://doi.org/10.1017/S0144686X00012538.

Latour, B. (2007). *Eine neue Soziologie für eine neue Gesellschaft. Einführung in die Akteur-Netzwerk-Theorie*. Suhrkamp

Laz, C. (1998). Act your age. *Sociological Forum, 13*(1), 85–114. https://doi.org/10.1023/A:1022160015408.

Linde, H. (1972). *Sachdominanz in Sozialstrukturen*. Mohr Siebeck.

Linde, H. (1988). Soziale Implikationen technischer Geräte, ihrer Entstehung und Verwendung. In H. Linde (Hrsg.), *Kritische Empirie. Beiträge zur Soziologie und Bevölkerungswissenschaft 1937–1987* (S. 137–158). Leske + Budrich. (Erstveröffentlichung 1982). https://doi.org/10.1007/978-3-322-95592-0_11.

Lindemann, G. (2009). Bruno Latour – Von der Wissenschaftsforschung zur Expertokratie. In S. Gießmann, U. Brunotte, F. Mauelshagen, H. Böhme, & C. Wulf (Hrsg.), *Politische Ökologie* (S. 113–118). transcript.

Longchamp, P., Toffel, K., Bühlmann, F., & Tawfik, A. (2020). *L'espace infirmier. Visions et divisions d'une profession*. Éditions Livreo-Alphil.

Mannheim, K. (1964). Das Problem der Generationen. In K. Mannheim, *Wissenssoziologie. Auswahl aus dem Werk* (K. H. Wolff, Hrsg.) (S. 509–565). Luchterhand. (Erstveröffentlichung 1928).

Messner, A. C., Bihrer, A., & Zimmermann, H.-P. (Hrsg.). (2017). *Alter und Selbstbeschränkung. Beiträge aus der Historischen Anthropologie.* Böhlau.

Mittelstraß, J., Baltes, P. B., Gerok, W., Häfner, H., Helmchen, H., Kruse, A., & Mayer, K. U. (1992). Wissenschaft und Altern. In P. B. Baltes & J. Mittelstraß (Hrsg.), *Zukunft des Alterns und gesellschaftliche Entwicklung* (S. 695–720). de Gruyter.

Neugarten, B. L. (1974). Age groups in American society and the rise of the young-old. *Annals of the American Academy of Politcal and Social Sciences, 415*(1), 187–198. https://doi.org/10.1177/000271627441500114.

Pfaller, L., & Schweda, M. (2021). „Successfull Aging" als Kristallisationspunkt gerontologischer Selbstverständigungsdiskurse. In F. Kolland, V. Gallistl, & V. Parisot (Hrsg.), *Kulturgerontologie. Konstellationen, Relationen und Distinktionen* (S. 171–188). Springer VS. https://doi.org/10.1007/978-3-658-31547-4_9.

Plessner, H. (1981). *Die Stufen des Organischen und der Mensch.* Suhrkamp. (Erstveröffentlichung 1928).

Plessner, H. (1982). *Ausdruck und menschliche Natur. Gesammelte Schriften VII.* Suhrkamp.

Popitz, H. (1995). *Der Aufbruch zur Artifiziellen Gesellschaft. Zur Anthropologie der Technik.* Mohr Siebeck.

Powell, J. L. (2006). *Social theory and aging.* Rowman & Littlefield. https://doi.org/10.1017/S0144686X06005873.

Powell, J. L. (2009). Social theory, aging, and health and welfare professionals: A Foucauldian, "Toolkit". *Journal of Applied Gerontology, 28*(6), 669–682. https://doi.org/10.1177/0733464809335596.

Powell, J. L. (2018). Foucault, aging and bio-ethics. *Open Journal of Geriatrics, 1*(2), 15–22.

Powell, J. L., & Biggs, S. (2000). Managing old age: The disciplinary web of power, surveillance and normalization. *Journal of Aging and Identity, 5*(1), 3–13. https://doi.org/10.1023/A:1009541314124.

Powell, J. L., & Biggs, S. (2003). Foucauldian gerontology: A methodology for understanding aging. *Electronic Journal of Sociology, 7*(2) https://sociology.lightningpath.org/ejs-archives/vol7.2/03_powell_biggs.html.

Powell, J. L., & Biggs, S. (2004). Ageing, technologies of self and bio-medicine: A Foucauldian excursion. *International Journal of Sociology and Social Policy, 24*(6), 17–29. https://doi.org/10.1108/01443330410790696.

Purhonen, S. (2016). Generations on paper: Bourdieu and the critique of 'generationalism'. *Social Science Information, 55*(1), 94–114. https://doi.org/10.1177/0539018415608967.

Reckwitz, A. (2003). Grundelemente einer Theorie sozialer Praktiken, Eine sozialtheoretische Perspektive. *Zeitschrift für Soziologie, 32*(4), 282–301. https://doi.org/10.1515/zfsoz-2003-0401.

Reckwitz, A. (2016). Praktiken und ihre Affekte. In H. Schäfer (Hrsg.), *Praxistheorie. Ein soziologisches Forschungsprogramm* (S. 163–180). transcript. https://doi.org/10.1515/9783839424049-008.

Reckwitz, A. (2021). Gesellschaftstheorie als Werkzeug. In A. Reckwitz & H. Rosa (Hrsg.), *Spätmoderne in der Krise. Was leistet die Gesellschaftstheorie* (S. 23–150). Suhrkamp.

Rentsch, T. (2014). Werden zu sich selbst: Das Altern und die Zeitlichkeit des guten Lebens. *Zeitschrift für Praktische Philosophie, 1*(1), 263–288. https://doi.org/10.22613/zfpp/1.1.7.

Riley, M. W. (1971). Social Gerontology and the age stratification of society. *The Gerontologist, 11*(1), 79–87. https://doi.org/10.1093/geront/11.1_Part_1.79.

Rosenmayr, L. (1989). Altern und Handeln: Eine Reflexion über die Zugänglichkeit von Freiheit im späteren Leben. In A. Weymann (Hrsg.), *Handlungsspielräume* (S. 151–162). Enke.

Rosenmayr, L. (1996). *Altern im Lebenslauf. Soziale Position, Konflikt und Liebe in den späten Jahren.* Vandenhoeck & Ruprecht.

Schachtner, C. (1988). *Störfall Alter: Für ein Recht auf Eigen-Sinn.* Fischer.

Schäfer, H. (2016). Grundlagen, Rezeption und Forschungsperspektiven der Praxistheorie. In H. Schäfer (Hrsg.), *Praxistheorie. Ein soziologisches Forschungsprogramm* (S. 9–25). transcript. https://doi.org/10.14361/9783839424049-001.

Scheler, M. (1998). *Die Stellung des Menschen im Kosmos* (14. Aufl.). Bouvier. (Erstveröffentlichung 1928)

Schmid, W. (2014). *Gelassenheit. Was wir gewinnen, wenn wir älter werden.* Insel.

Schroeter, K. R. (2000a). Die Lebenslage älterer Menschen im Spannungsfeld zwischen ‚später Freiheit' und ‚sozialer Disziplinierung'. In G. M. Backes & W. Clemens (Hrsg.), *Lebenslagen im Alter* (S. 31–52). Leske + Budrich. https://doi.org/10.1007/978-3-322-97450-1_2.

Schroeter, K. R. (2000b). Alter(n) in Figurationen – Figurative Felder im Alter. In G. M. Backes (Hrsg.), *Soziologie und Alter(n). Neue Konzepte für Forschung und Theorieentwicklung* (S. 109–138). Leske + Budrich. https://doi.org/10.1007/978-3-663-11437-6_6.

Schroeter, K. R. (2002). Zur Allodoxie des „erfolgreichen" und „produktiven Alter(n)s". In G. M. Backes & W. Clemens (Hrsg.), *Zukunft der Soziologie des Alter(n)s* (S. 85–109). Leske + Budrich. https://doi.org/10.1007/978-3-322-97569-0_5.

Schroeter, K. R. (2004a). Zur Doxa des sozialgerontologischen Feldes: Erfolgreiches und produktives Altern – Orthodoxie, Heterodoxie oder Allodoxie? *Zeitschrift für Gerontologie und Geriatrie, 37*(1), 51–55. https://doi.org/10.1007/s00391-004-0163-z.

Schroeter, K. R. (2004b). *Figurative Felder. Ein gesellschaftstheoretischer Entwurf zur Pflege im Alter.* DUV.

Schroeter, K. R. (2005a). Pflege als Dispositiv: Zur Ambivalenz von Hilfe und Kontrolle im Pflegediskurs. In K. R. Schroeter & T. Rosenthal (Hrsg.), *Soziologie der Pflege* (S. 385–404). Juventa.

Schroeter, K. R. (2005b). Doing Age, Korporales Kapital und Erfolgreiches Altern. *SPIEL [Siegener Periodikum für Internationale und Empirische Literaturwissenschaft], 24*(1), 147–162. https://doi.org/10.3726/80104_147.

Schroeter, K. R. (2006a). *Das soziale Feld der Pflege. Eine Einführung in Strukturen, Deutungen und Handlungen.* Juventa.

Schroeter, K. R. (2006b). Status und Prestige als symbolische Kapitalien im Alter? In K. R. Schroeter & P. Zängl (Hrsg.), *Altern und Bürgerschaftliches Engagement. Aspekte der Vergemeinschaftung und Vergesellschaftung in der Lebensphase Alter* (S. 27–61). Springer VS. https://doi.org/10.1007/978-3-531-90148-0_3.

Schroeter, K. R. (2007). Zur Symbolik des korporalen Kapitals in der „alterslosen Altersgesellschaft". In U. Pasero, G. M. Backes, & K. R. Schroeter (Hrsg.), *Altern in Gesellschaft: Ageing – Diversity – Inclusion* (S. 129–148). Springer VS. https://doi.org/10.1007/978-3-531-90416-0_6.

Schroeter, K. R. (2009). Normierung alternder Körper – gouvernementale Aspekte des Doing Age. In S. van Dyk & S. Lessenich (Hrsg.), *Die jungen Alten. Analysen einer neuen Sozialfigur* (S. 359–379). Campus.

Schroeter, K. R. (2012). Korporale Theatralität: Spielräume und Performanzen auf den Bühnen des Alters. *Medien & Altern, 1*(1), 37–50.

Schroeter, K. R. (2013). Zur Kritik der sozialpolitischen Formel der „Altersaktivierung“. In T. Jähnichen, T. Mereis, J. Rehm, S. Reihs, H.-R. Reuter, & G. Wegner (Hrsg.), *Jahrbuch Sozialer Protestantismus 6: Alternde Gesellschaft* (S. 247–270). Gütersloher Verlagshaus.

Schroeter, K. R. (2014). Verwirklichungen des Alterns. In A. Amann & F. Kolland (Hrsg.), *Das erzwungene Paradies des Alters? Weitere Fragen an eine Kritische Gerontologie* (2. Aufl., S. 283–318). Springer VS. https://doi.org/10.1007/978-3-531-90786-4_10.

Schroeter, K. R. (2016b). Lebenschancen im Alter – Anlaufversuche im Schatten soziologischer Klassiker. In H.-P. Zimmermann, A. Kruse, & T. Rentsch (Hrsg.), *Kulturen des Alterns. Plädoyers für ein gutes Leben bis ins hohe Alter* (S. 303–321). Campus.

Schroeter, K. R. (2017). Miszellen zu den subversiven Kräften des Alters und den ungehobenen Schätzen der Widerspenstigkeit im Alter. In A. C. Messner, A. Bihrer, & H.-P. Zimmermann (Hrsg.), *Alter und Selbstbeschränkung. Beiträge aus der Historischen Anthropologie* (S. 21–44). Böhlau. https://doi.org/10.7767/9783205203728-003.

Schroeter, K. R. (2018a). Doing Age in Other Ways – Formen „anderen Alterns“: Weitere Facetten der Verwirklichung des Alterns. In H.-P. Zimmermannr (Hrsg.), *Kulturen der Sorge. Wie unsere Gesellschaft ein Leben mit Demenz ermöglichen kann* (S. 99–126). Campus.

Schroeter, K. R. (2018b). Kompetent und transzendent: Doing age in small ways. *SuchtMagazin, 44*(4), 19–23. https://doi.org/10.5169/seals-832351.

Schroeter, K. R. (2021). Doing Age im Fokus von Agency, Corporeality und Embodiment: Eine Heuristik zur sozialen Konstruktion des Alter(n)s. In F. Kolland, V. Gallistl, & V. Parisot (Hrsg.), *Kulturgerontologie – Kulturalistische Perspektiven auf das Alter(n) im deutschsprachigen Raum* (S. 25–57). Springer. https://doi.org/10.1007/978-3-658-31547-4_2.

Schroeter, K. R. (2022). Wie „alter Schnee aus dem frühen China…“ auf das Alter fallen kann. In M. Jablonowski, V. Keller, S. Stiefbold, & M. Völk (Hrsg.), *Analytische Fantasie. Von narrativen Welten zum guten Altern* (S. 19–32). Jonas.

Schroeter, K. R., & Matter, C. (2022). Fragilität und Sterben. Soziale Ordnungsversuche im Spannungsfeld von wissenschaftlicher Definition, gesellschaftlicher Ausgrenzung und erinnernder Kommunikation. In D. Schönefeld & W. von Gahlen-Hoops (Hrsg.), *Soziale Ordnungen des Sterbens. Theorie, Methodik und Einblicke in die Vergänglichkeit* (S. 53–73). transcript.

Schroeter, K. R., & Rüßler, H. (2021). Foucauldian Gerontology. In K. Aner & K. R. Schroeter (Hrsg.), *Kritische Gerontologie – Eine Einführung* (S. 102–112). Kohlhammer.

Schroeter, K. R., & Zimmermann, H.-P. (2012). Doing age on local stage. Ein Beitrag zur Gouvernementalität alternder Körper heute. *Moderne. Kulturwissenschaftliches Jahrbuch, 6*, 72–83.

Schütz, A. (1974). *Der sinnhafte Aufbau der sozialen Welt. Eine Einleitung in die verstehende Soziologie*. Suhrkamp. (Erstveröffentlichung 1932). https://doi.org/10.1007/978-3-7091-3108-4.

Simmel, G. (1989). Über sociale Differenzierung. In G. Simmel, *Aufsätze 1887–1890. Über sociale Differenzierung. Die Probleme der Geschichtsphilosophie (1892)*. (Bd. 2.) (H. J. Dahme, Hrsg.) Suhrkamp. (Erstveröffentlichung 1890).

Strässle, T. (2013). *Gelassenheit. Über eine andere Haltung zur Welt*. Hanser.

Timonen, V. (2016). *Beyond successful and active ageing. A theory of model ageing*. Policy Press. https://doi.org/10.2307/j.ctt1t88xh2.

Tornstam, L. (1992). The Quo Vadis of Gerontology: On the scientific paradigm of Gerontology. *The Gerontologist, 32*(3), 318–326. https://doi.org/10.1093/geront/32.3.318.

Turner, B. S. (2009). *Can we live forever? A sociological and moral inquiry.* Anthem.

United Nations. (1982). *Report of the world assembly on aging.* United Nations. https://documents-dds-ny.un.org/doc/UNDOC/GEN/N82/235/77/PDF/N8223577pdf?OpenElement.

United Nations. (1983). *Vienna international plan of action on ageing.* United Nations.

United Nations. (2002). *Report of the second world assembly on ageing*. United Nations. https://documents-dds-ny.un.org/doc/UNDOC/GEN/N02/397/51/PDF/N0239751.

Vobruba, G. (2015). *Fremdbestimmte Selbstverantwortung. SuchtMagazin, 41*(4), 4–7. https://doi.org/10.5169/seals-800800.

von Borries, V. (1980). *Technik als Sozialbeziehung.* Kösel.

von Kondratowitz, H.-J. (2000). *Konjunkturen des Alters. Die Ausdifferenzierung der Konstruktion des „höheren Lebensalters" als sozialpolitisches Problem.* Transfer.

Wallenczus, K. (1998). *Praxisfeld Krankenhaus. Analyse einer Feldstudie anhand Bourdieuscher Reflexionen*. Kovač.

West, C., & Zimmerman, D. H. (1987). Doing gender. *Gender & Society, 1*(2), 125–151. https://www.jstor.org/stable/189945.

World Health Organization. (WHO). (2002). *Active ageing – A policy framework.* World Health Organization. https://apps.who.int/iris/handle/10665/67215.

World Health Organization (WHO). (2017). *Global strategy and action plan on ageing and health*. World Health Organisation.

Zeman, P. (1998). Soziale Altenarbeit – Aktuelle Orientierungen und Strategien. *Zeitschrift für Gerontologie und Geriatrie, 31*(3), 313–318. https://doi.org/10.1007/s003910050052.

Zimmermann, H.-P. (2013). Alters-Coolness – Gefasstheit und Fähigkeit zur Distanzierung. In T. Rentsch, H.-P. Zimmermann, & A. Kruse (Hrsg.), *Altern in unserer Zeit. Späte Lebensphasen zwischen Vitalität und Endlichkeit* (S. 101–124). Campus.

Gut altern müssen. Theologische Anmerkungen zur normativen Struktur von Alternsvorstellungen am Beispiel der Differenz von pathologischem und normalem Altern

Thorsten Moos

1 Einleitung[1]

Erfolgreiches Altern ist ein normatives Konzept, das als solches schon vielfache Kritik auf den Plan gerufen hat (Katz & Calasanti, 2015; Martinson & Berridge, 2015). Denn was wären die Maßstäbe, an denen Erfolg und Scheitern individueller Alternsprozesse abgelesen werden könnten, und wer könnte solche Maßstäbe setzen? Ist das Leben im Alter insbesondere dann erfolgreich, wenn es Erwartungen von Aktivität, Produktivität und ökonomischer Verwertbarkeit erfüllt? Kritik an solchen reduktiven und damit potenziell repressiven Vorstellungen guten Lebens im Alter ist allemal berechtigt (Pfaller & Schweda, 2019).

Gleichwohl lohnt es, einen Schritt zurückzutreten. Denn auch ohne das einigermaßen nassforsche Wording vom erfolgreichen Altern handelt es sich beim

[1] Ich danke Larissa Pfaller und Mark Schweda für hilfreiche Hinweise zu einer früheren Version dieses Beitrages.

T. Moos (✉)
Theologische Fakultät, Ruprecht-Karls-Universität Heidelberg,
Heidelberg, Deutschland
E-Mail: thorsten.moos@ts.uni-heidelberg.de

L. Pfaller und M. Schweda (Hrsg.), *„Successful Aging"?*, Altern & Gesellschaft,
https://doi.org/10.1007/978-3-658-41465-8_13

Alter als Lebensphase und beim Altern als Prozess[2] um soziale Objektivationen, die normativ aufgeladen sind. Altern hat, so wurde es im von 2014 bis 2018 geförderten DFG-Netzwerk *Altern als Selbstverwirklichung* formuliert, eine imperative Struktur.[3] Alternsdiskurse in Wissenschaft, Medizin, Ratgeberliteratur und anderer massenmedialer Öffentlichkeit, aber auch in Sozialpolitik und anderen Politikfeldern sind angefüllt mit Normen, wie zu altern ist. Auch und gerade dort, wo in Bezug auf das Altern Individualisierungsprozesse zu verzeichnen sind, wo also wesentliche Bewährungsaufgaben, vor denen alternde Menschen stehen, von diesen je individuell selbst formuliert und in Geltung gehalten werden, besteht imperativer Druck. ‚Erfolgreiches Altern' ist insofern ein *guter* problematischer Begriff, als er die imperative Struktur des Alterns als solche explizit und damit auch verhandelbar macht.

Nun ist dieser Befund nicht überraschend. Auch andere Lebensphasen wie Kindheit, Adoleszenz oder Familiengründung sind mit starken normativen Erwartungen belegt. Allerdings nimmt das Alter in dreifacher Hinsicht eine Sonderrolle ein. Erstens kommen mit dem Alter die Irreversibilität und Einmaligkeit des Lebensverlaufes in den Blick. Angesichts des Alters als finaler Lebensphase stellen sich Fragen nach Gelingen und Scheitern des Lebens insgesamt. In diesem Sinne ist das Alter, mit einem glücklichen Wort von Thomas Rentsch, „das Leben selbst" (Rentsch, 2016, S. 267). Zweitens gehört zum Topos des Alters das Motiv der Ernte: Im Alter wird eingefahren, was im Laufe des Lebens verdient worden ist. Die Differenz von gutem und schlechtem Leben erscheint im Alter damit – ganz anders als in der Kindheit – der individuellen Lebensführung zurechenbar: Sie wird zur Differenz von ‚erfolgreich' und ‚gescheitert'. Drittens sieht sich der Wunsch, ein gutes Leben zu führen, in Möglichkeit und Wirklichkeit mit alternsassoziierten Abhängigkeits- und Negativitätserfahrungen konfrontiert. Wie kann dem erfolgreich begegnet werden? In der Frage nach dem erfolgreichen Altern spiegelt sich mithin der Wunsch nach einem guten Leben in umfangsmäßig entgrenzter, subjektiv zurechenbarer und qualitativ intensivierter Form. Ideale des guten Lebens kehren, derart zugespitzt, als Imperative des Alterns wieder:

---

[2] Im Folgenden wird der Begriff des Alterns in dieser doppelten Bedeutung in den Blick genommen. Da das Alter als Lebensphase seinen distinkten Charakter verloren hat, ist ‚Altern' als lebenslanger irreversibler Prozess der geeignetere Grundbegriff. Zugleich wird dieser vor allem mit Blick auf spätere Lebensphasen zunehmend relevant.

[3] Ich danke den Mitgliedern des DFG-Forschungsnetzwerks *Altern als Selbstverwirklichung*, Silke van Dyk, Christian Mulia, Saskia Nagel, Larissa Pfaller, Christoph Rott und Magnus Schlette, für alle Hinweise und Diskussionen zu den folgenden Thesen.

Steigere dich! Bleib gesund! Bleib jugendlich! Sei aktiv und produktiv! Beteilige Dich! Oder auch: Sei gelassen, milde, weise! Schließlich: Sei Du selbst![4]

Die Rede vom erfolgreichen Altern weist also auf eine evaluative Zuspitzung der Lebensführung hin (vgl. Katz, 2013). Die Alternative zwischen ‚gelungen' und ‚gescheitert' kann dabei ganz unterschiedlich material gefüllt werden: Kulturelle, klassen- und milieuspezifische sowie interindividuelle Differenzen sind ebenso zu verzeichnen wie biografische Wandlungsprozesse und Konversionen. Doch nicht alle Altersnormen lösen sich in Pluralisierung, Individualisierung und Temporalisierung hinein auf. Manche treten mit einer hohen Allgemeinheitsanmutung auf. Zu diesen gehört insbesondere die Vorstellung des gesunden Alterns, die im Folgenden intensiver untersucht werden soll.

Sie basiert darauf, Alterserfahrungen unter die Differenz von ‚pathologisch' einerseits, ‚gesund', ‚natürlich' bzw. ‚normal' andererseits zu stellen. Diese Differenz und der damit verbundene Diskurs sind im vorliegenden Kontext in zweierlei Weise interessant. Zum einen gehört das ‚gesunde Alter' in evaluativer Hinsicht auf die Seite des guten Lebens. Krankheit ist schlecht und nach Möglichkeit zu vermeiden. Damit hat die Rede vom gesunden Alter ihren sozialen Ort in Aufrufen zu Prävention und Therapie ‚pathologischer' Alterserscheinungen, richtet sich also an ein für die eigene Gesundheit verantwortliches Subjekt. In diesem Sinne gehört ‚gesundes Altern' zum ‚erfolgreichen Altern'. Zum anderen aber wird mithilfe der Differenz von ‚pathologisch' versus ‚natürlich' der Umfang dessen verhandelt, was an adversen Alterserfahrungen aktiv vermieden bzw. bekämpft werden soll und was es hinzunehmen gilt, da es in ‚normaler' Weise zum Alter gehört. Im Diskurs um gesundes Altern werden also die Grenzen der Vorstellung von einem erfolgreichen Altern mitreflektiert und, implizit oder explizit, neu justiert. Das geschieht dadurch, dass sich in der spannungsvollen Semantik vom gesunden Altern zwei kulturelle Schemata überlagern: das der Krankheit und ihrer aktiven Bekämpfung und das des natürlichen Lebensbogens, der unvermeidlich auf Alter und Tod zuläuft. Gesundes Altern ist damit entweder das erfolgreich vermiedene bzw. bekämpfte pathologische Altern oder das dem natürlichen Verlauf entsprechende und insofern auch in seinen adversen Erfahrungsqualitäten hinzunehmende Alter. Die Differenz ‚erfolgreich' versus ‚gescheitert' wird gekreuzt mit der Differenz ‚gestaltbar' versus ‚hinzunehmen'. Es ist zu fragen, ob damit ein Gewinn an Reflexivität gegeben ist, der

[4] Diese Imperative wurden auf der Tagung *Altern als Aufgabe* des o. g. Forschungsnetzwerkes vom 7.-9. März 2018 in Heidelberg untersucht.

der einleitend dargestellten Kritik an Vorstellungen erfolgreichen Alterns Rechnung tragen kann, oder ob die metaphysischen Folgekosten einer Vorstellung von ‚natürlichem' Altern zu hoch sind. Anders gefragt: Lässt sich ein nicht-naiver Begriff einer ‚gegebenen', hinzunehmenden Endlichkeit des Lebens entwickeln, von dem aus Grenzen der Zuschreibung individueller Verantwortung für Erfolg und Scheitern des Alterns diskutiert werden können?

Das wird im Folgenden am Beispiel des Diskurses um das Verhältnis von Alter und Krankheit im Umfeld der sogenannten *Anti-Aging*-Medizin entfaltet.[5] Dieser Diskurs ist hier weniger mit Blick auf die tatsächlich unter *Anti-Aging* rubrizierten medizinischen und paramedizinischen Aktivitäten interessant. Vielmehr wird er herangezogen als paradigmatische Auseinandersetzung mit dem Umstand, dass zunehmend solche Befunde zum Gegenstand präventiver und therapeutischer Aktivität werden, die bislang als hinzunehmende Alterserscheinungen verstanden wurden (2.). Das wird von medizinethischer Seite aus kritisiert mit dem Argument, das ‚natürliche' Alter solle nicht als Krankheit verstanden werden. Allerdings gibt es starke Zweifel an der Stichhaltigkeit solcher Natürlichkeitsargumente (3.). Von hier aus sind auch theologische Verweise auf eine gegebene Endlichkeit des Lebens, die es anzunehmen gelte, in den Blick zu nehmen. Handelt es sich dabei um eine religiöse Variante eines Natürlichkeitsarguments, die damit ebenso wenig stichhaltig ist? Im Folgenden wird die These vertreten, dass im theologischen Rekurs auf das Gegebene gerade kein naives Natürlichkeitsargument vorliegt. Vielmehr erweist es sich als eine fruchtbare Deutungskategorie, die es erlaubt, sich zur Zuschreibung von Handlungsnotwendigkeiten und Verantwortungslasten ins Verhältnis zu setzen (4.).

2 Zu verantwortendes Altern

Bei der *Anti-Aging*-Medizin handelt es sich um ein Bündel unterschiedlichster Versuche, Mechanismen des Alterungsprozesses zu analysieren und dieses Wissen in präventive bzw. therapeutische Optionen umzusetzen (vgl. Kleine-Gunk, 2007). Ansatzpunkte sind vor allem Ernährung, körperliche Betätigung, Lebensstil sowie die Verabreichung von Medikamenten. Es ist verschiedentlich beobachtet worden, dass die Unterscheidung von Alter und Krankheit in diesem Kontext in Bewegung geraten ist.

[5] Der folgende Text ist eine Überarbeitung von Moos, 2018, S. 459–474.

Der Medizinethiker Tobias Eichinger unterscheidet drei Strategien *Anti-Aging* als Medizin zu legitimieren, die sich jeweils auf die Unterscheidung von Alter und Krankheit beziehen (vgl. Eichinger, 2012). In der Strategie der „Medikalisierung“ (Eichinger, 2012, S. 315) wird *Anti-Aging*-Medizin als Therapie altersbedingter Einschränkungen konzipiert, ohne dass diese als Krankheiten ausgewiesen werden. Die Unterscheidung von Alter und Krankheit bleibt dabei material unverändert, definiert aber nicht mehr den Zuständigkeitsbereich der Medizin. Diese umfasst nun auch die „Erfüllung individueller Wünsche ohne medizinische Indikation“ (Eichinger, 2012, S. 315). Komplementär dazu verschiebt die Strategie der „Pathologisierung“ (Eichinger, 2012, S. 318) die Unterscheidung von Alter und Krankheit so, dass das Alter selbst als Krankheit begriffen und so die Zuständigkeit der Medizin für Alterserscheinungen begründet wird. Eine Abwandlung dieser eher für die US-amerikanische Debatte einschlägigen Strategie findet Eichinger im deutschsprachigen Bereich in der Rede vom „gesunden Altern“ (Eichinger, 2012, S. 318), insofern sich diese an einem Ideal jugendlicher körperlicher Leistungsfähigkeit orientiert. Die Strategie der „Probabilisierung“ (Eichinger, 2012, S. 318) orientiert sich hingegen an den im Alter erhöhten Eintrittswahrscheinlichkeiten für Krankheiten und weist der Medizin vor allem die Aufgabe der Krankheitsprävention zu. Das Alter erscheint in dieser Strategie nicht selbst als Krankheit, aber als wesentlicher Risikofaktor für altersassoziierte Krankheiten.

In ihrer Untersuchung des Altersdiskurses im Umfeld der Fachgesellschaft *German Society of Anti-Aging Medicine e. V.* präzisiert die Soziologin Mone Spindler diesen Befund. Sie findet keine Pathologisierung, sondern eine konsequente „Medikalisierung gesundheitlicher Alterungsrisiken“ (Spindler, 2014, S. 383, *Herv. i. O.*). Bestimmten Alterserscheinungen wird nicht selbst ein Krankheitswert beigelegt; sie werden vielmehr als „Vorboten kranken Alterns“ (Spindler, 2014, S. 383), als Indikatoren erhöhter Krankheitsrisiken, begriffen. So eröffnet sich für die Medizin „ein ‚neuer Diagnoseraum‘ zwischen gesund und krank“ (Spindler, 2014, S. 383). Die von Eichinger benannte Probabilisierung zeigt sich damit selbst als eine Facette der Medikalisierung, also der Ausdehnung der medizinischen Zuständigkeit auf bisher nicht als pathologisch bestimmte Phänomene. Die *Anti-Aging*-Medizin präsentiert sich konsequent als Präventionsmedizin für den zwischen gesundem und krankem Altern eröffneten Bereich des potenziell kranken Alterns.

Die solcherart modifizierte Unterscheidung von Alter und Krankheit ist in pragmatischer Hinsicht nicht nur deswegen interessant, weil sie die Zuständigkeit medizinischer Fachkräfte erweitert. Vielmehr dient sie, wie Spindler ausführt, auch und vor allem der Zuweisung individueller Verantwortung für den eigenen, das Risiko von Krankheiten erhöhenden oder mindernden Lebensstil. Krankes Altern wird weniger durch direkte medizinische Intervention vermieden als durch „biomedizinisch optimierte Techniken der Selbstführung“ (Spindler, 2014, S. 384, *Herv. i. O.*). Nicht die aktuale, aber die drohende Krankheit begründet die Forderung, dass alternde Menschen, angeleitet durch biomedizinische Expertise, als potenzielle Betroffene ihre Lebensführung an ihr orientieren. *Anti-Aging*-Medizin präsentiert sich damit weniger als wunscherfüllende (Eichinger) denn als „‚*verantwortungsgenerierende*[…]‘ *Medizin*“ (Spindler, 2014, S. 394; vgl. auch Armstrong, 1995 zur *surveillance medicine*).

Die von Spindler beobachtete Bedeutungsverschiebung lässt sich einordnen in den größeren Kontext der Präventionsdebatte des 20. und beginnenden 21. Jahrhunderts, in der sich genau diese Objektivierung, individuelle Zuschreibung und verantwortungsmäßige Zurechnung von Krankheitsrisiken zeigt (Lengwiler & Madarász, 2010). Die Etablierung der *Anti-Aging*-Medizin bedeutet (für den deutschen Kontext) eine konsequente Einreihung des Alters in den Präventionsdiskurs. Indem dieser das bloße Risiko zum medizinischen Befund machte, der sowohl aufseiten der Fachleute als auch der Betroffenen zum Handeln auffordert, stellte er die Mittel bereit, zahlreiche Alterserscheinungen zur Sache der Medizin zu machen: Es genügt, das Alter als Krankheitsrisiko auszuzeichnen und dann die Hoffnung zu wecken, dass sich dieses Risiko durch geeignete Maßnahmen mindern lässt. Dies gipfelt in der Vorstellung eines gesunden Todes (Rentsch, 2012; Vincent, 2006).

So zeigt sich im gegenwärtigen Altersdiskurs eine Prävalenz der Aktivität, der Handlungsaufforderung und Zuschreibung der Verantwortung für die eigene Leistungsfähigkeit (Eichinger, 2012; Gilleard & Higgs, 2011; van Dyk, 2016). Nicht präventionsorientierte Lebensstile sehen sich mit einem erhöhten Legitimationsbedarf konfrontiert. Daraus erwächst eine medizinethische Frage: Lässt sich diese moralische Legitimationslast mit dem Hinweis darauf erleichtern, dass es ein ‚natürliches‘ Alter gibt, das nicht als Krankheit verstanden und entsprechend auch nicht medizinischer Aktivität und entsprechender individueller Verantwortung überantwortet werden sollte?

3 Hinzunehmendes Altern

Tobias Eichinger nimmt einen grundsätzlich kritischen Standpunkt gegenüber der von ihm diagnostizierten Medikalisierung, Pathologisierung und Probabilisierung des Alters ein. Der Ausgangspunkt ist die Beobachtung, dass Gesundheit im Alter an jugendspezifischer Funktionsfähigkeit gemessen werde. Dies sei zu kritisieren:

> Indem die hieraus folgende Pathologisierungsfigur den Alterungsprozess als natürlichen Teil des Lebensverlaufs eines biologischen Organismus bestreitet, muss nicht nur eine zweifelhafte Negierung der Naturhaftigkeit des Menschen durch Anti-Aging befürchtet werden, sondern auch die Bekräftigung eines prekären Verhältnisses zu seiner prinzipiellen Verletzlichkeit und Sterblichkeit. (Eichinger, 2012, S. 321–322.)

Die *Anti-Aging*-Medizin negiert mithin, so das Argument, die Natur des Menschen, zu der auch das Alter und seine Beschwernisse als natürlicher Teil des Lebens gehören. Unter „Naturhaftigkeit" (Eichinger, 2012, S. 322) ist hier offenbar zunächst die biologische Verfasstheit des Menschen verstanden. Dass mit ihr Verletzlichkeit und Sterblichkeit einhergehen, wird gleichwohl nicht als biologisch-empirische Erkenntnis verhandelt, sondern erhält prinzipiellen Status und als solches auch einen normativen Anspruch: So gelte es gerade, gegen den „blinden Erhaltungs- und Wiederherstellungsreflex" der *Anti-Aging*-Medizin das beschwerliche Älterwerden als Teil der eigenen Lebensgeschichte anzuerkennen und keine „einseitige und absolute Abwertung von Kranksein und Krankheit" (Eichinger, 2012, S. 323) mitzuvollziehen. Das Alter gehe natürlicherweise mit Einschränkungen und Krankheiten einher und dagegen *können* und *sollen* wir uns nicht grundsätzlich auflehnen. Ein empirisch-normativer Begriff der menschlichen Natur und des natürlichen Alterns wird ins Feld geführt, um die festgestellten Bedeutungsverschiebungen und Verantwortungsverlagerungen im Zuge der *Anti-Aging*-Medizin zurückweisen zu können.

Mit scharfer Feder kritisiert der Philosoph Dieter Birnbacher solche Natürlichkeitsargumente, wie sie in der Bio- und Medizinethik an verschiedenen Stellen gegen Eingriffe des Menschen in seine Naturkontingenz vorgebracht werden (Birnbacher, 2006). Birnbacher strukturiert die Debatte durch einen Antagonismus der Aufklärungszeit. Ihm zufolge steht das aufklärerische Streben nach Selbstvervollkommnung des Menschen, in dem das natürlich Gegebene als Herausforderung zur Gestaltung begriffen wird, einem biokonservativ ausgerichteten Christentum gegenüber,[6] das insbesondere Naturvorgänge an den Grenzen des Lebens als Resultat göttlichen Ratschlusses versteht. In der Tradition des Letzteren sieht Birnbacher die gegenwärtigen (säkularen) Argumente, der Mensch dürfe nicht in seine Naturkontingenz eingreifen, die er samt und sonders nicht für überzeugend hält. Die Unterscheidung des Künstlichen vom Natürlichen

[6] Birnbacher (2006) betont selbst, dass dies keineswegs die einzige mögliche Auslegung christlich-theologischer Tradition ist.

sei für das Kulturwesen Mensch ohnehin nicht prinzipiell, sondern nur mit Blick auf kulturell geltende, gegenstandsspezifische *„Normalitätsbedingungen“* (Birnbacher, 2006, S. 103) zu treffen, die übliche von unüblichen Eingriffen in den eigenen oder fremden Zustand abgrenzen. Ähnlich sei die Grenze von Krankheit und Alter kulturell kontingent:

> Altersschwäche ist nach üblichem Verständnis keine Krankheit, sondern ein ‚normales‘ biologisches Phänomen, aber diese Zuordnung ist nur so lange eindeutig, als sie mit medizinischen Mitteln nicht behoben oder kompensiert werden kann. Sobald medizinische Mittel verfügbar werden, nimmt auch der Druck zu, sie als Krankheiten zu klassifizieren. (Birnbacher, 2006, S. 108)

Theoretische Krankheitskriterien helfen hier wenig, seien sie doch „mit erheblichen Vagheiten belastet und in hohem Maße interpretierbar“ (Birnbacher, 2006, S. 106).[7]

Birnbacher erkennt dabei durchaus Argumente gegen nichtmedizinische Eingriffe in die menschliche Natur an: Zu beachten sind die Prinzipien des Verbots der Fremdschädigung, der Achtung der Selbstbestimmung wie auch der Gerechtigkeit; und ebenso gibt es gute Argumente individueller oder gesellschaftlicher Klugheit, nicht sämtliche Mittel der Selbstverbesserung und Selbststeigerung anzuwenden. Insbesondere kann die Inanspruchnahme von Strategien der Selbstverbesserung problematische soziale Erwartungen stabilisieren. Ob auch die Anti-Aging-Medizin zu einer solchen „Erfüllung und Bekräftigung einer Norm (…), ohne die die Gesellschaft insgesamt besser dastünde“ (Birnbacher, 2006, S. 115), zählt, wäre zu diskutieren. Keines dieser Argumente braucht aber den Rekurs auf eine unantastbare Natürlichkeit; und umgekehrt können reine Natürlichkeitsargumente, die nicht als „‚Ersatzformeln‘ für Argumente der individuellen Klugheit oder der sozialen Nützlichkeit“ (Birnbacher, 2006, S. 136) rekonstruiert werden können, nicht überzeugen. Denn aus dem Umstand, dass es sich bei der eigenen körperlichen Verfasstheit um ein biologisches Erbe, ein Gegebenes, nicht selbst Geschaffenes handelt, folgt nicht, dass diese als solche erhalten bleiben müsste, noch auch nur, dass sie nur in Richtung auf „Normalität“ (Birnbacher, 2006, S. 129) hin verändert werden dürfte. Weder biologische

[7] Der Krankheitsbegriff kann allenfalls zur Abgrenzung der Schwelle zwischen dem bloß Störenden und dem Schwerwiegenden, und damit zur Bestimmung des Umfangs gesellschaftlicher Solidaritätspflichten, herangezogen werden (Birnbacher, 2006).

Faktizität noch kulturelle Normalität implizieren per se einen Anspruch auf Bestandserhaltung. Als moralische Kategorie ist das natürliche oder normale Altern mithin ebenso unhaltbar wie als naturwissenschaftliches. Allenfalls als „respektables persönliches Ideal" (Birnbacher, 2006, S. 129) lässt Birnbacher Natürlichkeit gelten. Es verdiene Respekt, wenn jemand etwa sein Alter mit Würde trägt:

> ‚Würde' bedeutet in diesem Zusammenhang ein Akzeptieren des Gegebenen in philosophischer Gelassenheit, eine gelungene Aussöhnung mit dem Kontingenten, eine Hinnahme des Schicksalhaften – nicht aus Schwäche, sondern aus Stärke. Sie als bewundernswert anzuerkennen, bedeutet jedoch nicht, diejenigen mit einem moralischen Tadel zu belegen, die mit künstlichen Mitteln eine Naturkontingenz abwenden oder umlenken, bevor sie ihnen zum Verhängnis wird. (Birnbacher, 2006, S. 131)

Der Rekurs auf das Natürliche, der ethisch keinen Bestand hat, ist damit rehabilitiert als transmoralische Kategorie individueller Lebensdeutung. Die Hinnahme des Gegebenen darf weder moralisch noch rechtlich eingefordert werden (Birnbacher, 2006), insbesondere dann nicht, wenn medizinisch-technische Mittel gefunden sind, durch die das Gegebene vom Unabänderlichen zum möglicherweise Vermeidlichen geworden ist.

So bleibt ein zwiespältiger Befund: Ein versöhntes Endlichkeitsbewusstsein, das das Gegebene hinnimmt, wird als durchaus wünschenswerte Haltung beschrieben. Insofern diese Haltung sich selbst aber als ein Sich-Fügen in das Normale oder Natürliche auslegt, verfällt sie dem Naivitätsverdikt. Es bleibt allein charakterliche Stärke als Stütze dieser Haltung. Hier ist zu fragen, ob die Kategorie ‚gegebenen' Alterns, verstanden als Ausdruck einer endlichkeitsbewussten Haltung, nicht doch einer nicht-naiven Explikation fähig ist.

4 Reflexives Altern

Im Folgenden wird behauptet, dass dem so ist, und zwar sowohl in theologischer wie auch in säkularer Hinsicht. In der Theologie hat das Thema Alter in den vergangenen Jahren einige Aufmerksamkeit erfahren (Evangelische Kirche in Deutschland, 2009; Kumlehn & Klie, 2009; Kumlehn & Kubik, 2012; Rieger, 2008). Dabei sind auch Themen der Prädiktion und Prävention in den Blick gekommen (Kumlehn & Klie, 2009). Im Folgenden werden exemplarisch Figuren des Umgangs mit Endlichkeit, wie sie in theologischen Entwürfen zum Thema des Alters entfaltet werden, rekonstruiert.[8]

Einen Schwerpunkt auf „die Fähigkeiten und Potenziale des Alters", „die Chancen" und „Stärken des Alters", „die Möglichkeit, aktiv zu bleiben, Erfüllung zu finden, späte Freiheit zu verwirklichen" (Evangelische Kirche in Deutschland [EKD], 2009, S. 9, 11, 52, 11), legt die 2009 veröffentlichte Orientierungshilfe des Rates der EKD *Im Alter neu werden können.* Verfasst im Gestus der Selbstkorrektur an einem einseitig an Endlichkeit orientierten theologischen Altersbild und einer entsprechenden kirchlichen Praxis wird hier versucht, ein differenziertes Bild des Alterns zwischen Potenzialen und Begrenzungen zu zeichnen. Beide Pole werden schöpfungstheologisch grundiert: Es ist die schöpferische Aktivität Gottes, die sich mit den „Eigenaktivitäten des Geschöpfes" verbindet und dem Menschen in der Angewiesenheit seines geschöpflichen Daseins „begrenzte Autonomie" und „relative Möglichkeiten" (EKD, 2009, S. 31, 33, 34) eröffnet. Für Glaubende wird daraus eine an kein Lebensalter gebundene „Möglichkeit" und „Kraft, Neues zu beginnen" (EKD, 2009, S. 38, 39). Beiläufig wird von einem „normalen Alternsprozess" gesprochen, ohne jedoch die Alterspotenziale nur auf diesen zu beschränken; im Gegenteil wird darauf hingewiesen, dass etwa auch Demenzkranke noch „Kompetenzen" haben, und „eine zum Tode führende Krankheit ein erfülltes Leben nicht ausschließt" (EKD, 2009, S. 45, 49, 50). Hinter der Duplizität von Möglichkeiten und Grenzen in jeder Lebenslage verblasst die Unterscheidung von Alter und Krankheit nahezu gänzlich. Das Alter erscheint damit in einem Nebeneinander von Gestaltung und Abhängigkeit, auch des Abbaus und der Verluste (EKD, 2009, S. 20, 28, 39, 90 u. a.). Wie sich aber Gestaltung und Abhängigkeit angesichts von Erfahrungen des Abbaus zueinander verhalten, wird allenfalls angedeutet. Zuweilen scheint es allein um Gestaltung innerhalb abnehmender Freiheitsräume, also um die Hinnahme stärker werdender Abhängigkeiten und enger werdender Grenzen, zu gehen; mitunter klingt an, dass der Abbau der eigenen Möglichkeitsräume selbst noch einmal gestaltet wird (EKD, 2009, S. 33, 43, 54). Hier liegt systematisches Potenzial, das nicht weiter entfaltet ist.

---

[8] Figuren der Gegebenheit sind insofern gefährlich, als sie Gestaltungsverzicht legitimieren oder sogar einfordern. In diesem Sinne gibt es eine unrühmliche Geschichte evangelischer Theologie mit Figuren der Gegebenheit. In der Theologie der Schöpfungsordnungen wurden spezifische Erscheinungen biologischen und sozialen Lebens wie die Familie, das Volk oder die Rasse als gottgegeben und damit als unantastbar ausgezeichnet (Wenz, 2003).

In der gerontologischen Ethik Hans-Martin Riegers steht das Verhältnis von Angewiesenheit und Selbstständigkeit, Widerfahrnis und Produktivität, Anerkennen und Gestalten im Zentrum der Überlegungen (Rieger, 2008). Jeweils handelt es sich nicht um Gegensatzpaare, sondern um wechselseitig aufeinander verweisende Elemente der Lebensführung. Ihr Verhältnis ist für jede Lebensphase neu zu bestimmen – insbesondere für das Alter, in dem Verhältnisse der Angewiesenheit, die das menschliche Leben insgesamt bestimmen, hervortreten und sich radikalisieren (zum Alter als Radikalisierung der menschlichen Grundsituation; Maio et al., 2014; Rentsch, 2012; Rieger, 2008). Grundsätzlich ist jedes Handeln durch ein Ineinander von Anerkennen und Gestalten charakterisiert. Je nach Situation kann jedoch das eine oder das andere als dominante *Aufgabe* hervortreten:

> Es gehört grundsätzlich zur ethischen Urteilsfähigkeit, kontextsensibel unterscheiden zu können – unterscheiden zu können, wann Anerkennungsaufgaben und wann Gestaltungsaufgaben für das Handeln prioritär sind. Anerkennen und Gestalten stehen in einer Wechselwirkung, sind aber durchaus asymmetrische Vollzüge. Denn es gibt einerseits Widerfahrnisse, die nicht gestaltet, sondern nur anerkannt bzw. im Anerkennen transzendiert werden können (z. B. der Tod). Es gibt andererseits auch ein Gestalten im Umgang mit Ressourcen, in welchem sich das Anerkennen in diesem Gestalten vollzieht. Dieser Form der Anerkennung liegen aber Angewiesenheitsverhältnisse voraus, die ebenfalls anzuerkennende Widerfahrnisse immer schon in sich einschließen. (Rieger, 2008, S. 106)

Der Verweis auf ein Anerkennen, das sich als Modus des Gestaltens vollzieht, ist im vorliegenden Kontext weiterführend. Es gibt extreme Erfahrungen von Widerfahrnissen, die lediglich hingenommen werden können, und denen gegenüber kein Handeln möglich ist, das als Gestaltung verstanden werden könnte. Aber es gibt auch Modi des Gestaltens, in denen sich die Anerkennung von Widerfahrnissen vollzieht. Rieger nennt hier im Anschluss an das Modell der Gerotranszendenz bei Lars Tornstam eine altersweisheitliche „Restrukturierung von Lebensbedeutungen" (Rieger, 2008, S. 103), in der Begrenztheit, Angewiesenheit und Kontingenz bewusst präsent gehalten werden.

Anschließend an Rieger lässt sich damit festhalten: Gestaltung geschieht nicht nur innerhalb verbliebener Möglichkeitsräume, sondern auch in der bewussten Rejustierung dessen, was als reale Möglichkeit der eigenen Lebensführung gelten soll. Die Grenze zwischen dem Gegebenen und dem Gestaltbaren wird damit selbst in gewissem Umfang Gegenstand der Gestaltung: in theoretischer Hinsicht, indem sie reflexiv in das eigene Selbstverhältnis übernommen, gleichsam ratifiziert wird, und in praktischer Hinsicht, indem sie als Grenze zwischen Gestaltungsverzicht und Gestaltungsanstrengung gezogen wird. Die Entscheidung, ob etwa eine gesundheitliche Einschränkung als Bestandteil ‚gegebenen' Alterns anerkannt und praktisch hingenommen wird, oder ob sie als Krankheit verstanden wird, deren Überwindung die Investition erheblicher Ressourcen erfordert, trägt selbst ein Moment von Gestaltung. Damit ist nicht behauptet, dass diese Grenze frei zu ziehen wäre. Vielmehr ist ihr Verlauf im Umgang mit Krankheit und Alter in der Regel durch Widerfahrnisse mitbestimmt, die sich – und sei es im Laufe der Zeit – als unausweichlich darstellen (Jüngel, 1977). Die Grenzziehung hat also immer auch resignative Elemente. Doch selbst die Resignation, der Gestaltungsverzicht, der ein Widerfahrnis tatsächlich als bleibend bestimmend und damit als ‚gegeben' ratifiziert, ist noch ein spontaner Akt der Grenzbestimmung zwischen Gestaltung und Gestaltungsverzicht. Sie rejustiert den Bereich des Gestaltbaren und setzt Ressourcen frei, die vorher im Widerstand gegen das nun ‚Gegebene' gebunden waren.[9]

In der Freisetzung von Gestaltung, die das Moment der Angewiesenheit präsent hält, sieht Rieger eine spezifische Leistung des christlichen Glaubens:

> Im Lichte dieses Glaubens können Widerfahrnisse und Begrenzungen als Hinweis auf die heilsame Angewiesenheitsstruktur geschöpflichen Daseins verstanden werden. Lebenspraktisch zielt er auf einen Gottesdienst im Vollzug des menschlichen Lebensprozesses, insofern die Angewiesenheit zum aktiv-willentlichen Umgang herausfordern will, Gott mit dem von ihm Empfangenen zu ehren (in der Nächstenliebe, im Zurückgeben des Empfangenen). (Rieger, 2008, S. 118)

Der Umgang mit Widerfahrnissen wird im Glauben gedeutet hin auf die Grundsituation des Menschen vor Gott, der, was er hat, von Gott empfängt und aus diesem Empfangenen wiederum zu geben fähig ist. So wird auch die Grenzziehung zwischen dem Gegebenen und Gestaltbaren in diesen umfassenden Horizont gestellt: Das Gegebene ist ebenso von Gott empfangen wie die Möglichkeit des

[9] Das Argument ist hier nicht, im Sinne einer *Happy Gerontology* eine Prävalenz der Autonomie bzw. Selbstbestimmung im Alter zu reklamieren (gegen eine solche van Dyk, 2016). Der Philosoph Andreas Kuhlmann befasst sich mit der Frage, inwiefern unter gesteigerten biosozialen Abhängigkeitserfahrungen noch von Freiheit gesprochen werden kann. Soll es also als freie Entscheidung gelten, wenn eine Person sich mit ihrem Schicksal arrangiert, das ihr keine anderen Optionen ließ? Kuhlmann verneint diese Frage, weil er den Begriff der Freiheit an das Moment der Wahl binden will. Allerdings bezeichnet er die Einstimmung in eine Situation ohne Alternativen doch als Modus der Selbstbestimmung (Kuhlmann, 2006, 2011). Vgl. dazu auch das existenzialistische Motiv der Resignation bei Améry (Heidelberger-Leonard & Boussart, 2005).

Gestaltens. Die entscheidende Pointe ist damit, dass hier nicht eine kontingente Grenzziehung zwischen Gegebenem und Gestaltbarem religiös aufgeladen wird, als ob das Gegebene das von Gott Gesetzte wäre, innerhalb dessen dem Menschen Freiheitsspielräume zugewiesen wären. Vielmehr wird das das menschliche Leben *in toto* bestimmende Verhältnis von Gegebenem und Gestaltbarem als von Gott empfangen verstanden. Gottgegeben ist mithin dieses Verhältnis selbst, nicht aber die je nach Lebensphase und Lebenssituation unterschiedliche Grenzziehung zwischen beiden Aspekten (Rieger, 2008, S. 118, der hier auf die Rechtfertigungstheologie rekurriert; vgl. auch Schleiermacher, 1999, § 4). Mindestens für diese theologische Interpretation trifft der Vorwurf Birnbachers, im religiösen Umgang mit Alter und Krankheit würden Naturvorgänge als Resultate göttlichen Ratschlusses hypostasiert, nicht zu. Wer in diesem Sinne sein Alter als von Gott empfangen deutet (Dierken, 2012), akzeptiert nicht per se eine spezifische Alterserfahrung als gottgegeben, zeigt sich aber bereit, sein Leben unter den Bedingungen der Endlichkeit, insbesondere unter der Unterscheidung von Gegebenem und Gestaltbarem, zu führen. Religion ist in diesem Sinne die reflexive Praxis des Umgangs mit Kontingenzen, wobei darunter nicht nur das in aller Fragmentarität und Vulnerabilität des menschlichen Lebens Hinzunehmende (Schweda, 2017), sondern auch die Kontingenzen des Gestalteten und des Gestaltungsverzichts zu rechnen sind.

Damit ist ein nicht-naiver Begriff des Gegebenen erreicht. Er bezieht sich nicht auf die materiale Bestimmung dessen, was als ‚normal' oder ‚natürlich' hingenommen werden muss, wohl aber auf die Notwendigkeit, je nach Lebensphase, Lebenssituation und individuellen Dispositionen Elemente des eigenen Lebens als gegeben hinnehmen zu müssen – nicht zuletzt, um an anderer Stelle gestalten zu können (Dierken, 2012).

5 Schluss

Insgesamt zeigt sich, dass die Unterscheidung von ‚normalem' und ‚pathologischem' Alter nicht nur für die medizinische (hierzu vgl. ausführlicher Moos, 2018, S. 461–464) und die medizinethische, sondern auch für die lebensweltliche Verständigung eine erhebliche Rolle spielt. Zugleich steht sie jeweils auf tönernen Füßen und ist Verschiebungen und Aufweichungen ausgesetzt. Mithin scheint es, wenigstens an dieser Stelle, keine feste Limitierung individueller Verantwortungszuschreibung für ein ‚erfolgreiches' bzw. ‚gesundes' Altern zu geben. Die Grenze zwischen normalen altersspezifischen Einschränkungen, die hinzunehmen sind, und Krankheiten, die zu überwinden oder zu vermeiden sind (und damit unter die Differenz von Erfolg und Scheitern treten), ist zumindest in Teilen ihres Verlaufs kontingent. Sie ist Gegenstand dauerhafter Verhandlung auf mehreren Ebenen. Auf der Ebene gerontologischer Fachdiskurse werden die humanbiologischen, medizinischen, psychologischen und sozialen Möglichkeiten der Verschiebung dieser Grenzziehung ausgelotet. Auf altersmedizinisch-fachgesellschaftlicher Ebene werden im Rahmen der Festlegung und Fortschreibung von Leitlinien gegebenenfalls *Normalverläufe* solcher Grenzziehungen verhandelt. Auf gesellschaftlich-politischer Ebene wird der Umfang ärztlicher Aufgaben und ihrer solidargemeinschaftlichen Finanzierung beständig justiert (Remmers, 2012). Auf kultureller Ebene werden Bilder des guten Alterns zwischen Gestaltung und Hinnahme tradiert, überschrieben, miteinander konfrontiert und symbolisch verdichtet. Auf der Ebene der individuellen Lebensführung gilt es, sich zu dreierlei zu verhalten: zu den angebotenen Möglichkeiten präventiver und kurativer Aktivität, zu sozialen Erwartungen, solche Möglichkeiten zu ergreifen und entsprechend zum eigenen ‚gesunden Altern' beizutragen, wie auch zur Option, solche Aktivitäten im Modus der gelassenen oder auch resignierten Hinnahme des Alterns zu sistieren. Der theologische Rationalitätsgewinn besteht dabei jeweils nicht in der Umwandlung von Kontingenz in Fatalismus, so als könnte, was der Naturalismus nicht leistet, durch Verweis auf eine göttliche Setzung erbracht werden. Vielmehr besteht er in dem beständigen Hinweis auf die Notwendigkeit einer solchen Grenzziehung, auf die Kontingenz ihres Verlaufs und damit schließlich auf die Anforderung einer humanen, der jeweiligen Lebenssituation angemessenen Justierung dieser Grenze.

Literatur

Heidelberger-Leonard, I., & Boussart, M. (Hrsg.). (2005), *Werke/Jean Améry. Band 3. Über das Altern: Revolte und Resignation.* Klett-Cotta.

Armstrong, D. (1995). The rise of surveillance medicine. *Sociology of Health & Illness, 17*(3), 393–404. https://doi.org/10.1111/1467-9566.ep10933329.

Birnbacher, D. (2006). *Natürlichkeit.* De Gruyter. https://doi.org/10.1515/9783110193695.

Dierken, J. (2012). Gelingendes Leben – Gelingendes Altern. In M. Kumlehn & A. Kubik (Hrsg.), *Konstrukte gelingenden Alterns* (S. 35–51). Kohlhammer.

Dyk, S., & v. (2016). The othering of old age: Insights from postcolonial studies. *Journal of Aging, 39,* 109–120. https://doi.org/10.1016/j.jaging.2016.06.005.

Eichinger, T. (2012). Jenseits von gesund und krank: Ethische Einwände gegen Anti-Aging als Medizin. In S. Schicktanz & M. Schweda (Hrsg.), *Pro-Age oder Anti-Aging? Altern im Fokus der modernen Medizin* (S. 309–325). Campus.

Evangelische Kirche in Deutschland. (2009). *Im Alter neu werden können: Evangelische Perspektiven für Individuum.* Gesellschaft und Kirche: Gütersloher Verlagshaus.

Gilleard, C., & Higgs, P. (2011). Ageing abjection and embodiment in the fourth age. *Journal of Aging, 25,* 135–142. https://doi.org/10.1016/j.jaging.2010.08.018.

Jüngel, E. (1977). *Gott als Geheimnis der Welt.* Mohr Siebeck.

Katz, S. (2013). Active and successful aging: Lifestyle as a gerontological idea. *Recherches sociologiques et anthropologiques, 44*(1), 33–49. https://doi.org/10.4000/rsa.910.

Katz, S., & Calasanti, T. (2015). Critical perspectives on successful aging: Does it „Appeal More Than It Illuminates"? *The Gerontologist, 55*(1), 26–33. https://doi.org/10.1093/geront/gnu027.

Kleine-Gunk, B. (2007). Anti-Aging-Medizin – Hoffnung oder Humbug. *Deutsches Ärzteblatt, 104*(28–29), A2054–A2060.

Kuhlmann, A. (2011). Krankheit und Freiheit: Überlegungen einer Ethik der Lebensführung. In A. Kuhlmann (Hrsg.), *An den Grenzen unserer Lebensform: Texte zur Bioethik und Anthropologie* (S. 125–142). Campus. (Erstveröffentlichung 2006).

Kumlehn, M., & Klie, T. (2009). *Aging – Anti-Aging – Pro-Aging: Altersdiskurse in der theologischen Deutung.* Kohlhammer.

Kumlehn, M., & Kubik, A. (Hrsg.). (2012). *Konstrukte gelingenden Alterns.* Kohlhammer.

Lengwiler, M., & Madarász, J. (Hrsg.). (2010). *Das präventive Selbst: Eine Kulturgeschichte moderner Gesundheitspolitik.* transcript. https://doi.org/10.14361/transcript.9783839414545.toc.

Maio, G., Bozzaro, C., & Eichinger, T. (Hrsg.). (2014). *Leid und Schmerz: Konzeptionelle Annäherungen und medizinethische Implikationen.* Verlag Karl Alber.

Martinson, M., & Berridge, C. (2015). Successful aging and Its discontents: A systematic review of the social Gerontology literature. *The Gerontologist, 55*(1), 58–69. https://doi.org/10.1093/geront/gnu037.

Moos, T. (2018). *Krankheitserfahrungen und Religion.* Mohr Siebeck.

Pfaller, L., & Schweda, M. (2019). Excluded from the good Life? An ethical approach to conceptions of active ageing. *Social Inclusion, 7*(3), 44–53. https://www.cogitatiopress.com/socialinclusion/article/view/1918/1918.

Remmers, H. (2012). Rationierung und Altersdiskriminierung. In F. Berner, J. Rossow, & K.-P. Schnitzer (Hrsg.), *Altersbilder in der Wirtschaft, im Gesundheitswesen und in der pflegerischen Versorgung* (S. 339–368). Springer VS. https://doi.org/10.1007/978-3-531-93287-3_8.

Rentsch, T. (2012). *Gutes Leben im Alter: Die philosophischen Grundlagen.* Reclam.

Rentsch, T. (2016). Kultur humanen Alterns: Ethische Perspektiven. In H. P. Zimmermann, A. Kruse, & T. Rentsch (Hrsg.), *Kulturen des Alterns: Plädoyers für ein gutes Leben bis ins hohe Alter* (S. 257–267). Campus.

Rieger, H.-M. (2008). Altern anerkennen und gestalten: Ein Beitrag zu einer gerontologischen Ethik. *Forum Theologische Literaturzeitung, 22.* Evangelische Verlagsanstalt.

Schleiermacher, F. (1999). *Der christliche Glaube nach den Grundsätzen der Evangelischen Kirche im Zusammenhange dargestellt.* (M. Redeker, Hrsg.). De Gruyter. (Erstveröffentlichung 1830/31).

Schweda, M. (2017). Ewige Jugend und „biologische Unsterblichkeit" – Religiöse Deutungshorizonte des medizinischen Kampfes gegen das Altern. In S. Ernst (Hrsg.), *Alter und Altern: Herausforderungen für die Theologische Ethik* (S. 63–81). Verlag Herder.

Spindler, M. (2014). *Altern ja – aber gesundes Altern: Die Neubegründung der Anti-Aging-Medizin in Deutschland.* Springer VS. https://doi.org/10.1007/978-3-658-04336-0.

Vincent, J. A. (2006). Ageing contested: Anti-ageing science and the cultural construction of old age. *Sociology, 40,* 681–698. https://doi.org/10.1177/0038038506065154.

Wenz, A. (2003). Die Lehre von den Schöpfungsordnungen: Ein überholtes Theologumenon. *Lutherische Theologie und Kirche, 27*(1/2), 56–90.

Kritik der Kritischen Gerontologie

Ludwig Amrhein

1 Einleitung

In ihrer einflussreichen Kritik am *Successful Aging* bezeichnen Holstein und Minkler (2003) es als zentrale Aufgabe einer Kritischen Gerontologie, die versteckten normativen Prämissen von dominanten Theorien und Leitbildern der Gerontologie, die scheinbar politisch neutral seien, aufzudecken. Dieses Ansinnen soll im folgenden Beitrag aufgenommen und zu einer ‚Kritik der Kritischen Gerontologie' erweitert werden. Der Titel ist bewusst doppeldeutig formuliert, geht es doch sowohl um das Kritikverständnis der Kritischen Gerontologie als auch um eine Kritik an diesem Kritikverständnis. Motiviert wurde diese Fragestellung durch die Beobachtung, dass auch in kritisch-gerontologischen Arbeiten die normativen Maßstäbe der Kritik meist implizit bleiben und nicht sozialphilosophisch reflektiert werden. Wie weiter unten ausgeführt, gibt es verschiedene Stränge der Kritischen Gerontologie, die auf unterschiedlichen sozialtheoretischen Paradigmen basieren und oft kontroverse Vorstellungen über Aufgaben, Ziele und Vorgehensweisen der gerontologischen Kritik haben. Gemeinsam ist allen Traditionen, dass sie die gesellschaftlichen Realitäten des Alter(n)s nicht einfach affirmativ hinnehmen, sondern zum Besseren hin verändern möchten.

L. Amrhein (✉)
Fachbereich Angewandte Sozialwissenschaften, Fachhochschule Dortmund, Dortmund, Deutschland
E-Mail: ludwig.amrhein@fh-dortmund.de

L. Pfaller und M. Schweda (Hrsg.), *„Successful Aging"?*, Altern & Gesellschaft,
https://doi.org/10.1007/978-3-658-41465-8_14

Eine Kritik der Kritischen Gerontologie kann auf ein begriffliches und inhaltliches Vorverständnis ihres Gegenstands aufbauen. So haben Moody (1988, 1993) in den USA und Amann und Kolland (2014) im deutschsprachigen Raum systematische Entwürfe zu einer Kritischen Gerontologie vorgelegt. Auf ihrer konzeptionellen Basis soll die Kritik der Kritischen Gerontologie an den aktuellen Leitbildern des erfolgreichen, produktiven und aktiven Alterns kurz vorgestellt werden. Die Maßstäbe dieser Kritik, die selten expliziert werden und daher oft diffus bleiben, werden anschließend einer reflexiven Kritik unterzogen: Die Erörterung, wie und in welcher Form Sozialkritik sinnvoll möglich sein kann, wird vertieft durch eine Diskussion der verschiedenen Formen, die die Sozialkritik annehmen kann, sowie einer Problematisierung des vorausgesetzten Konzepts der sozialen Konstruktion. Anschließend werden die jeweiligen Krisendiagnosen, theoretischen Prämissen, normativen Maßstäbe und präferierten Modelle eines guten Alterns[1], die in zentralen Ansätzen der Kritischen Gerontologie zu finden sind, skizziert. Der letzte Abschnitt bietet ein vorläufiges Fazit und widmet sich offenen Fragen.

2 Traditionelle und Kritische Gerontologie

Die Kritische Gerontologie entstand Anfang der 1980er Jahre in Großbritannien und den USA als klassentheoretische Forschungsperspektive, die den vorherrschenden strukturfunktionalistischen Gleichgewichtsansätzen eine macht- und herrschaftskritische Sicht auf die widersprüchliche Stellung älterer Menschen in kapitalistischen Gesellschaften entgegensetzte.[2] Während diese *Political Economy of Aging* vor allem die großen gesellschaftlichen Mächte und Strukturen in ihren ideologiekritischen Blick nahm, entdeckte die *Cultural Gerontology* ältere Menschen als aktiv Handelnde, die in der nachberuflichen Phase ihre Ressourcen zur individuellen Verfolgung neuer Lebens- und Freizeitstile nutzen. Die geisteswissenschaftliche *Humanistic Gerontology* setzt ebenfalls an den Subjekten an,

[1] Statt ‚erfolgreiches Altern‘ bevorzuge ich den Ausdruck ‚gutes Altern‘, da dieser nicht den naturalistischen Fehlschluss, das Gute empirisch auf Erfolg, Gesundheit oder Nützlichkeit zu reduzieren, nahelegt.

[2] Zur Geschichte der Kritischen Gerontologie siehe Schroeter (2021). Um die eigene Darstellung nicht mit Namensnennungen zu überfrachten, verweise ich auf diesen Beitrag und die weiteren Darstellungen in Aner und Schroeter (2021). Dort werden alle wichtigen Autorinnen und Autoren der einzelnen Strömungen genannt.

fragt aber grundsätzlicher nach den Bedingungen für ein sinnvolles und gutes Leben im Alter. Einen ähnlichen Ansatz verfolgt die *Narrative Gerontology,* die davon ausgeht, dass Menschen ihre Identität und damit den subjektiven Sinn ihres Lebens durch biographische Erzählungen konstruieren. Die poststrukturalistische *Foucauldian Gerontology* schließlich rückt von der aufklärerischen Vorstellung selbstbestimmter Subjekte ab und betrachtet deren Identitäten als historische Produkte gesellschaftlicher Diskurse, womit sie ebenfalls kulturalistisch argumentiert. Trotz ihrer großen Unterschiede werden diese Ansätze unter dem Dachbegriff einer Kritischen Gerontologie zusammengefasst.[3] Welches sind ihre gemeinsamen Merkmale, die dieses Etikett rechtfertigen?

Der Sozialphilosoph und Gerontologe Moody (1993) schlägt vor, zur Begründung der Kritischen Gerontologie auf die Kritische Theorie der Frankfurter Schule zurückzugreifen. Für Horkheimer, mit Adorno ihr zentraler Begründer, liegt der entscheidende Unterschied des kritischen zum traditionellen Denken darin, dass es sich nicht auf die Ermittlung von Sachverhalten und Gesetzmäßigkeiten beschränkt, sondern auch die gesellschaftliche Entwicklung der wissenschaftlichen Probleme und Begriffe und ihre praktische Anwendung reflektiert. Kritisches Denken definiert damit selbst, welche Ziele es verfolgt und wirkt damit der Entfremdung entgegen, die der traditionelle Wissenschaftsbetrieb erzeugt. Es strebt eine vernünftige Umgestaltung der Gesellschaft und damit die Aufhebung von Unterdrückung und Klassenherrschaft an (Horkheimer, 1937, S. 263). Entsprechend setzt sich nach Moody die Kritische Gerontologie für die Emanzipation älterer Menschen von allen Formen von Herrschaft ein und erforscht, welche Möglichkeiten und Spielräume es innerhalb der gegebenen sozialen Strukturen gibt, Ideale eines guten Lebens im Alter zu verwirklichen. Dazu sei eine detaillierte Analyse nötig, warum Herrschaftsstrukturen fortdauern und wie sie verändert werden können (Moody, 1993, S. Xv–xvii). Amann und Kolland (2014), die sich explizit auf Moody beziehen, kritisieren in ihrem Entwurf das individualisierende biomedizinische Modell des Alterns (S. 21) und betonen die

[3] Mit der Einteilung in die genannten fünf Ansätze folge ich weitgehend der Typisierung von van Dyk (2020), schließe aber wie Amann und Kolland (2014, S. 19 f.) die postmodernen Positionen der Kulturellen Gerontologie mit ein, auch wenn diese nicht mehr die neomarxistischen Prämissen der Politischen Ökonomie des Alterns teilen. Anders als Amann und Kolland (2014) sowie Doheny und Jones (2021) betrachte ich Lebenslaufansätze nicht per se als kritisch. Sie sind es nur dann, wenn sie die Reproduktion und Kumulation von sozialen Benachteiligungen und Ungleichheiten im Lebensverlauf einschließlich der sie verursachenden gesellschaftlichen Mechanismen untersuchen. In diesem Fall zähle ich sie zur Politischen Ökonomie des Alterns im weitesten Sinn.

sozialstrukturelle Bestimmtheit von sozialen Benachteiligungen und Ungleichheiten im Alter:

> Kritische Gerontologie heißt zunächst, dass das ‚Problem des Alterns' weniger als ein individuell erzeugtes und zu beeinflussendes gesehen wird, sondern als ein ‚Problem', welches sozial-strukturell bestimmt ist. Kritisch heißt weiters, dass die Frage gestellt wird, welche Annahmen sich hinter den empirischen Aussagen (etwa der ‚Neuen Gerontologie') befinden. Eine kritische Perspektive zeigt weniger individuelle Unterschiede auf als solche, inwiefern ältere Menschen in einem bestimmten Kontext (Gruppen, Organisationen) sich in einer benachteiligten Lebenssituation befinden, keine ausreichende soziale Partizipation aufweisen bzw. an politischen Entscheidungsprozessen teilnehmen können. Es geht um eine Visibilisierung von sozialer Ungleichheit und Exklusion. Kritische Gerontologie orientiert sich (…) primär an den Einschränkungen und Möglichkeiten der Emanzipation alter Menschen. (Amann & Kolland, 2014, S. 18–19)

Amann und Kolland sehen damit Alternsprobleme als soziale Konstruktionen an, die sich strukturell als kollektiv ungleiche Lebensbedingungen und Lebenslagen niederschlagen und kulturell mit versteckt normativen Leitbildern wie dem erfolgreichen und aktiven Altern legitimiert werden. Es sei ideologiekritisch danach zu fragen, wer von welchen Modellen und Leitbildern des Alterns profitiert und wer durch diese benachteilig wird (Amann & Kolland, 2014, S. 17–19).[4]

Diese Kritik an den Leitbildern der ‚Mainstreamgerontologie' verbindet die einzelnen Ansätze der Kritischen Gerontologie und erzeugt dadurch eine Gruppenidentität, die angesichts ihrer unterschiedlichen sozialtheoretischen Hintergründe anders kaum erklärbar wäre (van Dyk, 2020, S. 70).[5] Ein zentraler Teil des Schrifttums der Kritischen Gerontologie beschäftigt sich ideologiekritisch mit den Leitbildern des erfolgreichen, aktiven und produktiven Alterns, die bis heute das gerontologische Feld dominieren (vgl. Holstein & Minkler,

---

[4] Ideologien sind nach Jaeggi und Celikates (2017, S. 102) falsche bzw. irreführende Überzeugungssysteme, die soziale Konflikte und Herrschaftsverhältnisse verschleiern und so zur Reproduktion der herrschenden Ordnung beitragen. Ideologiekritik richtet sich damit gegen die Naturalisierung sozialer Probleme und Ungleichheiten, die Verschleierung und Legitimierung kritikwürdiger Zustände, die Universalisierung von Partikularinteressen und die rationalisierende Rechtfertigung der Herrschaft durch die Beherrschten selbst (Jaeggi & Celikates, 2017, S. 105 f.)

[5] Die Behauptung der Kritischen Gerontologie, dass es einen (unkritischen, positivistischen) gerontologischen Mainstream gebe, kann auch als strategisches *Othering* betrachtet werden, das die Selbstidentifizierung als kritisch überhaupt erst ermöglicht (Marshall, 2009, S. 652).

2003; Pfaller & Schweda, 2020). Die Kritik dieser Leitbilder hat Timonen (2016) zu einer systematischen Kritik am *Model Ageing* kondensiert, worunter sie sowohl die Alternsmodelle selbst als auch den Akt der Modellierung des Alterns versteht (Timonen, 2016, S. VIII). Modelle eines guten Alterns betrachtet sie – angelehnt an Estes' politisch-ökonomischer Kritik der ‚Altersindustrie' – als neoliberale Ideologien einer eigenverantwortlichen Lebensführung, von der alle Forschenden, Geschäftsleute und politisch Handelnden, die im Namen dieser Modelle unterwegs sind, profitieren. Aus dem Blick geraten dabei die sozial ungleich verteilten Ressourcen und Lebensbedingungen, die ein gutes Altern fördern oder hemmen, sodass unbemerkt bleibt, dass die ‚Alternsmodellierer' keine echten Lösungen für die ‚erfolglos alternden', kranken, armen und abhängigen alten Menschen im Angebot haben, womit sie nur weiter zu deren Ausgrenzung und Abwertung beitragen (vgl. Amrhein, 2018). Nach Pfaller und Schweda (2020) sind solche Modelle eines guten Alterns auch deshalb ethisch problematisch, weil ihre normativen Ideale, die meistens stillschweigend gesetzt werden und unreflektiert bleiben, einseitig und damit diskriminierend sind, z. B. wenn sie ein aktives arbeitsreiches Leben prämieren und ein zurückgezogenes kontemplatives Leben abwerten: „Indem sie relevante Dimensionen menschlicher Werterfahrung und Selbstverwirklichung ausblenden, missachten oder benachteiligen sie bestimmte Lebensformen im Alter und untergraben so letztlich auch ihre öffentliche Anerkennung und politische Unterstützung" (Pfaller & Schweda, 2020, S. 145). Da auch kritische Gerontologinnen und Gerontologen selten explizit die ethische Frage diskutieren, was ein gutes Leben im Alter ausmacht, blieben viele von ihnen mit ihrer Forderung nach sozialer Inklusion der benachteiligten älteren Menschen selbst problematischen Aktivitäts- und Produktivitätsidealen verhaftet (Pfaller & Schweda, 2020, S. 144).

3 Die Bedingungen der Möglichkeit von Sozialkritik

Welche Bedingungen müssen erfüllt sein, damit eine Kritik gesellschaftlicher Verhältnisse, wie sie die Kritische Gerontologie vornimmt, überhaupt möglich und sinnvoll ist? Und wie können die normativen Maßstäbe einer solchen Kritik begründet werden? Beide Fragen basieren auf einem philosophischen Kritikbegriff, der zunächst vorgestellt werden soll. Der Begriff ‚Kritik' bedeutet gemäß seiner Herkunft aus dem griechischen ‚krinein' so viel wie ‚trennen, unterscheiden' und ist ein Grundelement des prüfenden, auswählenden und urteilenden Denkens, das Tatsachenbehauptungen, Werturteile und moralische

Normen nicht unreflektiert übernimmt, sondern diese autonom, d. h. ohne Fremdbestimmung durch äußere Autoritäten, auf ihre logische Konsistenz, sachliche Richtigkeit und normative Gültigkeit hin überprüft und dabei in vernunft- und erkenntniskritischer Absicht auch die Bedingungen, die ein solches kritisches Denken ermöglichen, selbstreflexiv untersucht. Dieser wissenschafts- und erkenntnistheoretische Kritikbegriff, der in der europäischen Aufklärung wurzelt und dort vor allem von Kant, Fichte und Hegel ausformuliert wurde, erhielt in der linkshegelianisch-marxistischen Tradition eine gesellschaftskritische Bedeutungserweiterung, wo er die politisch-ökonomische Kritik der Funktionsbedingungen und Entwicklungstendenzen der bürgerlichen, durch kapitalistisches Wirtschaften geprägten Gesellschaften bezeichnete (Ritsert, 2018, S. 2; Delanty, 2011, S. 69–70). Eine Kritische Sozialgerontologie verbindet diese Linien und zeigt sich als gesellschaftstheoretische Kritik an sozialen Ungleichheiten, Herrschaftsstrukturen und Ideologien, als wissenschaftstheoretische Kritik an der gesellschaftlichen Rolle und Funktion von Wissenschaft und als methodologische Forschungskritik an den dabei eingesetzten Methoden und Forschungsstrategien (Amann & Kolland, 2014, S. 2–7).

In Anlehnung an Jaeggi und Celikates (2017, S. 111–112) und Delanty (2011, S. 87–90) unterscheide ich vier Bedingungen, die für eine sinnvolle und fruchtbare Sozialkritik nötig sind:

1. Soziale Verhältnisse müssen als veränderbares Produkt menschlichen Handelns und damit als sozial konstruiert wahrgenommen werden, um kritisiert werden zu können. Wenn soziale Strukturen und Prozesse naturalisiert, biologisiert und essentialisiert werden, also als genetisch determiniert, als Teil einer gottgegebenen Ordnung oder als alternativlose Systemzwänge (fehl-)gedeutet werden, werden sie der Kritik entzogen. Daher eignen sich nur solche Theorieansätze zur Gesellschafts- und Ideologiekritik, die im weitesten Sinne sozialkonstruktivistisch sind.
2. Die Veränderung von Verhältnissen setzt voraus, dass Alternativen der Entwicklung und damit Handlungs- und Gestaltungsoptionen erkannt werden. Daher muss sich eine Kritische Sozialtheorie der Aufdeckung von Entwicklungspotenzialen widmen, die in den bestehenden sozialen Strukturen angelegt sind. Nötig ist daher ein sozialer Möglichkeitssinn, der sich im Entwerfen von realistischen Szenarien und Zukunftsmodellen äußert.
3. Die Kritik bestehender sozialer Verhältnisse als Krisen, Fehlentwicklungen oder Pathologien und die Identifikation positiver Entwicklungsmöglichkeiten setzen normative Bewertungsmaßstäbe voraus. Um soziale Strukturen und

Prozesse als falsch kritisieren und begründet verändern zu können, sind sozial- und moralphilosophische Vorstellungen über das gute Leben in einer gerechten Gesellschaft nötig, die als solche ausgewiesen werden müssen.

4. Die praktische Veränderung von sozialen Verhältnissen kann nur gelingen, wenn sie auf der Grundlage richtiger Beschreibungen und Erklärungen erfolgt. Vorausgesetzt werden damit zum einen soziologische Zeit- bzw. Gegenwartsdiagnosen, die sich auf gesicherte Daten und Erkenntnisse der empirischen Sozialforschung stützen und nicht auf haltlosen Spekulationen und Übergeneralisierungen kurzfristiger Trends beruhen. Zum anderen müssen Gründe und Ursachen angegeben werden können, die zu den kritisierten Verhältnissen geführt haben. Eine praxisorientierte Sozialkritik benötigt daher auch erklärungskräftige und empirisch bewährte Theorien, die Handlungen und Strukturen gleichermaßen berücksichtigen, also weder individualistisch-atomistisch noch kollektivistisch-holistisch sind.

Das grundlegende Problem einer jeden kritischen Sozialtheorie besteht in der Frage, woher sie die normativen Maßstäbe der Kritik nimmt und wie sie diese philosophisch begründet. Jaeggi und Celikates (2017, S. 113–117) unterscheiden drei Formen bzw. Modelle der Kritik – eine *externe,* eine *interne* und eine *immanente.*[6] *Extern* ist für sie jede Kritik, die ihre normativen Maßstäbe nicht aus der gesellschaftlichen Wirklichkeit selbst entnimmt, sondern universalistische Prinzipien mit überzeitlichem Geltungsanspruch von außen als Maßstab an die Gesellschaft anlegt. Die Begründung erfolgt meistens naturrechtlich mit Verweis auf unveräußerliche Menschenrechte (wie in der UN-Menschenrechtserklärung von 1948) und/oder vertragstheoretisch entlang universeller Gerechtigkeitsprinzipien (wie in Rawls‘ Gerechtigkeitstheorie). *Intern* ist eine Kritik, die die gesellschaftliche Realität im Sinne eines Soll-Ist-Vergleichs an den gemeinschaftlich geteilten Wertvorstellungen eines sozialen Kollektivs misst. Diese tendenziell kulturrelativistische Argumentation zeichnet gegenwärtig vor allem den Kommunitarismus (z. B. bei Walzer) aus. *Immanent* ist schließlich eine Kritik, die ihre Maßstäbe dem vernünftigen Begriff der existierenden sozialen Institutionen entnimmt, d. h. diese an ihrem normativen Ideal, das erst noch zu verwirklichen ist, misst, dabei aber angesichts gesellschaftlicher Widersprüche, die im Rahmen der bestehenden Ordnung nicht gelöst werden können, eine Transformation der

[6] Auch Doheny und Jones (2021) unterscheiden zwischen diesen drei Formen, bezeichnen sie aber als *transzendente*, *immanente* und *immanent-transzendente* Kritik.

gesellschaftlichen Verhältnisse anstrebt. Diese dialektische Kritik, die ihren Ursprung bei Hegel und seinen linkshegelianischen Nachfahren hat, findet sich vor allem in den verschiedenen Varianten der Kritischen Theorie (z. B. in Habermas Theorie des kommunikativen Handelns oder in Honneths Anerkennungstheorie). Doheny und Jones (2021) fügen eine vierte Form der Kritik hinzu, die wie die immanente Kritik an verbreiteten normativen Idealen, die über die bestehende Gesellschaft hinausweisen, ansetzt, aber skeptisch hinsichtlich einer allgemein akzeptanzfähigen Vermittlung zwischen den vielfältigen, miteinander um die Vorherrschaft kämpfenden Vorstellungen ist. Für Bourdieu und Foucault als zentrale Vertreter dieser konflikttheoretischen Perspektive sind es immer spezifische soziale Gruppen bzw. Diskurse, die ihre partikularen Werte und Normen als allgemeingültig etablieren, d. h. universalisieren möchten.

Eine sinnvolle Gesellschafts- und Ideologiekritik ist nur möglich, wenn die kritisierten Verhältnisse als sozial konstruiert betrachtet werden. Der Begriff der sozialen Konstruktion wird allerdings in den Theorieansätzen, die auf ihm aufbauen, äußerst uneinheitlich verwendet, mit entscheidenden Folgen für die von ihnen verfolgten Strategien und Formen der Sozialkritik. Nach Mallon (2019) lautet die Grundformel des Sozialkonstruktivismus ‚X konstruiert Y sozial'. Damit ergeben sich für ihn drei Fragen: Welches X konstruiert – persönliche Akteure (Personen, Gruppen), die intentional handeln und Interessen verfolgen, oder auch unpersönliche Akteure (Kulturen, Theorien, Institutionen)? Welches Y wird konstruiert – sprachliche Repräsentationen von Tatsachen (z. B. Ideen, Begriffe, Konzepte, Klassifikationen, Theorien) oder auch die Tatsachen selbst? Und schließlich: Wie erfolgt die Konstruktion – kausal (X ist die Ursache von Y) oder konstitutiv (X ist eine logische Bedingung von Y)? Idealtypisch können zwei Positionen des Sozialkonstruktivismus unterschieden werden: Gemäßigte Positionen setzen eine beobachtungsunabhängige (natürliche, biologische) Wirklichkeit als Grundlage dieser Konstruktionen voraus (Berger & Luckmann, 1966; Searle, 2011), während radikale Positionen jegliche Realität – also auch alle Tatsachen und Dinge – als sozial konstruiert ansehen, sodass es für sie keine von den sprachlichen Repräsentationen unabhängige Außenwelt gibt (Gergen & Gergen, 2009). In der Sozialtheorie stehen gemäßigte sozialkonstruktivistische Positionen für moderne, der Aufklärung verpflichtete Ansätze, die vom erkenntnistheoretischen Vorrang wissenschaftlichen Wissens überzeugt sind und an einem universalistischen Ideal objektiver Erkenntnis festhalten. Radikalkonstruktivistische Positionen sind dagegen ein Kennzeichen postmoderner Ansätze, die in der Wissenschaft nur ein Sprachspiel unter anderen sehen, das gleichrangig zu nicht-wissenschaftlichen Wissensformen (Mythos, Religion, Literatur, kulturellen Traditionen etc.) steht und instrumentell mit den partikularen Interessen spezifischer Gruppen verbunden ist. Gergen und Gergen, die den ‚Sozialen Konstruktionismus' in der Psychologie begründet und in die Narrative Gerontologie übertragen haben, vertreten ein solches postmodernes *anything goes:* "Thus, there is no 'one correct way' of describing the world, in science or elsewhere. Many constructions are possible, each with a particular utility for particular groups of people." (Gergen & Gergen, 2001, S. 5) Auch wenn ihr normatives Ziel – die Durchsetzung eines kompetenzorientierten positiven Altersbilds – in der Gerontologie auf breite Zustimmung stoßen dürfte, wird hier der Boden wissenschaftlicher Forschung zugunsten eines altenpolitischen Lobbyismus verlassen. Es ist zu fragen, ob postmoderne Ansätze, die auf allgemeine Wahrheitsansprüche verzichten und sich ausschließlich advokatorisch für spezifische Bevölkerungsgruppen einsetzen (auch wenn diese benachteiligt oder marginalisiert sind), überhaupt eine sozialkritische Funktion ausüben können oder nicht aufgrund ihrer Parteilichkeit selbst zur Ideologie werden.

4 Welche Kritik übt die Kritische Gerontologie?

Im Folgenden soll das spezifische Kritikverständnis der wichtigsten Ansätze der Kritischen Gerontologie diskutiert werden. Die Übersicht orientiert sich an den bisherigen Überlegungen und ist wie folgt aufgebaut: Zunächst wird der sozialtheoretische und methodologische Hintergrund des jeweiligen Ansatzes genannt und dessen Konzeption von sozialer Konstruktion erläutert. Danach werden die wichtigsten Stichworte der jeweiligen Gegenwartsdiagnosen und die normativen Maßstäbe, die in der Kritik sichtbar werden, erläutert, bevor abschließend die oft impliziten Vorstellungen eines guten Lebens im Alter ermittelt werden.[7]

Die Politische Ökonomie des Alterns (vgl. Townsend, 1981; Walker, 1981; Estes, 2001; Phillipson, 2013) wurzelt theoretisch in der neomarxistischen Kritik an der Rolle des kapitalistischen Wirtschaftssystems und des von ihm abhängigen Wohlfahrtsstaats für die soziale Konstruktion des Alters als einer durch staatliche Transfer- und Unterstützungsleistungen strukturierten Lebensphase. Erweitert wurde diese Perspektive sowohl durch die feministische Kritik an der

[7] Da es sich hier um eine knappe Skizze handelt, kann das nur selektiv, idealtypisch zugespitzt und ohne Berücksichtigung der historischen Entwicklung und inneren Differenziertheit der jeweiligen Ansätze, einschließlich ihrer Querverbindungen zueinander, geschehen; auch die deutschsprachige Diskussion kann in diesem Rahmen kaum berücksichtigt werden (siehe dazu van Dyk, 2020, S. 58–96 und die Beiträge in Aner & Schroeter, 2021).

patriarchalen Struktur dieser Ordnung, die Frauen systematisch benachteilige, als auch durch intersektionale Analysen, die auf die Verflechtung mit weiteren Ungleichheitskategorien hinweisen. In diesem Ansatz sind es primär kollektive (ökonomische, staatliche, sozialpolitische) Akteure auf der Makro-Ebene, die die institutionelle Konstruktion des Ruhestands, die kulturelle Konstruktion ideologischer Problemdefinitionen und die materielle Konstruktion sozial ungleicher Lebenslagen bewirken. Die zeitdiagnostische Kritik richtet sich gegen die ‚strukturierte Abhängigkeit' älterer Menschen von wohlfahrtstaatlichen Hilfesystemen (‚Altersindustrie'), die reduktionistische Definition des Alters als behandelbares medizinisches Problem (‚Biomedikalisierung'), die Mehrfachbenachteiligung älterer Frauen (Erwerbsleben, Rentenbezug, Angehörigenpflege) und die Destabilisierung des finanziell gesicherten Ruhestands durch neoliberale Ideologien und Politiken (Privatisierung der Alterssicherung, Verlängerung der Lebensarbeitszeit). Motiviert ist die Kritik vom Ideal einer herrschaftsfreien, solidarischen und sozial gerechten Gesellschaft, die auch Menschen im hohen Alter ein würdevolles Leben ermöglicht. Dazu sollen vor allem die materielle Sicherung des Lebensabends, der Abbau sozialer Ungleichheiten im Alter, die Ermöglichung von sozialer Partizipation bis ins hohe Alter und insgesamt die Emanzipation älterer Menschen aus den miteinander verschränkten gesellschaftlichen Unterdrückungs- und Herrschaftsstrukturen beitragen.

Die Kulturelle Gerontologie (vgl. Featherstone & Hepworth, 1989; Gilleard, 1996; Gilleard & Higgs, 2005; Twigg & Martin, 2014)[8] setzt sich vom sozioökonomischen Determinismus der Politischen Ökonomie des Alterns ab und betont die eigenständige Rolle kultureller Faktoren im Alternsprozess. Sie folgt der postmodernen Kritik an „großen Erzählungen" (Lyotard), die wie die hegelsche und marxsche Geschichtsphilosophie oder der rationalistische Fortschrittsoptimismus der Aufklärung vereinheitlichend und tendenziell totalitär seien, und befürwortet stattdessen Pluralität, Diversität und Differenz als normative Grundhaltungen. Ihr kulturtheoretischer Fokus liegt auf der Makro-Ebene der kulturellen Felder und Märkte, wo seit den 1960er Jahren Massenmedien, Kulturproduzenten und die Konsumgüterindustrie zur Entstehung einer jugendzentrierten *Consumer Culture* beigetragen haben. Im Lauf der Jahrzehnte habe sich daraus ein klassen-

[8] Kollewe (2021) zieht die Kulturelle Gerontologie mit den *Aging Studies* unter dem Begriff ‚Kulturwissenschaftliche Perspektiven' zusammen. Ich sehe die *Aging Studies* dagegen als ein übergreifendes Paradigma, das im Zuge des *Cultural Turn* neben der kulturellen auch die humanistische, narrative und foucaultsche Gerontologie zu integrieren versucht und dabei vor allem eine poststrukturalistisch-dekonstruktivistische Agenda verfolgt.

übergreifendes ‚kulturelles Feld des dritten Alters' (Gilleard & Higgs, 2005) entwickelt, das von der Generation der ‚Baby Boomer' demographisch und ideell dominiert werde. Auf diesem Feld werden neue Lebensstile und Alternsmodelle kulturell konstruiert, welche die ‚Kultur des mittleren Alters' bis ins höhere Alter hinein verlängern. Die Kulturelle Gerontologie wertet die Auflösung fester Altersgrenzen und starrer Altersidentitäten als positive Zeichen eines autonomer und diverser werdenden Alters und kritisiert die Abwertung von Menschen im vierten Alter, denen weiterhin die Handlungsfähigkeit *(Agency)* abgesprochen werde. Insgesamt betont sie die Möglichkeiten und Chancen des Alters und setzt sich für ein positives Altersbild ein, das ältere Menschen nicht als passive Opfer der Verhältnisse begreift, sondern als eigenständige Personen, die ihr Leben aktiv und selbstbestimmt gestalten.

Die geisteswissenschaftliche Humanistische Gerontologie (Baars, 1991; Moody, 1988, 1993) betrachtet das höhere Alter als ein kulturell konstruiertes Sinnphänomen, das auf seine Bedeutung (Philosophie), sein historisches Gewordensein (Geschichte) und seine ästhetische Gestaltung (Literatur, Kunst) hin untersucht wird.[9] Sie wendet sich im Sinne der Kritischen Theorie gegen eine positivistische, empiristische und theorieferne Gerontologie, die arbeitsteilig eine Vielzahl spezifischer Einzelphänomene erforscht, ohne zu einer kritischen Gesamtdeutung vorstoßen zu können. Die sich als wertfrei verstehende Mainstream-Gerontologie ist aus humanistischer Sicht von einer ‚instrumentellen Vernunft' (Horkheimer) geprägt, die auf die zweckrationale Vorhersagbarkeit und Kontrolle von Alter(n)sphänomenen setzt, jedoch unfähig dazu ist, ihre Ziele, die oft extern von staatlichen und ökonomischen Akteuren gesetzt werden, vernünftig zu begründen.[10] Dagegen ist das emanzipatorische Erkenntnisinteresse der Humanistischen Gerontologie darauf gerichtet, dem diagnostizierten Sinnverlust des Alters in einer bürokratisch und ökonomisch durchrationalisierten Welt positive Visionen eines guten und gerechten Alter(n)s entgegenzusetzen, die sich auf

[9] Für Moody (1993, S. xxxii) gehören Kulturelle und Narrative Gerontologie zur Humanistischen Gerontologie. Da die Humanistische Gerontologie im Gegensatz zur eher sozialwissenschaftlichen Orientierung der Kulturellen und Narrativen Gerontologie primär geisteswissenschaftlich, und im Falle von Moody auch philosophisch-normativ, ausgerichtet ist, trenne ich diese im Detail doch sehr unterschiedlichen drei Strömungen, insbesondere da sie sich auch deutlich in ihrem Kritikverständnis unterscheiden.

[10] Die Definition von Baltes und Baltes (1994), wonach sich Gerontologie mit der „Beschreibung, Erklärung und Modifikation von (…) Aspekten des Alterns und des Alters" (S. 8) beschäftige, formuliert exakt dieses technisch-instrumentelle Erkenntnisinteresse.

Werte wie Autonomie, Selbstverwirklichung, Kreativität, Weisheit, Spiritualität und Transzendenz gründen – wobei die konkrete Verwirklichung dieser Werte und Tugenden dialektisch auch in neue Formen der Normierung und Disziplinierung des Alters umschlagen kann (was dann die Foucaultsche Gerontologie betont).

Die Narrative Gerontologie (vgl. Gubrium & Holstein, 1999; Gubrium, 2001; Kenyon & Randall, 2001; Ray, 2007; Randall, 2012; kritisch: Amrhein, 2021) fühlt sich ebenfalls den emanzipatorischen Idealen einer ‚Positiven Gerontologie' verpflichtet, ohne diese jedoch explizit zu begründen. Auch wenn konstatiert wird, dass biographische Erzählungen in größere kulturelle und gesellschaftliche Narrative eingebettet sind, liegt ihr Fokus auf der organisationalen Meso- und interaktionalen Mikroebene. Ihre sozialtheoretischen Ursprünge hat sie in der Narrativen Psychologie (Bruner, Gergen), die das menschliche Selbst als Produkt von Erzählungen ansieht *(no story, no self)*, sowie im phänomenologischen, interaktionistischen und ethnomethodologischen Sozialkonstruktivismus der verstehenden Soziologie. Dabei wird zumeist ein starker Konstruktivismus vertreten, der die Phänomene des Alter(n)s selbst – und nicht nur das Sprechen über sie – als narrativ konstruiert bzw. konstituiert ansieht. Erst durch die narrative Verknüpfung einzelner Ereignisse zu kohärenten Erzählungen, die mit ebenfalls sozial konstruierten Lebenslaufkategorien (Wachstum, Entwicklung, Abbau, Altersstufe, Wendepunkt etc.) erfolgt, werde biographischer Sinn und Identität erzeugt. Die Narrative Gerontologie dekonstruiert naturalistische Entwicklungs- und Lebenslaufmodelle (z. B. von Freud und Erikson) und betont die selbstreflexive Veränderbarkeit biographischer Identitäten durch kreatives *Restorying* und *Rewriting* der eigenen Geschichte (häufig im Rahmen biographischer Schreibwerkstätten und anderen Formen partizipativer Aktionsforschung). Sie übernimmt die postmoderne Diagnose vom Ende der kollektiv sinnstiftenden ‚großen Erzählungen' und betrachtet die narrative Kompetenz zur Konstruktion von (kleinen) Lebenserzählungen als bedeutsame Identitätsquelle. Kritik übt sie an der (verdinglichenden) Entprivatisierung von biographischen Erfahrungen durch öffentliche, ökonomische und bürokratische Organisationen, die Lebensereignisse unter Verwendung popularisierter wissenschaftlicher Konzepte interpretieren, klassifizieren und bewerten. Das normative Ziel der Narrativen Gerontologie liegt darin, älteren und alten Menschen, die öffentlich nicht sichtbar sind, eine Stimme zu verleihen und ihnen vorurteilsfrei zuzuhören, vor allem wenn sie zu benachteiligten Minderheiten gehören und/oder alternative Lebensentwürfe verfolgen, die von herrschenden Normalitätsstandards abweichen.

Die Foucaultsche Gerontologie (vgl. Katz, 1996; Biggs & Powell, 2001, 2003) schließlich vertritt eine radikal historische Position, die universalistische anthropologische Festlegungen über das Wesen des Menschen und die Abfolge verschiedener Alters- und Lebensphasen ablehnt. Wer oder was der Mensch sei, werde in philosophischen, theologischen, politischen, technologischen, medizinischen etc. Diskursen konstruiert, die historisch und kulturell kontingent sind, d. h. immer nur für eine bestimmte Zeit existieren und dann wieder von anderen abgelöst werden. Historische Diskursformationen sind reguliert von Regeln des Sagbaren und Nicht-Sagbaren, die auch definieren, wer auf welche Weise über bestimmte Gegenstände sprechen darf und wer nicht. Auf diese Weise entstehen ‚Macht/Wissen-Systeme', die legitime (normale) und illegitime (abweichende) Formen des Menschseins bestimmen und gemeinsam mit Gesetzen, Institutionen, Artefakten etc. als ‚Dispositive der Macht' die Subjektivität von Menschen von innen heraus, d. h. unter deren eigener kognitiver und affektiver Mitwirkung, konstituieren.[11] Heute erfolge die Normierung und Kontrolle von Menschen über die sanfte Regierungsform einer ‚Pastoralmacht', die das Wohlergehen von Menschen zum Ziel hat und daher selten als Zwang empfunden wird. In diesem Sinn betrachtet die Foucaultsche Gerontologie die Gerontologie als moderne Wissensdisziplin, die historisch über biomedizinische Defizit- und Abbaumodelle und aktuell über Modelle des erfolgreichen, aktiven und produktiven Alterns das höhere Alter in advokatorischer Absicht formt. Gemeinsam mit Sozialer Altenarbeit und Alterssozialpolitik wirkt sie an der Produktion sozial erwünschter Altersidentitäten mit, aktuell in der neoliberalen Gestalt selbstverantwortlicher Subjekte, die einen aktiven, sozial engagierten und konsumorientierten Lebensstil pflegen und individuell für ihr eigenes Alter vorsorgen sollen. Zu diesem Zweck werden ‚Technologien des Selbst' entworfen, die als konkrete Praktiken der Selbstgestaltung zu verstehen sind und z. B. als gesundheitsbewusste Lebensstile, als technologiegestützte Formen der Kompensation von Alterseinschränkungen *(Ambient Assisted Living)* oder als pädagogisch angeleitete Arbeit an der eigenen Biographie spezifische Subjektformen des Alter(n)s hervorbringen. Die Foucaultsche Gerontologie ist primär nicht-normativ, da sie aufgrund ihrer postmodernen Vernunftkritik keine objektiven Maßstäbe für gute Lebensformen im Alter begründen kann. Da sie davon ausgeht, dass jede wohlwollende gerontologische Intervention notwendigerweise auch normierende und disziplinierende Machteffekte ausübt,

[11] Indem Foucault auch die europäische Aufklärung als kontingente Diskursformation ansieht, dekonstruiert er damit ebenso das universalistisch-humanistische Autonomieideal vernunftgeleiteter Subjekte.

formuliert sie eine immanente, implizit radikal liberale Kritik an der Ambivalenz und Widersprüchlichkeit normativer Alternsmodelle und hegemonialer Altersidentitäten, deren Kontingenz und Partikularität aufgezeigt werden soll.[12]

5 Schluss: Wie kritisch ist die Kritische Gerontologie?

Wie ist die Kritik der Kritischen Gerontologie zu bewerten? Es hat sich gezeigt, dass die verschiedenen Ansätze der Kritischen Gerontologie wichtige Gemeinsamkeiten, aber auch zentrale Unterschiede aufweisen. Im abschließenden Fazit möchte ich drei zentrale Aspekte herausgreifen – die Kritik an Ansätzen des erfolgreichen (einschließlich des produktiven und aktiven) Alterns, die normativen Ziele der Gesellschaftskritik und die normativen Maßstäbe ihrer Begründung.

Trotz ihrer generellen Kritik an einer positivistischen und sozialtechnologischen Idealen verpflichteten Mainstreamgerontologie, die ihren gesellschaftlichen Standort und ihre häufig impliziten Wertvorstellungen nur ungenügend reflektiert, bleibt die Haltung der Kritischen Gerontologie zu den orthodoxen Leitbildern des erfolgreichen, produktiven und aktiven Alterns ambivalent. Während die Politische Ökonomie des Alterns die von diesen Leitbildern ideologisch gestützte ‚altersindustrielle' Vermarktlichung und Bürokratisierung des Alters kritisiert (Estes, 2001; Holstein & Minkler, 2003; Timonen, 2016) und die Humanistische Gerontologie allgemein die erfolgsorientierte instrumentelle Vernunft der ‚Mainstreamgerontologie' anprangert, ist bereits in der Kulturellen Gerontologie von Gilleard und Higgs (2005) eine postmoderne Wertschätzung einer aktivitätsorientierten Konsumkultur zu erkennen. Die Narrative Gerontologie legt dann ganz im Sinne des *Successful Aging* erfolgsorientierte Wertmaßstäbe an, wenn sie wie Gergen und Gergen (2001) und Randall (2012) das Konzept eines *Positive Aging* vertritt, das auf die Förderung von guten (gleich kohärenten, konstruktiven,

---

[12] Neuere poststrukturalistische Ansätze erweitern die Foucaultsche Gerontologie um eine dekonstruktivistische und postkoloniale Kritik an hierarchisch-binären Alterskategorisierungen (alt/jung, Drittes/Viertes Alter) und am *Othering* des Alters. Hier ergeben sich emanzipatorische Perspektiven eines subversiven *Queerings* von hegemonialen Altersnormen (van Dyk, 2020, S. 173) und eines ‚Anders Altern', das die Andersartigkeit und Widerständigkeit des Alters betont (Zimmermann, 2020). Für einen Vergleich des poststrukturalistischen Ansatzes van Dyks mit der Politischen Ökonomie des Alterns von Phillipson siehe Amrhein, 2018, S. 228–230.

kreativen etc.) Erzählungen abzielt (Amrhein, 2021). Umgekehrt geht die Foucaultsche Gerontologie gegenüber jeglichen, neoliberalen wie emanzipatorischen, Alternsmodellen auf kritische Distanz, handelt es sich doch in allen Fällen um Wissen-Macht-Systeme, die einen normierenden und kontrollierenden Einfluss auf die ihnen unterworfenen Individuen ausüben.

Ungeachtet ihrer im Detail unklaren normativen Begründung sind alle Ansätze auf die Befreiung älterer und alter Menschen aus materiellen und symbolischen Herrschafts-, Macht- und Ungleichheitsstrukturen (Emanzipation) und auf ihre Befähigung zu einem selbstbestimmten und selbstgestalteten Leben im Alter (Autonomie) gerichtet. Damit sind die zwei Leitwerte der modernen Subjektkultur angesprochen, auch wenn im Einzelnen große Unterschiede hinsichtlich ihrer inhaltlichen Konkretisierung bestehen. So lenkt nur die Politische Ökonomie des Alterns den primären Fokus auf die Überwindung materieller – ökonomischer, gesundheitlicher und sozialer – Benachteiligungen und Ungleichheiten, die intersektional verschränkt sind und ideologisch verschleiert werden. Alle anderen Ansätze argumentieren im Zuge des *Cultural Turn* vorwiegend auf der kulturell-symbolischen Ebene, egal ob es um den Kampf gegen negative Altersbilder und die Fähigkeit zu selbstgewählten Lebensstilen (Kulturelle Gerontologie), die Suche nach einem sinnerfüllten Altern in einer durchrationalisierten Welt (Humanistische Gerontologie), die Stärkung marginalisierter Identitäten durch biographische Erzählungen (Narrative Gerontologie) oder die Möglichkeit zu einem anderen (subversiven, dissidenten) Altern jenseits hegemonialer Altersnormen und Altersidentitäten (Foucaultsche Gerontologie) geht.[13]

Auch die normativen Maßstäbe der Kritik sind unterschiedlich: Während die Politische Ökonomie des Alterns und die Humanistische Gerontologie in der Tradition der Kritischen Theorie stehen und eine explizit normative Kritik formulieren, die auf die systemverändernde Humanisierung der Gesellschaft abzielt (Köster, 2012), also immanent-transzendent ist, halten sich die drei anderen Ansätze, die insgesamt liberalistischer, pluralistischer und postmoderner argumentieren, stärker mit kritischen Werturteilen und konkreten Utopien zurück. Ihre

[13] Keiner der Ansätze verortet die soziale Konstruktion des Alter(n)s gleichgewichtig auf allen gesellschaftlichen Ebenen (also materiell, institutionell, kulturell, interaktional und individuell), wodurch diese auch nicht systematisch zwischen *Structure* und *Agency* vermitteln können (vgl. Amrhein, 2013, 2018). Am ehesten der Fall ist das noch in den kulturgerontologischen Arbeiten von Gilleard und Higgs (2005), die kulturalistisch und sozialstrukturell argumentieren und sich dabei auf das Feld- und Habituskonzept von Bourdieu beziehen.

Gegenwartsdiagnosen sind ambivalenter und häufig affirmativer, womit sie eher die Form einer rein immanenten oder internen Kritik annehmen. Interessanterweise finden sich in den Haupttexten der Kritischen Gerontologie keine Modelle einer externen Kritik, obwohl gerade die Gerechtigkeitstheorie von Rawls und der Befähigungsansatz von Nussbaum und Sen (vgl. Pfaller & Schweda, 2020) gerontologisch sehr anschlussfähig sind – möglicherweise ist es ihre Herkunft aus dem philosophischen Liberalismus, die sie für politisch radikalere Varianten der Kritischen Gerontologie uninteressant machen.

Ob es der Sache einer gesellschaftskritischen Gerontologie dienlich ist, andere sich ebenfalls als kritisch verstehende Ansätze aus ihrem Kreis auszuschließen, so wie es mit der Kulturellen Gerontologie versucht wird (van Dyk, 2020, S. 84), ist jedoch fraglich. Noch fragwürdiger ist aber die Identifikation von Kritischer Gerontologie mit einer rein qualitativen Forschungsmethodik (van Dyk, 2020, S. 10), da mit der Zurückweisung quantitativ-repräsentativer Verfahren auch auf die Überprüfung von Sozialstrukturhypothesen und Kausalmodellen, die für empirisch fundierte Gegenwartsdiagnosen und sozialpolitische Interventionen nötig sind, verzichtet wird (Amann & Kolland, 2014, S. 25–26).

Literatur

Amann, A., & Kolland, F. (2014). Kritische Sozialgerontologie – Konzeptionen und Aufgaben. In A. Amann & F. Kolland (Hrsg.), *Das erzwungene Paradies des Alters? Weitere Fragen an eine Kritische Gerontologie* (2. Aufl. S. 1–28). Springer VS. https://doi.org/10.1007/978-3-658-02306-5_1.

Amrhein, L. (2013). Die soziale Konstruktion von „Hochaltrigkeit" in einer jungen Altersgesellschaft. *Zeitschrift für Gerontologie und Geriatrie, 46*(1), 10–15. https://doi.org/10.1007/s00391-012-0459-3.

Amrhein, L. (2018). Konstruktionen, Dekonstruktionen und Rekonstruktionen des Alters. Theoretische und empirische Perspektiven auf eine umkämpfte Lebensphase. *Soziologische Revue, 41*(2), 220–239. https://doi.org/10.1515/srsr-2018-0026.

Amrhein, L. (2021). Narrative Gerontology. In K. Aner & K. R. Schroeter (Hrsg.), *Kritische Gerontologie. Eine Einführung* (S. 81–91). Kohlhammer.

Aner, K. (2021). Kritisch gerontologische Ansätze im Vergleich. In K. Aner & K. R. Schroeter (Hrsg.), *Kritische Gerontologie. Eine Einführung* (S. 123–130). Kohlhammer.

Aner, K., & Schroeter, K. R. (Hrsg.). (2021). *Kritische Gerontologie. Eine Einführung*. Kohlhammer.

Baars, J. (1991). The challenge of critical Gerontology: The problem of social constitution. *Journal of Aging Studies, 5*(3), 219–243. https://doi.org/10.1016/0890-4065(91)90008-G.

Baltes, P. B., & Baltes, M. M. (1994). Gerontologie: Begriff, Herausforderung und Brennpunkte. In P. B. Baltes, J. Mittelstraß, & U. M. Staudinger (Hrsg.), *Alter und Altern: Ein interdisziplinärer Studientext zur Gerontologie* (S. 1–34). de Gruyter. https://doi.org/10.1515/9783110873085-003.

Berger, P. L., & Luckmann, T. (1966). *Die gesellschaftliche Konstruktion der Wirklichkeit. Eine Theorie der Wissenssoziologie.* Fischer.

Biggs, S., & Powell, J. L. (2001). A Foucauldian analysis of old age and the power of social welfare. *Journal of Aging & Social Policy, 12*(2), 93–112. https://doi.org/10.1300/J031v12n02_06.

Delanty, G. (2011). Varieties of critique in sociological theory and their methodological implications for social research. *Irish Journal of Sociology, 19*(1), 68–92. https://doi.org/10.7227/IJS.19.1.4.

Doheny, S., & Jones, I. R. (2021). What's so critical about it? An analysis of critique within different strands of critical gerontology. *Ageing and Society, 41,* 2314–2334. https://doi.org/10.1017/S0144686X20000288.

Dyk, S. v. (2020). *Soziologie des Alters*. transcript (UTB).

Estes, C. L. (2001). Political economy of aging. A theoretical framework. In C. L. Estes (Hrsg.), *Social policy & aging. A critical perspective* (S. 1–22). Sage. https://doi.org/10.4135/9781452232676.n1.

Featherstone, M., & Hepworth, M. (1989). Ageing and old age: Reflections on the postmodern life course. In B. Bytheway, T. Keil, P. Allatt & A. Bryman (Hrsg.), *Becoming and being old. Sociological approaches to later life* (S. 143–157). Sage.

Gergen, M. M., & Gergen, K. J. (2001). Positive aging. New images for a new age. *Ageing International, 27*(1), 3–23. https://doi.org/10.1007/s12126-001-1013-6.

Gergen, M. M., & Gergen, K. J. (2009). *Einführung in den sozialen Konstruktionismus.* Carl-Auer.

Gilleard, C. (1996). Consumption and Identity in later Life: Toward a cultural Gerontology. *Ageing & Society, 16,* 489–498. https://doi.org/10.1017/S0144686X00003640.

Gilleard, C., & Higgs, P. (2005). *Contexts of ageing. Class, culture and community.* Polity Press.

Gubrium, J. F. (2001). Narrative, experience and aging. In G. M. Kenyon, P. Clark, & B. de Vries (Hrsg.), *Narrative gerontology: Theory, research, and practice* (S. 19–30). Springer.

Gubrium, J. F., & Holstein, J. A. (1999). Constructionist perspectives on ageing. In V. L. Bengtson & K. W. Schaie (Hrsg.), *Handbook of Theories of Aging* (S. 287–305). Springer.

Holstein, M. B., & Minkler, M. (2003). Self, society, and the "New Gerontology". *The Gerontologist, 43*(6), 487–496. https://doi.org/10.1093/geront/43.6.787.

Horkheimer, M. (1937). Traditionelle und kritische Theorie. *Zeitschrift für Sozialforschung, 6*(2), 245–294.

Jaeggi, R., & Celikates, R. (2017). *Sozialphilosophie. Eine Einführung.* Beck.

Katz, S. (1996). *Disciplining old age*. The formation of gerontological knowledge: University of Virginia Press.

Kenyon, G. M., & Randall, W. L. (2001). Narrative gerontology: An overview. In G. M. Kenyon, P. Clark, & B. de Vries (Hrsg.), *Narrative gerontology: Theory, research, and practice* (S. 3–18). Springer.

Kollewe, C. (2021). Kulturwissenschaftliche Perspektiven. In K. Aner & K. R. Schroeter (Hrsg.), *Kritische Gerontologie. Eine Einführung* (S. 113–122). Kohlhammer.

Köster, D. (2012). Thesen zur Kritischen Gerontologie aus sozialwissenschaftlicher Sicht. *Zeitschrift für Gerontologie und Geriatrie, 45*(7), 603–609. https://doi.org/10.1007/s00391-012-0385-4.

Mallon, R. (2019). Naturalistic approaches to social construction. In E. N. Zalta (Hrsg.), *The stanford encyclopedia of philosophy*. Standford University. https://plato.stanford.edu/archives/spr2019/entries/social-construction-naturalistic.

Marshall, V. W. (2009). What is *New* about critical Gerontology? *Ageing and Society, 29*(4), 651–652.

Moody, H. R. (1988). Toward a critical gerontology: The contribution of the humanities to theories of aging. In J. E. Birren & V. L. Bengtson (Hrsg.), *Emergent theories of aging* (S. 19–40). Springer.

Moody, H. R. (1993). Overview: What is ccritical Gerontology and why is it Important? In T. R. Cole, W. A. Achenbaum, P. L. Jakobi, & R. Kastenbaum (Hrsg.), *Voices and visions of aging: Toward a critical Gerontology* (S. xv–xii). Springer.

Pfaller, L., & Schweda, M. (2020). (K)ein gutes Leben im Alter? Ethische Perspektiven auf Konzepte des Active Aging. In A. Frewer, S. Klotz, C. Herrler, & H. Bielefeldt (Hrsg.), *Gute Behandlung im Alter?* (S. 125–152). transcript. https://doi.org/10.14361/9783839451236-007.

Phillipson, C. (2013). *Ageing*. Polity. https://doi.org/10.3384/ijal.1652-8670.8_2A.

Powell J. L., & Biggs, S. (2003). Foucauldian Gerontology. *Electronic Journal of Sociology, 7*(2). https://sociology.lightningpath.org/ejs-archives/vol7.2/03_powell_biggs.html.

Randall, W. L. (2012). Positive aging through reading our lives. On the poetics of growing old. *Psychological Studies, 57*(2), 172–178. https://doi.org/10.1007/s12646-011-0103-0.

Ray, R. E. (2007). Narratives as agents of social change: A new direction for narrative gerontologists. In M. Bernard & T. Scharf (Hrsg.), *Critical perspectives on ageing societies* (S. 59–72). The Policy Press. https://doi.org/10.46692/9781847422392.006.

Ritsert J. (2018). Grundbegriff: Kritik. In U. Bittlingmayer, A. Demirovic, & T. Freytag (Hrsg.), *Handbuch Kritische Theorie* (S. 45–87). Springer VS. https://doi.org/10.1007/978-3-658-12707-7_76-1.

Schroeter, K. R. (2021). Zur historischen Entwicklung der Kritischen Gerontologie. In K. Aner & K. R. Schroeter (Hrsg.), *Kritische Gerontologie. Eine Einführung* (S. 13–26). Kohlhammer.

Searle, J. (2011). *Die Konstruktion der gesellschaftlichen Wirklichkeit. Zur Ontologie sozialer Tatsachen*. Suhrkamp.

Timonen, V. (2016). *Beyond successful and active ageing. A theory of model ageing*. Policy Press. https://doi.org/10.2307/j.ctt1t88xh2.

Townsend, P. (1981). The structured dependency of the elderly. A creation of social policy in the twentieth century. *Ageing and Society 1*(1), 5–28. https://doi.org/10.1017/S0144686X81000020.

Twigg, J., & Martin, W. (2014). The challenge of cultural gerontology. *The Gerontologist, 55*(3), 353–359. https://doi.org/10.1093/geront/gnu061.

Walker, A. (1981). Towards a political economy of old age. *Ageing and Society, 1*(1), 73–94. https://doi.org/10.1017/S0144686X81000056.

Zimmermann H. P. (2020). Anders Altern – Kulturwissenschaftliche Perspektiven in der Kritischen Gerontologie. In K. R. Schroeter, C. Vogel, & H. Künemund (Hrsg.), *Handbuch Soziologie des Alter(n)s*. Springer Reference Sozialwissenschaften. https://doi.org/10.1007/978-3-658-09630-4_13-1.

Nachwort ein Interview mit Heiner Bielefeldt

Die Menschenrechte Älterer. Ein Gespräch über Autonomie, Würde und Inklusion

Interview

Larissa Pfaller und Heiner Bielefeldt

LP: Um gleich mit einer ganz direkten Frage in unser Gespräch einzusteigen: Warum müssen wir über die Menschenrechte Älterer sprechen, wenn es um erfolgreiches Altern geht?

HB: Zunächst einmal ist die Rede vom erfolgreichen Altern ja durchaus erfreulich. Hier zeigt sich, dass Altern und höheres Lebensalter heute nicht mehr nur im Zeichen von Verlust und Verfall betrachtet werden. Ältere Menschen können Bemerkenswertes leisten und wertvolle gesellschaftliche Beiträge erbringen. Mit dem *Successful Aging*-Trend wächst aber zugleich die Gefahr, dass das moralische Standing und die rechtliche Anerkennung der Alten von anderer Seite her unter Druck geraten: dass sie sich nämlich nicht mehr von selbst verstehen, sondern z. B. von Gesundheit, Leistungsfähigkeit oder ökonomischen Produktivität abhängig gemacht werden. Das kann gerade für die, die nicht (mehr) dem Anspruch erfolgreichen Alterns genügen, zu einem Problem werden.

L. Pfaller
Institut für Soziologie, FAU Erlangen-Nürnberg, Erlangen, Deutschland
E-Mail: Larissa.Pfaller@fau.de

H. Bielefeldt (✉)
Lehrstuhl für Menschenrechte und Menschenrechtspolitik, FAU Erlangen-Nürnberg, Erlangen, Deutschland
E-Mail: heiner.bielefeldt@fau.de

L. Pfaller und M. Schweda (Hrsg.), *„Successful Aging"?*, Altern & Gesellschaft,
https://doi.org/10.1007/978-3-658-41465-8_15

LP: Brauchen wir auch darum eine internationale Seniorenrechtskonvention, also eine Menschenrechtskonvention für Ältere?

HB: Bevor ich auf diese Frage näher eingehe, würde ich gern kurz etwas zum Sprachgebrauch sagen. Der Begriff der Seniorenrechte klingt missverständlich. Er erweckt den Eindruck, als ginge es um irgendwelche Spezialrechte für ältere Menschen oder gar um gruppenbezogene Privilegien. Das kann nicht sinnvoll sein. Stattdessen besteht die Aufgabe darin, das Gesamtspektrum der allgemeinen Menschenrechte im Blick auf besondere Problemlagen Älterer noch einmal neu durchzugehen und weiterzuentwickeln; dies ist etwas ganz anderes, und das halte ich für unbedingt notwendig.

LP: Aber man spricht doch auch von Kinderrechten, Frauenrechten und Behindertenrechten.

„Es geht um Humanisierung der Gesellschaft im Ganzen."

HB: Das ist wahr. Aber dieser Sprachgebrauch ist eigentlich ungenau und führt immer wieder zu Verwirrungen. In manchen Schulbüchern stehen die Begriffe Menschenrechte und Kinderrechte so nebeneinander, als wären dies völlig separate Kategorien. In der UN-Kinderrechtskonvention geht es jedoch um ein breites Spektrum menschenrechtlicher Themen wie körperliche und seelische Integrität, Gewissens- und Religionsfreiheit, Meinungs- und Informationsfreiheit, Schutz der Privatsphäre, Recht auf Bildung und so weiter. Das sind Themen, die allesamt Bestandteil der universalen Menschenrechte sind und im Blick auf besondere Bedarfslagen, Vulnerabilitäten und Potenziale von Kindern und Jugendlichen weiter ausdifferenziert werden. Oder schauen wir auf die Menschenrechte von Frauen. Dadurch, dass zuvor wenig beachtete Repressionserfahrungen von Frauen in der Privatsphäre in den letzten Jahrzehnten stärker systematische Berücksichtigung gefunden haben, ist der Menschenrechtsdiskurs erheblich ausgeweitet worden. Zuvor waren Machtasymmetrien und Gewalt im Bereich der Familie kaum je ein öffentliches Thema gewesen. Das hat sich mittlerweile geändert. Die Erweiterung der Wahrnehmungen und Sensibilitäten in Zuge der Konvention zur Überwindung der Frauendiskriminierung ist letztlich nicht nur den Frauen zugutegekommen. Gender-Sensibilität betrifft vielmehr die gesamte Gesellschaft, und sie muss sich in der Menschenrechtsdebatte durchgängig zeigen. Ähnliches würde ich für die Konvention über die Rechte von Menschen mit Behinderungen in Anspruch nehmen: Sie hat einen enormen Schub in Richtung Humanisierung der Gesellschaft im Ganzen bewirkt und den Menschenrechtsdiskurs insgesamt nach vorn gebracht. Auch wenn wir über die Menschenrechte Älterer sprechen, sollte eine solche weite Perspektive leitend sein.

LP: Wenn ich Sie richtig verstanden habe, geht es also nicht so sehr um völlig neue Rechtstitel für Ältere als vielmehr um eine neue Perspektive auf die allgemeinen Menschenrechte. Ist das so?

HB: Genau. Das Ziel sollte sein, die universalen Menschenrechte durch eine systematische Berücksichtigung spezifischer Vulnerabilitäten, Sensibilitäten, Erfahrungen und Potenziale älterer Menschen insgesamt weiterzuentwickeln – auch durch eine eigene UN-Konvention.

LP: Wie könnte denn eine solche Konvention aussehen?

Die Inter-Amerikanische Konvention über die Menschenrechte Älterer

HB: Diese Frage lässt sich leicht beantworten. Es gibt nämlich seit 2015 eine entsprechende Konvention. Sie ist allerdings nicht im Rahmen der Vereinten Nationen entstanden, sondern wurde von der Organisation Amerikanischer Staaten (OAS) verabschiedet und ist bislang nur für einige wenige lateinamerikanischen Staaten rechtlich in Kraft getreten. In unseren Breiten hat man sie so gut wie gar nicht zur Kenntnis genommen. Der Titel lautet: Inter-American Convention on Protecting the Human Rights of Older Persons.[1]

LP: Diese Bezeichnung dürfte Ihnen gefallen, habe ich Recht?

HB: Absolut. Abgesehen vom Titel, der die Zielsetzung klar benennt, steht die Konvention auch mit ihren einzelnen Verbürgungen ganz in der Kontinuität der universalen Menschenrechte. Das gesamte Spektrum der Menschenrechte – der bürgerlichen, politischen, wirtschaftlichen, sozialen und kulturellen Menschenrechte – wird darin aus der Perspektive Älterer durchgearbeitet.

LP: Was ist denn dann überhaupt neu an dieser Konvention?

HB: Es werden einige Problemfelder angesprochen, die bislang im Menschenrechtsdiskurs nur wenig Beachtung gefunden haben, etwa der Umgang mit Demenz, von der immer mehr Menschen direkt oder indirekt – etwa als Angehörige – betroffen sind. Demenz ist gewiss nicht

[1] Zu finden auf der Website der OAS: www.oas.org.

nur ein Problem älterer Menschen; gleichwohl besteht hier ein enger Zusammenhang vor allem mit hohem Alter. Ein anderes Beispiel wäre die Palliativversorgung. Auch das ist ein relativ neues Thema für die Menschenrechte. Im Kontext des Rechts auf Integrität der Privatsphäre kommen Herausforderungen persönlicher Hygiene deutlicher als zuvor zu Wort. Fehlende Sensibilität in diesem Bereich wird von den Betroffenen, etwa von Menschen in der stationären Pflege, oft als extrem entwürdigend empfunden; hier geht es um Schamgrenzen, die auch in gendersensibler Weise und mit Verständnis für kulturelle und religiöse Tabus beachtet werden müssen. Sehr ausführlich beschäftigt sich die Konvention außerdem mit Fragen des Gewaltschutzes. Die bisher üblichen Maßnahmen zum Schutz vor häuslicher Gewalt zielen typischerweise darauf ab, räumliche Distanz zu schaffen – etwa indem ein potenziell gewalttätiger Ehemann daran gehindert wird, die Wohnung zu betreten. Im Fall pflegebedürftiger älterer Menschen, die vielfach von Gewalt im Nahbereich betroffen sind, laufen solche Maßnahmen jedoch meist völlig ins Leere; hier sind neue Ansätze nötig. Interessant ist aber zum Beispiel auch die starke Akzentuierung des Rechts auf Eigentum. Dahinter steht vermutlich die Erfahrung, dass Menschen im hohen Alter oft von ihren eigenen Familienangehörigen – den künftigen Erben – daran gehindert werden, über ihr Eigentum selbständig zu entscheiden. Auch bei einem ganz klassischen Menschenrecht wie dem Recht auf persönliches Eigentum stellen sich mit Blick auf ältere Menschen also neue Fragen und Herausforderungen, die in der Konvention thematisiert werden.

Unterschiedliche Lebenslagen Älterer

LP: Das alles sind ja enorm wichtige Themen – was nicht wirklich überraschen kann. Ich sehe da übrigens durchgängig einen starken Gender-Bezug. Bei den pflegenden Angehörigen handelt es sich bekanntlich ganz überwiegend um Frauen. Auch Fragen von Scham sind ja mit Gender-Fragen oft eng verwoben. Und dass man über häusliche Gewalt überhaupt spricht, ist ein Ergebnis der feministischen Mobilisierung seit den 1960er Jahren.

HB: Ganz sicher. Dies wird in der Konvention für die Rechte Älterer auch ausdrücklich angesprochen. Die Gender-Perspektive soll bei der Interpretation sowohl der Konvention im Ganzen als auch der einzelnen Artikel stets leitend sein. Ältere Menschen bilden ja keine homogene

Gruppe mit vergleichbaren Bedarfslagen. Die Vielfalt der Lebenslagen muss durchgängig Beachtung finden – im Bereich von Gender, aber auch hinsichtlich Bildung, Einkommen, Familienstand, kultureller Prägungen, religiöser Überzeugungen und so weiter.

LP: Die in der Inter-Amerikanischen Konvention angesprochenen vielfältigen Themen Artikel für Artikel durchzugehen, ist in einem kurzen Gespräch nicht sinnvoll; das würde den Rahmen sprengen. Wir hatten uns deshalb im Vorfeld darüber verständigt, dass wir auf ein Thema etwas näher eingehen, weil sich daran auch ganz grundsätzliche Fragen etwa nach Autonomie und Menschenwürde heften, nämlich das Thema Demenz.

HB: Sehr gern.

Umgang mit Demenz: ein blinder Fleck der Menschenrechte?

LP: Es hat mich überrascht zu erfahren, dass der Umgang mit Demenz, wie Sie in einem Aufsatz geschrieben haben, im Menschenrechtsdiskurs bislang noch zu wenig vorkommt. Gehört das nicht sachlich in den Zusammenhang der Konvention für die Rechte von Menschen mit Behinderungen, die ja auch auf Menschen mit geistigen Beeinträchtigungen anwendbar ist?

HB: Ja, das würde ich letztlich auch so sehen. Faktisch ist dieses Thema bei der Umsetzung der Konvention für die Rechte von Menschen mit Behinderungen bislang jedoch allenfalls am Rande gestreift worden. Da klafft eine auffallende Lücke. Der Grund dafür könnte darin liegen, dass bei diesem Thema womöglich Berührungsängste bestehen.

LP: An was genau denken Sie dabei?

HB: Die zivilgesellschaftlichen Bewegungen, in denen sich Menschen mit Behinderungen politisch engagieren, haben ihrer Konvention einen prononciert emanzipatorischen Anspruch eingeschrieben, der im Begriff der Autonomie kulminiert. Das hat viele Beobachtende überrascht. Man war oft davon ausgegangen, dass das Vokabular von Emanzipation und Autonomie beim Umgang mit schweren Behinderungen an seine Sinngrenzen stoße. Die BRK[2] zeigt nun aber, dass dem nicht so ist. Gerade

[2] ‚BRK' ist das im deutschen Sprachgebrauch übliche Kürzel für die Konvention über die Rechte von Menschen mit Behinderungen.

auch Menschen mit Behinderungen legen großen Wert darauf, dass man ihre *Agency* ernst nimmt und sie als Subjekte respektiert. Daher der starke Akzent auf Autonomie.

LP: Wollen Sie darauf hinaus, dass der Anspruch auf Respekt der Autonomie beim Thema Demenz dann aber doch irgendwo an seine definitiven Grenzen gerät?

HB: Auf den ersten Blick mag dies so scheinen, und das erklärt vielleicht manche intuitiven Vorbehalte, wie ich sie auch innerhalb der Behindertenbewegung gelegentlich gespürt zu haben meine. Dabei sehe ich einen großen Vorzug der BRK genau darin, dass sie den Begriff der Autonomie mit den Ansprüchen auf gesellschaftliche Inklusion und persönliche Assistenz systematisch verschränkt. Kein Mensch kann für sich allein ‚autonom' leben. Die Entfaltung von Autonomie braucht unterstützende Strukturen innerhalb einer barrierefreien inklusiven Gesellschaft – das ist die wichtige Botschaft. Ich bin davon überzeugt, dass es möglich sein sollte, den Anspruch der Autonomie, wie er die BRK durchzieht, in seiner Prägnanz aufrechtzuerhalten und zugleich auf den Umgang mit Menschen mit Demenz zu erweitern.

Ambivalenzen der Autonomie-Semantik

LP: Das ist eine kühne These. Kommen Sie damit nicht ins Gehege mit dem etablierten Sprachgebrauch von Autonomie?

HB: Ja, das mag durchaus stimmen. Genau deshalb müssen wir über den Autonomiebegriff noch einmal gründlich nachdenken. Eine besondere Stärke der BRK besteht darin, dass sie, wie bereits angedeutet, dazu einen entscheidenden Beitrag leistet. Mit der Verschränkung von Autonomie, Assistenz und Inklusion legt sie nämlich Widerspruch gegen ein verkürztes, verengtes Verständnis von Autonomie ein, wie man es in der gesellschaftlichen Debatte immer wieder vorfindet.

LP: Autonomie klingt ja landläufig oft nach ‚Allein-Klarkommen'. Ist es das, woran Sie denken?

HB: Schlimmer noch: Die ‚real existierende neoliberale Autonomiesemantik', wie ich es mal polemisch ausdrücken möchte, lässt einen geradezu frösteln. Autonomie wirkt darin oft wie ein Stichwort zur Entsolidarisierung. Der humane Sinn dessen, was innerhalb großer ethischer Traditionen im Begriff der Autonomie verhandelt wurde, kommt kaum mehr zu Wort. Stattdessen geht es beispielsweise darum, versicherungsrechtlich auf der sicheren Seite zu stehen. Eine Patientin, die kurz auf das Kleingedruckte hingewiesen wurde, erklärt per Unterschrift ihr Einverständnis und trägt damit die finanziellen Konsequenzen ihrer Entscheidung allein – fertig, aus! Und das alles im Namen einer merkwürdig verdrehten, geradezu enthumanisierten Autonomie. Entsolidarisierung unter den Vorzeichen von Autonomie – das ist schon ziemlich verrückt. Die BRK hat dazu beigetragen, den Begriff der Autonomie als einen ethisch sinnvollen, ja, unverzichtbaren humanen Anspruch überhaupt wieder in den Blick zu nehmen. Das finde ich enorm wichtig.

LP: Und Sie meinen nun, dass man das auch auf den Umgang mit Demenz übertragen kann? Da werden Ihnen aber viele nicht folgen.

HB: Ganz umstandslos geht das sicher nicht, das ist schon wahr. Ich möchte die Herausforderung, die das Thema Demenz auch auf einer Grundsatzebene birgt, keinesfalls trivialisieren. Der Medizinethiker Jan P. Beckmann hat in einem jüngst erschienenen Buch die Autonomie als eine ‚Grundverfasstheit des Menschen' umschrieben. Das ist eine hilfreiche Klarstellung. Anders gesagt: Es geht bei der Autonomie grundlegend um die *conditio humana,* nicht um empirische messbare kognitive Leistungen, die womöglich von der Tagesform des Individuums abhängig sind und im Alter manchmal dahinschwinden. Autonomie meint: Der Mensch ist Subjekt. Und genau dieses Subjekt-Sein des Menschen soll in allen Phasen des Lebens Respekt und Förderung erfahren. Beides ist wichtig: Respekt und Förderung. Auch an den Grenzen des Lebens, im hohen Alter, in den letzten Lebenswochen, ggf. auch in einem fortgeschrittenen Stadium von Demenz bleibt der Mensch Subjekt – und in diesem grundlegenden Sinne autonom. Vielleicht kann er am Ende seine Autonomie, d. h. sein Subjekt-Sein nicht mehr vollumfänglich realisieren. Dann müssen andere stärker in die Bresche springen. Manchmal bleibt nur noch die Möglichkeit, einen ‚mutmaßlichen' Willen eines Menschen möglichst sensibel zu rekonstruieren – im Blick auf seine Biographie und auf tragende Prägungen und persönliche Überzeugungen. Die Angehörigen spielen dabei eine zentrale Rolle. Aber all dies soll eben in einer Haltung des Respekts geschehen. Auch eine vielleicht nur noch rudimentär oder zeitweilig sich manifestierende Autonomie ist stets zu respektieren und zu fördern.

„Alle menschenrechtlichen Kernbegriffe sind relationale Begriffe."

LP: Aus dem, was Sie jetzt ausgeführt haben, folgt dann aber, dass man Autonomie als Relationsbegriff fassen müsste.

HB: Ja genau. Eigentlich ist das nichts Neues. Letztlich kann Autonomie überhaupt nur als Relationsbegriff Sinn ergeben. Auch im Denken Kants ist das übrigens so, der den Begriff der Autonomie für die philosophische Ethik ja stark geprägt hat.

LP: Sich das klar zu machen, hat sicher praktische Konsequenzen. Ich denke da spontan vor allem an pflegende Angehörige.

HB: Unbedingt. Pflegende Angehörige haben wir im Menschenrechtsdiskurs bisher sträflich vernachlässigt. Dabei gilt der Inklusionsanspruch auch für sie. Barrierefreiheit gilt ebenfalls genauso für sie. Gesellschaftliche Barrieren, Stigmatisierungen und Diskriminierungen können Menschen ja auch erfahren aufgrund ihrer Gebundenheit an einen pflegebedürftigen Angehörigen. Das sind wichtige Themen – nicht nur für die Betroffenen, sondern auch für die Gesellschaft und für den Menschenrechtsdiskurs im Ganzen.

LP: Ich fühle mich jetzt spontan wieder an manche feministischen Debatten erinnert. Das ist sicher kein Zufall.

HB: So geht es mir auch. Alle menschenrechtlichen Kernbegriffe sind Beziehungsbegriffe. Das gilt für den Begriff der Autonomie, über den wir jetzt schon eine Weile gesprochen haben, aber das gilt auch für Menschenwürde, Freiheit, Gleichberechtigung und so weiter. Leider kommt dies in der Menschenrechtstheorie üblicherweise viel zu kurz. Ich sehe hier die Chance, über die Beschäftigung mit dem Thema Alter manche Sensibilisierungen, die innerhalb der Gender-Debatten und innerhalb der *Disability Studies* entstanden sind, aufzugreifen und weiterzuführen.

LP: Auch mit Blick auf Demenz.

HB: Ja, das ist sicher eine besondere Herausforderung, aber auch ein Testfall. Nehmen wir das Beispiel der Patientenverfügungen, die in der Praxis eine immer wichtigere Rolle spielen. In der juristischen Debatte um Patientenverfügungen stößt man nicht selten auf einen Sprachgebrauch, wonach der ‚autonome Willen' des verfügenden Individuums begrifflich getrennt wird von einem nur noch ‚natürlichen Willen' der betreffenden Person, etwa im Stadium der Demenz. Damit werden manche Menschen auf bloße ‚Natur' reduziert. Dabei gilt für den Menschen, dass Natur und Kultur unauflösbar miteinander verwoben sind – und zwar bis ans Ende. Auch Personen mit Demenz haben ihre Lebensgeschichte, ihre Prägungen, ihre Beziehungen – und all das ist Kultur. Die Redeweise vom bloß ‚natürlichen Willen' ist meiner Überzeugung nach ein Skandal. Sie bildet die Kehrseite eines neoliberal verengten Autonomiebegriffs, der jeden humanen Sinn eingebüßt hat. Im Namen einer verkürzten, ja verkorksten Autonomie werden Menschen in manchen Stadien ihres Lebens auf bloße ‚Naturwesen' zurückgeworfen und damit implizit oder explizit ihrer vollen Menschlichkeit beraubt. Man stelle sich das einmal vor! Hier sind Klarstellungen vordringlich.

LP: Und dies sollte Ihrer Meinung nach durch eine eigene UN-Konvention für die Rechte Älterer geschehen.

HB: Ich glaube, dass es gute Gründe für die Erarbeitung einer eigenen UN-Konvention für die Menschenrechte Älterer gibt. Die Forderung ist ja alles andere als neu; sie wird seit 2010 in einer eigens dafür eingerichteten UN-Arbeitsgruppe diskutiert. Das schließt im Übrigen nicht aus, zugleich auch auf eine erweiterte Anwendung der Behindertenrechtskonvention zu setzen. Internationale Menschenrechtskonventionen können einander ergänzen, und es gibt immer wieder auch überlappende Themen.

Ausgrenzungen im Namen der Würde?

LP: Ich würde gern noch auf die Menschenwürde zu sprechen kommen. Ist es angesichts der beschriebenen Mehrdeutigkeit im Sprachgebrauch der Autonomie nicht notwendig, immer wieder auf die Menschenwürde zu rekurrieren und die Autonomie an die Menschenwürde zu koppeln?

HB: Sicher, Autonomie und Menschenwürde gehören unauflöslich zusammen. Allerdings ist mit dem bloßen Hinweis auf die Menschenwürde noch gar nichts geklärt. Menschenwürde ist keine Beschwörungsformel. Zwar klingt der Begriff der Würde konsensheischend – zumal in Deutschland, wo die Menschenwürde als oberstes Verfassungsprinzip verankert ist. Tatsächlich aber hat auch die Semantik der Würde ihre Brüche, Widersprüche und Abgründe. Auch im Namen der Würde können Menschen ausgegrenzt werden.

LP: Wie ist das möglich?

HB: Das geschieht dann, wenn man die Würde primär als individuelle Leistung versteht. Ein klassisches Beispiel liefert Schiller mit seiner Abhandlung über ‚Anmut und Würde'. Der eher feminin konnotierten Anmut stellt Schiller dabei eine maskulin konnotierte Würde gegenüber, die der Mensch – vor allem eben der Mann – dadurch aktiv unter Beweis stellt, dass er sich nicht unterkriegen lässt. Würde besteht vor allem darin, dem Ansturm der Leidenschaften und Ängste standzuhalten; sie gewinnt so einen maskulin-heroischen Zug. Es handelt sich nach Schiller um eine individuelle Leistung, die gelingen, aber auch misslingen kann. Mit anderen Worten: Die persönliche Würde lässt sich nach dieser Auffassung erwerben, steigern und ausbauen; sie kann aber auch teilweise oder gänzlich verloren gehen; sie kommt jedenfalls nicht allen Menschen gleichermaßen zu. Wenn Menschen hilflos im Bett liegen und auf die Pflege anderer angewiesen sind, verfallen sie möglicherweise dem Verdikt des Würdeverlustes. Ein deutscher Philosoph der Gegenwart hat sinngemäß einmal gesagt: Würde komme von ‚Würdigen'; sie hänge also an der gesellschaftlichen Wertschätzung. Wo es nichts mehr zu würdigen gebe, sei die Würde verloren.

LP: Das klingt ja entsetzlich.

HB: Ja, das finde ich auch. Das Schlimme ist, dass viele Menschen dies tatsächlich so zu empfinden scheinen.

LP: Und was kann man dagegensetzen?

HB: Im Kontext der Menschenrechte ist ein ganz anderes Verständnis leitend. Der Begriff der Menschenwürde repräsentiert eine Statusposition unbedingten Respekts, die für alle Menschen gleich gilt und aus der letztlich niemand herausfallen kann. Die Würde wird somit strikt egalitär und zugleich inklusiv gefasst. Um es mit den Worten der Allgemeinen Erklärung der Menschenrechte von 1948 zu sagen: In ihrer ‚inhärenten Würde' sind ‚alle Mitglieder der menschlichen Familie' gleich zu achten, weshalb ihnen dann auch gleiche fundamentale Rechte zukommen müssen.

LP Das klingt ganz schön, zugleich aber doch auch sehr abgehoben. Ist eine solche Formel nicht allzu weit entfernt von unserer Alltagswelt und den persönlichen Empfindungen und Ängsten vieler Menschen?

Menschenwürde als Prinzip und Gestaltungsauftrag

HB: Es geht hier zunächst um eine grundsätzliche Positionierung. Grundsatzpositionen müssen gegenüber dem Auf und Ab persönlicher Empfindungen immer auch Abstand halten. Aber jetzt kommt der entscheidende Punkt: Die Konvention für die Rechte von Menschen mit Behinderungen ist hinsichtlich des Würdebegriffs zugleich sehr praxisnah. Der Begriff kommt nämlich in doppelter Sinnrichtung vor. Zum einen steht er am Anfang der Konvention – als gleichsam axiomatischer Einstieg. Wie schon in der Allgemeinen Erklärung der Menschenrechte von 1948 bildet das Bekenntnis zur gleichen Würde aller Menschen das Fundament, auf dem alle im Folgenden aufgeführten Rechte aufruhen. Zum anderen repräsentiert der Begriff der Würde aber auch einen politisch-rechtlichen Gestaltungsauftrag. Die Gesellschaft soll dahingehend ‚inklusiv' gestaltet werden, dass die Menschen auch die Chance haben, tatsächlich ein Bewusstsein ihrer Würde – und der Würde anderer Menschen – zu entwickeln. Menschenwürde soll also erfahrbar werden. In diesem Zusammenhang findet sich in der Behindertenrechtskonvention der durchaus empirisch klingende Begriff eines *Sense of Dignity.* Im Hintergrund steht die Erfahrung, dass manche Menschen im Bewusstsein aufgewachsen sind, dass sie der Gesellschaft nur zur Last fallen, ja dass sich womöglich sogar die eigenen Eltern ihrer Existenz schämen. Barrierefreiheit, Inklusion, wirksamer Diskriminierungsschutz, öffentliche Aufklärung und andere Maßnahmen sollen dazu beitragen, dass dies anders wird. Klar, dass dieses Ziel nie ein für alle Mal erreicht werden kann. Das bleibt *work in progress.*

LP: Der Begriff der Würde wird in der Behindertenrechtskonvention also sowohl axiomatisch als auch empirisch verwendet. Kann man das so zusammenfassen?

HB: Genau. Und das Gute ist, dass dies ohne Verwechslungsgefahr geschieht. Die beiden Verwendungsweisen lassen sich glasklar unterscheiden. Die Würde des Menschen ist kein Leistungsbegriff; sie markiert zunächst und vor allem eine Statusposition unbedingten Respekts, aus der kein Mensch herausfallen kann – bzw. aus der wir niemanden herausfallen lassen dürfen. Das ist das eine. Es bleibt aber nicht bei einem solchen Bekenntnis, das man, isoliert betrachtet, als recht abstrakt empfinden könnte. Die gesellschaftlichen Verhältnisse sollen den gebotenen Respekt der Menschenwürde so zum Ausdruck bringen, dass Menschen mit Behinderungen, die oft marginalisiert oder gar versteckt worden sind, die Chance haben, ein Bewusstsein ihrer gleichen Würde in einer inklusiven Gesellschaft zu entwickeln – das ist der praktische Auftrag der Konvention. Ähnlich wie bei der Autonomie geht es also sowohl um Respekt als auch um aktive Förderung.

LP: Ich vermute, dass Sie darin auch ein Vorbild für eine etwaige UN-Konvention für die Rechte Älterer sehen.

HB: Auf jeden Fall.

Lebensrecht ohne Halbwertzeit

LP: Gäbe es dabei denn auch neue Aspekte zu berücksichtigen?

HB: Wie die Würde für alle Menschen gleichermaßen gilt, so muss sie auch innerhalb des individuellen Lebenslaufs für alle Phase gleich geachtet werden. Das ist an sich keine neue Einsicht. Aber der entscheidende Punkt ist wiederum, die Dinge zunächst einmal klarzustellen und dann auch praktische Konsequenzen zu ziehen. Insbesondere gilt es Widerspruch einzulegen gegen die Vorstellung, die Menschenwürde ginge sukzessive verloren, wenn Menschen ihre Kontrolle über elementare physische und mentale Funktionen nicht mehr vollumfänglich leisten können. Die paradigmatischen Schreckensszenarien heißen hier: Inkontinenz und Demenz – Verlust der Kontrolle über körperliche Funktionen und Verlust der Kontrolle über den Geist. Franz Müntefering hat dagegen in einem Interview mal auf seine direkte Art klargestellt: Die Menschenwürde hat nichts damit zu tun, ob sich jemand noch selbst den Hintern abwischen oder bis 100 zählen kann.

LP: Damit hat er die Sache auf den Punkt gebracht.

HB: In der Tat: kurz, knapp und treffend. Ich möchte noch einen weiteren Aspekt hinzufügen. Ohne Rückbindung an die Menschenwürde, die für alle Menschen und in allen Phasen des Lebens gleich zu achten ist, besteht die Gefahr, dass wir den Wert des Lebens nach der statistisch zu erwarteten Zahl der gesunden Lebensjahre abstufen – so als hätte der Wert des Lebens eine Art Halbwertzeit mit stetig abnehmender Tendenz. Die würde auch alle Projekte von *Successful Aging* von vornherein unterminieren.

LP: Solche Vorstellungen waren ja auch in der Corona-Krise gelegentlich zu vernehmen.

HB: So ist es. Zunächst möchte ich sagen, dass sich die intergenerationelle Solidarität unserer Gesellschaft in der Corona-Krise grosso modo bewährt hat. Das hat besser geklappt, als viele vermutet hätten. Aber bruchlos ist dies eben doch nicht geschehen. Ab und zu kamen – halb verdeckt oder auch schon mal brutal offen – Vorstellungen zu Wort, als ließe sich der Wert des menschlichen Lebens nach qualitativen und quantitativ-prognostischen Gesichtspunkten abstufen. Das Menschenrecht auf Leben – als Ausdruck der Menschenwürde – kennt aber keine Halbwertzeit-Indizierung. Dies klarzustellen, ist auch angesichts der aktuellen Diskussion um Suizidassistenz wichtig. Dazu stehen demnächst ja neue gesetzgeberische Regelungen an. Da sind wir als Gesellschaft gefordert, sehr genau hinzuschauen – auf die Details und auf das Grundsätzliche.

LP Vielen Dank für das Gespräch.

HB: Danke auch meinerseits.

SPRINGER NATURE

GPSR Compliance

The European Union's (EU) General Product Safety Regulation (GPSR) is a set of rules that requires consumer products to be safe and our obligations to ensure this.

If you have any concerns about our products, you can contact us on ProductSafety@springernature.com

In case Publisher is established outside the EU, the EU authorized representative is:

Springer Nature Customer Service Center GmbH
Europaplatz 3
69115 Heidelberg, Germany

Kolibri 360 GmbH
Ferdinand-Jühlke-Straße 7
99095 Erfurt, Deutschland
produktsicherheit@kolibri360.de